암·당뇨·고혈압 고친 사람들

성서요법
BIBLE THERAPY

김용태 약사의 난·불치병 고치는 이야기

암·당뇨·고혈압
고친 사람들

성서요법
BIBLE THERAPY

약사 **김용태** 지음

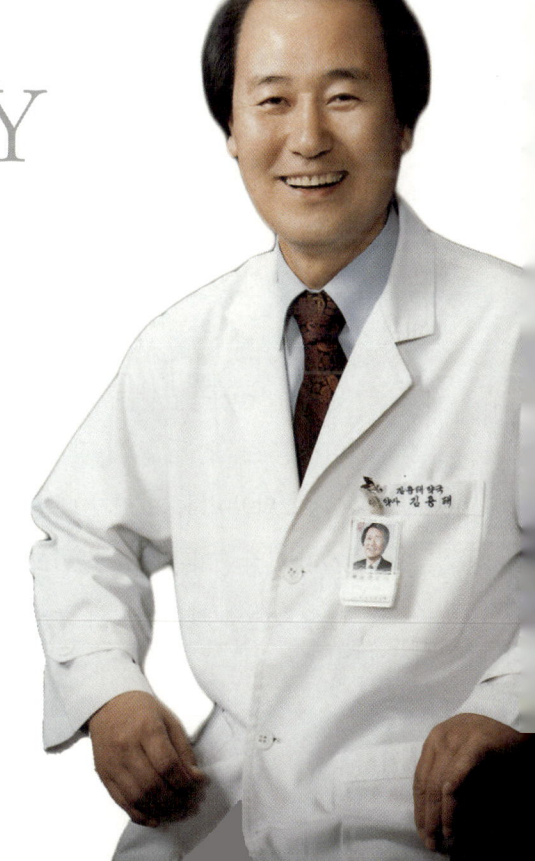

건강신문사
www.kksm.co.kr

| 추천사

암·당뇨·고혈압 등
난치병 환자들에게 귀중한 복음

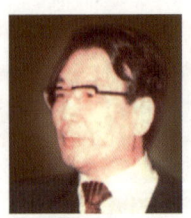

홍문화 박사

윈드 박사는 "암의 90% 이상의 발생 원인이 화학물질이다"라고 말했다. 우리가 먹는 음식물에는 농약, 제초제가 묻어 있지 않은 것이 거의 없다. 냉장고에 들어 있는 각종 인스턴트, 가공식품 속에는 수백 가지의 인공 첨가물이 허용치라는 이름으로 들어 있다. 이와 같이 눈에 보이지 않는 화학물질이 몸에 들어 가서 병을 만들고 건강을 해치고 있다는 것을 알아야 한다.

교통사고로 인한 부상이나 수술을 해야 하는 병을 제외하고 나머지 모든 암, 당뇨병, 간염, 관절염 등 난·불치병은 잘못된 식생활이 그 원인이다. 그러기 때문에 우리가 모르고 먹는 음식에서 여러 가지 건강상의 문제가 생기고 있음을 눈 여겨 보아야 한다.

요새는 관행농법으로 농약, 제초제를 사용하므로써 땅은 병이

들대로 들어 있고 그 땅에서 자란 농산물은 농약을 먹지 않고는 자랄 수가 없게 되었으니 안타까운 일이 아닐 수 없다.

현대의학이 이렇게 발달하여도 불·난치병은 주체할 수 없을 정도로 많아지고 병으로 죽어가는 사람들이 날로 늘어 만 가는 현실이다. 이러한 때에 김용태 동학同學이 어느 여가에 성서에 있는 에덴 농법으로 에덴 대체식을 개발하고 놀랍게도 에덴 대체식사 요법으로 현대의학이 고치지 못 하는 모든 불·난치병을 한꺼번에 고치게 되었을까. 그저 감탄스럽고 놀라지 않을 수 없다.

저자 김용태 약사는 세상에서 가장 자랑스러워 하면서도 두려워 하는 나의 후배이다.

그 자신이 명실상부한 불·난치병 카운슬러 일 뿐 아니라 대단히 학구적이고 정열적이어서 놀라운 연구 성과를 얻었다.

특히 그가 개발한 에덴 대체식은 생식도 아니고 화식도 아닌 기체식氣體食으로 인류의 건강을 위한 미래식未來食이라고도 할 수 있다. 그가 개발한 성서요법은 무병장수 할 수 있는 획기적인 방법 일 뿐 아니라 그동안 1만 수 천명의 환자들을 돌보고 N·C·K라는 회사를 설립하고 국내외로 활발하게 에덴 대체식을 보급, 수출하고 있다.

성서요법Bible Therapy이란 역사적으로 그가 처음 창안한 것으로 세계적으로 아무도 그를 따를 수 없다. 그는 이론 뿐 아니라 실제 믿음과 체험을 통해서 성서에 있는 방법으로 농사를 짓고 제품을 만들고 수출하여 수많은 불·난치병 환자들을 고쳐 나가는 공적을 세우고 있다. 뿐만 아니라 사랑의 장기기증운동 부산본부를 창립하고 모범적으로 부산지역 제1호로 자신의 신체장기를 모두 기증하였으며 또한 돈 들이지 않고 모든 병을 고칠 수 있는 한국오줌건강운동본부를 창립하고 지금 초대 본부장으로 인터넷을 통하여 세계적으로 이 운동을 활기차게 펼쳐 나가고 있다.

저자의 불우이웃을 위한 '나눔과 돌봄'은 그가 믿는 기독교 정신의 발로이며 인류 사랑의 산물이라 하지 않을 수 없다.

그의 약국은 보통 개념의 환자가 요구하는 대로 약을 주거나 정해진 대로 조제 해 주는 약국이 아니다. 왜냐 하면 그의 약국에는 약이 없다. 환자들은 성스럽고 학구적인 약국에서 이 책의 저자와 마주 앉으면 안심이 되고 잘못된 식생활을 놓고 어떻게 고쳐 가야 할 것인가를 의논하게 된다.

인간에게 있어서 생명과 건강처럼 절대적인 것은 없다. 사실 불·난치병에는 약도 많고 치료법도 많다.

과장과 선전이 판을 치는가 하면 미신적인 것 또한 건강에 해로운 방법들이 횡행하고 있다.

이러한 때에 정통 약학을 공부하고 성서의학을 창시한 김용태 약사에 의해 개발된 암, 당뇨, 비만 등의 불·난치병을 다스리는 진정한 방법을 이 책으로 부터 얻는다는 것은 반가운 일이다.

나는 이 책이 암, 당뇨, 비만 등 불·난치병 치유의 바이블Bible이 될 것을 확신한다.

그 동안 만 천하의 불·난치병의 환자들을 돌보아 왔기 때문에 주위에서 그 체험 사례를 모아 단행본으로 만들기를 갈망하여 이 책이 나온 것으로 안다.

  원래 문필에도 남다른 재능이 있어 책의 내용도 전문인이 아닌 평범한 보통 사람들이라도 쉽고 즐겁게 읽을 수 있도록 기술해 놓았다.

  그런 가운데서도 심오한 성서의학의 깊은 것을 알 수 있게 했으니 이 또한 자랑이 아닐 수 없다.

  이 책이 꺼져 가는 생명과 고통받는 병자들에게 기쁜 소식이 되고 말할 수 없는 위안과 희망을 줄 것으로 믿는다.

  끝으로 이 책이 세상에 널리 알려져 방황하는 암, 당뇨, 비만 등의 난치병 환자들에게 귀중한 복음이 될 것을 믿어 의심치 않기에 만천하에 환자와 가족 보호자들에게 진심으로 권장하는 바이다.

2002.

전 서울대학교 약대학장
전 과학저술인협회 회장
전 대한약사회 회장

홍문화 박사
홍문화

| 추천사

병으로 방황하는 이들에게
기쁜 소식

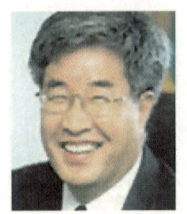

김영길 박사

세계적으로 유명한 의사인 윌리암 A. 레인경은 존스 홉킨스 의과대학에서 다음과 같은 내용의 강연을 하였습니다.

"나는 절대 암에 걸려 죽지 않는다. 그 이유는 내 몸에 암이 생기지 못 하도록 철저히 예방하고 있기 때문이다. 암은 우리가 먹는 음식에서 나오는 독성으로 생긴다. 그렇기 때문에 우리가 할 일은 성싱한 과일과 야채를 먹고 똑바로 식·생활을 하는 것이다. 잘못된 식·생활을 바로 잡아 가면 아무도 암 따위에는 걸리지 않는다."

또 서양의학의 성인이라고 부르는 히포크라테스는 누구든지 자기의 병을 고치기 위해서는 자기가 스스로 간직하고 있는 자연치유력에 의지하는 것이 가장 좋다고 말했습니다.

오늘날 우리 주변에는 불·난치병을 고치고 건강을 회복하는데 자연식을 하라, 이른바 생식을 하라는 말이 많이 성행하고 있습니다.

이러한 자연식이든 생식이든 사람의 병을 예방하고 건강하게 살아가는데 그 원리를 제시해 준 것은 참 좋은 일입니다.

그러나 실제로 어떻게 하느냐 하는 그 방법을 우리에게 구체적으로 알려 주는 사람은 별로 없습니다. 이러한 때에 김용태 약사께서는 성서의 말씀을 잘 지키면 건강을 지킬 수 있다는 구체적인 방법의 길을 제시 해 주셨습니다.

김용태 약사는 일찌기 사랑의 장기기증운동 부산본부를 창립하고 자신의 시신을 제1호로 기증하고 모든 장기를 의학의 발전을 위해서 해부학 교실에 기증하기로 한, 사랑을 몸소 실천하는 하나님의 일꾼이기도 합니다.

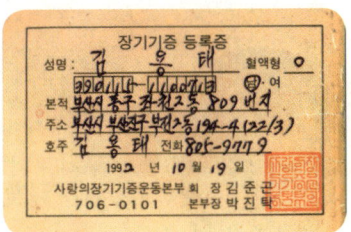 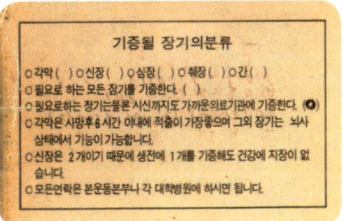

의학발전을 위해 자신의 신체장기 일체 기증을 약속한 증서. 부산지역에서 저자가 1호이다.

세계 제2차 오줌요법 대회에 한국대표로 독일에 가서 요단식 요법으로 환자를 고친 사례를 발표하기도 했고 최근 3년간 저자가 상담한 암 환자만 해도 일 만명이 훨씬 넘는다고 하니 놀라지 않을 수 없습니다.

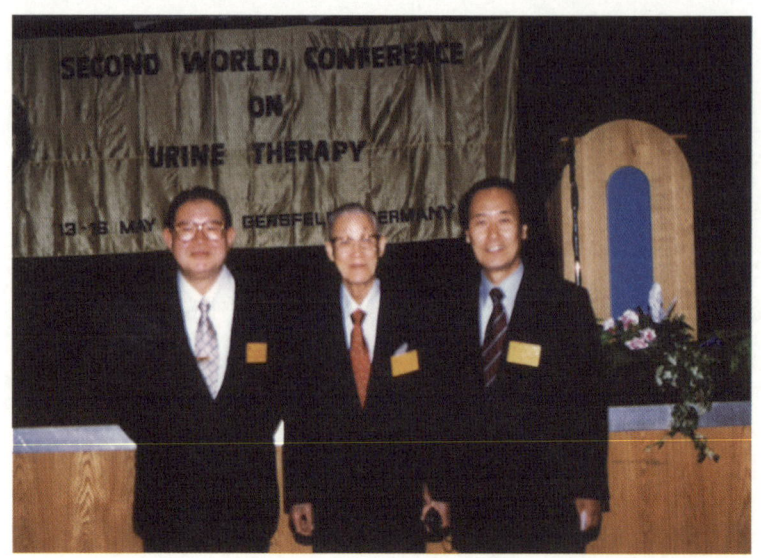

독일에서 한일 대표단이 함께 자리했다. 사진 좌로부터 일본 사토외과의원의 사토박사, 요료법 창시자 나까오 료이치 박사, 저자 김용태 약사

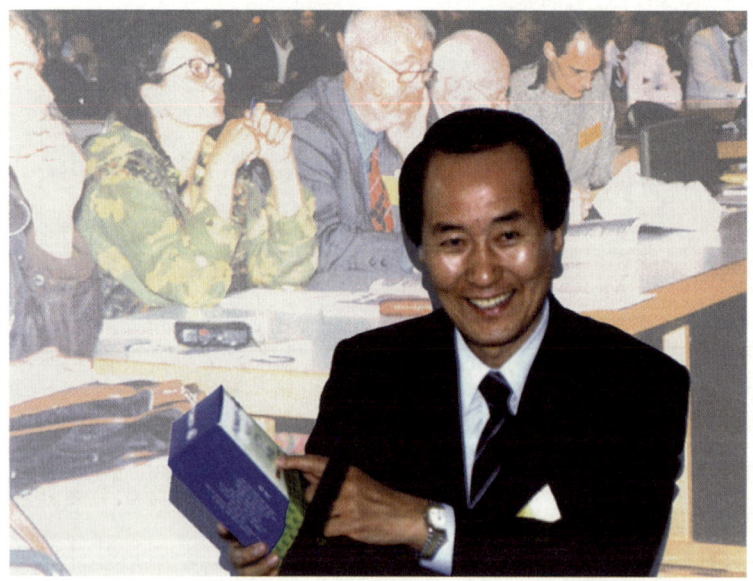

독일에서 열린 제2차 세계 요료법 대회에서 주제 발표도중 저자가 개발한 대체식에 대해 설명하고 있는 모습.

하나님은 우리가 영혼이 잘 되고, 범사가 잘 되며, 강건하며 복을 받고 살기를 원하십니다. 그리고 사람을 정직하게 지으시고 그 마음 속에 건강하며 행복하고 승리하는 비밀한 열쇠를 숨겨 두셨습니다.

그런데 사람들이 하나님의 말씀을 믿고 똑바로 살지 못하며 욕심대로 무엇이든지 많이 먹고 자기 마음대로 방종한 생활을 하면 반드시 하나님의 징계의 채찍을 맞을 수 밖에 없습니다.

나는 하나님의 사랑과 능력을 믿고 말씀과 명령을 지키면 하나님의 창조 섭리에 의해 잘못된 식·생활로 생긴 난치병이 치유될 수 있고 건강하고 행복하게 살 수 있다고 생각합니다.

끝으로 이 책이 세상에 널리 알려져서 잘못된 식생활로 생긴 병으로 방황하는 이들에게 기쁜 소식이 되어 건강한 사회 발전에 기여했으면 하는 마음이 간절합니다.

전 한동대학교 총장
한국창조과학회 명예회장
김영길 박사

| 추천사

국민건강증진위한
항구적 대책과 비전

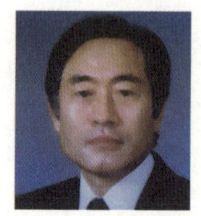

김정수 박사

"오늘의 의사가 영양학자가 되지 않으면 내일의 영양학자가 의사가 된다"는 말이 있다. 병을 고치는 것은 의사나 약이 아니고 우리 몸 안에 있는 자연 치유력이라는 사실이다. 히포크라테스는 "식사로써 고치지 못하는 병은 약으로도 고칠 수가 없다"고 했다.

본래 약은 독이다. 약이 필요하면 의사의 처방, 약사의 조제에 의해 적당히 먹고 그만 두어야 한다. 피로하면 피로를 풀고 운동이 부족하면 운동을 해야지 과로로 피로가 겹쳤을 때 박카스나 카페인을 먹는다고 해결이 되겠는가.

병이란 것은 잘못된 식·생활 습관에서 온다는 것을 알아야 한다. 외상이나 수술하는 것을 제외하고 모든 병은 식·생활 습관을 바로 잡아가면 치유가 된다. 그래서 암, 당뇨, 비만 등 불·난치병을 자기가 만든 병 Man Made Disease이라고 한다. 자기 병을 자기가 고치지 않으면 안된다. 왜냐하면 잘못된 식·생활 습관은 스스로 고쳐야 하기 때문이다.

저자 김용태 약사가 기독교에 입문하여 언제 성서를 연구하고 질병 치유의 원리를 깨달았는지 정말 놀라지 않을 수 없다. 현대의학으로 고치지 못하는 불·난치병으로 고생하고 죽어 가는 환자들이 얼마나 많아지고 있는가. 이러한 때에 성서에 있는 식사요법, 분리요법이란 독특한 치유방법을 개발하여 꺼져 가는 생명과 환자들에게 힘을 주고 격려와 용기를 주는 저자가 여간 자랑스럽지 않다.

특히 저자 김용태 약사는 내가 세상에서 가장 아끼고 사랑하는 대학 후배요, 동료 약사이다.

내가 정치에 입문하기 전에는 부산광역시 약사회장으로 활약한 바가 있고 내가 국회의원이 되어서 정치를 하고 복지부 장관을 역임하는 동안 그는 약사 본연의 자세를 지키면서 실로 놀라운 업적을 쌓아 왔다.

사랑의 장기기증운동 부산본부를 손수 창립하고 자신의 시신을 부산지역 제1호로 기증하고 신체의 모든 장기를 의학의 발전을 위한 해부학 교실에 기증하기로 한, 사랑을 몸소 실천하는 지역사회의 일꾼이기도 한다.

세상에는 병원도 많고, 약국도 많다. 그러나 지구촌 어느 병원에서 암, 당뇨, 간경화, 심장병, 관절염 등 모든 불·난치병을 한꺼번에 치유해주는 병원이 있으며 그 모든 병을 약이 아닌 식사요법으로 예방하고 무병장수케 하는 약국이 있는가. 요새 서점에 가 보면 건강에 관련된 좋은 책들이 무수히 쏟아져 나오고 있다.

그러나 그 중에서 성서에 완전히 기초한 건강 서적은 한 권도 없는 것으로 안다.

저자 김용태 약사가 개발한 성서요법이야 말로 미래의학의 초석이 될 뿐 아니라 오늘날 방황하는 불·난치병 환자들에게 기쁜 소식이 될 것을 믿어 의심치 않는다.

우리 몸을 좀 먹이는 잘못된 식생활 습성은 우리 국민이 스스로 과감하게 고쳐야 한다.

그것은 오직 성서에 있는대로 식생활을 하는 일이다. 저자 김용태 약사의 특이한 식생활 개선법은 현대의학, 대체의학에서 찾을 수 없는 명실상부한 전인치유 방법이란 사실에 주목하지 않을 수 없다.

이 책이 만 백성들의 식생활을 개선 하는데 좋은 길잡이가 될 뿐 아니라 무병장수케 하는 건강의 등불이 될 것을 믿어 의심치 않는다.

누구든지 일찍부터 성서에 있는 식생활 개선법을 실천하면 질병 때문에 병원이나 약국에 가는 일은 없을 것이다.

병원비, 약값 때문에 당황하는 일도 없을 것이며, 수술이나 부상을 치료하는 비용은 필요하지만, 노인들을 위한 요양병원도 필요가 없을 것으로 생각된다.

이 책이 요즘 잘못된 의료정책과 의약분업 때문에 눈 더미 같이 쌓이는 의료보험 재정의 문제를 풀고 국민건강 증진을 위한 항구적인 대책이 되고 비전이 될 것을 확신한다.

끝으로 이 책이 세상에 널리 알려져서 방황하는 암, 당뇨, 비만 등의 난치병 환자들에게 기쁜 소식이 되고 개인과 사회, 국가의 건강과 발전에 밑거름이 되었으면 하는 마음 간절하다.

2002

전 보건복지부 장관   김정수 박사
전 WHO 부의장
전 국회의원

| 추천사

모든 병을 예방하고 고치며
무병장수하게 하는 방법

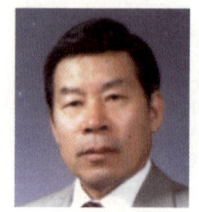

장동석 박사

"나는 너희를 치료하는 여호와 임이니라." 출15:26

하나님께서 먹지 말라고 명령하신 것을 절대로 먹지 않고, 먹으라고 명령하신 것만 먹고 살아가면 우리 체질은 틀림없이 알칼리성 체질을 유지하며 절대로 병에 걸리지 않는다. 최근 과학자들이 채식이나 과실 같은 것을 먹지 않고 동물성 육식만 하게 되면 대사가 될 때 생기는 황산이나 질산, 요산 등 갖가지 산성 물질 때문에 우리 몸은 산성체질이 되고, 흰 쌀이나 흰 설탕 같은 것을 먹을 때 불완전 연소로 인해 생기는 피루비산, 젓산 같은 산성 물질 때문에 산성 체질이 된다는 것을 밝혀 내었다.

오늘날 산성 체질로 인해 암, 당뇨, 비만 등 불·난치병으로 죽어가는 사람들이 얼마나 많은가. 미국에서는 암으로 죽어가는 사람들이 1년에 56만명, 일본에서는 20만 명, 한국은 5만7천 명이나 된다. 이 처럼 잘못된 식·생활로 인하여 죽어가는 사람들이 많은 때에, 이 모든 병을 예방하고 고치며 무병 장수케 하는 방법을 깨달아 우리에게 알려 주시는 분이 있으니 이 얼마나 감사한 일인가!

김용태 약사께서 어느 틈에 성서에 있는 비밀을 찾아 대체식을 개발하고 알칼리성 체질을 만들어 현대의학이 고치지 못하는 암, 당뇨, 고혈압 같은 불·난치병을 그렇게 많이 고치게 되었을까?

모든 불·난치병을 한꺼번에 고친다는 말은 아마 역사적으로 세계적으로 처음 있는 일이 아닌가 생각된다. 실로 놀라운 일이 아닐 수 없다.

그가 운영하는 김용태 약국, 체인 신세기 한의원과 성서의학 연구소를 통하여 그 자신이 명실상부한 불·난치병 카운슬러일 뿐 아니라 그 동안 불·난치병 환자를 1만 수천 명을 보아 왔으니 그의 연구 성과가 어떠하겠는가를 짐작할 수 있다. 특히 그가 개발한 에덴 대체식은 식품공학 교수로서 볼 때 인류의 미래 건강식이 될 것을 믿어 의심치 않는다.

그는 일찍이 사랑의 장기기증운동 부산본부를 창립하고 자신의 시신을 제1호로 기증하고 자신의 모든 장기를 의학의 발전을 위해서 해부학 교실에 기증하기로 한, 사랑을 몸소 실천하는 하나님의 일꾼이기도 하다.

세계 제2차 요로법 대회에 한국대표로 초빙되어 독일에 가 요단식 요법으로 환자를 고친 사례를 발표하기도 했고, '불치병은 없다'라는 주제로 10일간 미국 LA소재 K.TAN TV 방송국을 위시한 미

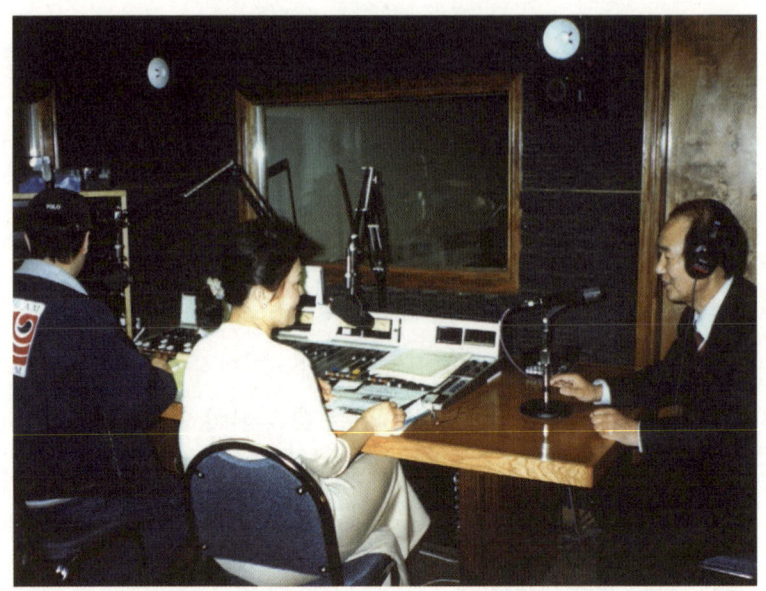

미국 K-TAN TV를 위시한 8개방송 언론사 초청으로 도미, '불치병은 없다'는 제목으로 건강프로에 출연중인 저자.

주 8개 TV, 라디오, 방송, 언론사 초청으로 건강세미나 강연 차 도미한 바도 있다. 성서에 영감을 받고 에덴 대체식을 개발하여 국내는 물론 미국, 캐나다, 일본 등으로 수출하고 있으며 저자가 상담한 암 환자만 해도 일 만명은 족히 된다고 하니 정말 놀라운 일이 아닐 수 없다.

요즘 혼란한 보건정책과 의약분업 때문에 눈 더미 같이 쌓이는 의료보험 재정의 문제를 풀고 국민건강 증진을 위한 항구적인 해결책이 될 뿐 아니라 무병장수의 비결이 담긴 서적이 바로 이 책이 아닌가 사료되어 이 책이 온 세상에 널리 알려져서 방황하는 암, 당뇨, 비만 등의 불·난치병 환자들에게 기쁜 소식이 되기를 빌어 마지 않는다.

2002

전 부경대학교 대학원장
부총장·식품공학교수

장동석 박사

| 책을 내면서

병을 고치는 것은
위대한 자연치유력

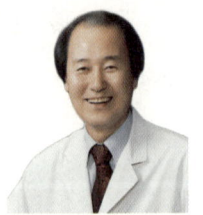

김용태 약사

먼저 하나님께 감사를 드린다.

'나의 힘이 되신 여호와여 내가 주를 사랑하나이다.' 시편18:1

예수님을 만난 지 30년. 지난 세월 죄와 허물로 헛되게 살았던 자신을 십자가 밑에 묻어 버리고 이제 나는 하나님의 영원한 아들이 되었다.

금년 내 나이 73세, 인생의 황혼기에 접어 들었다. 그러나 내 생애에서 최근 30년간이 가장 소중하고 자랑스럽다.

나는 성서에 있는 건강에 대한 일체의 비밀을 깨달았다. 하나님의 은혜로 에덴대체식을 개발했고 생명을 살리는 은사와 능력을 받았으며 흉년 때 100배의 복을 받았다.

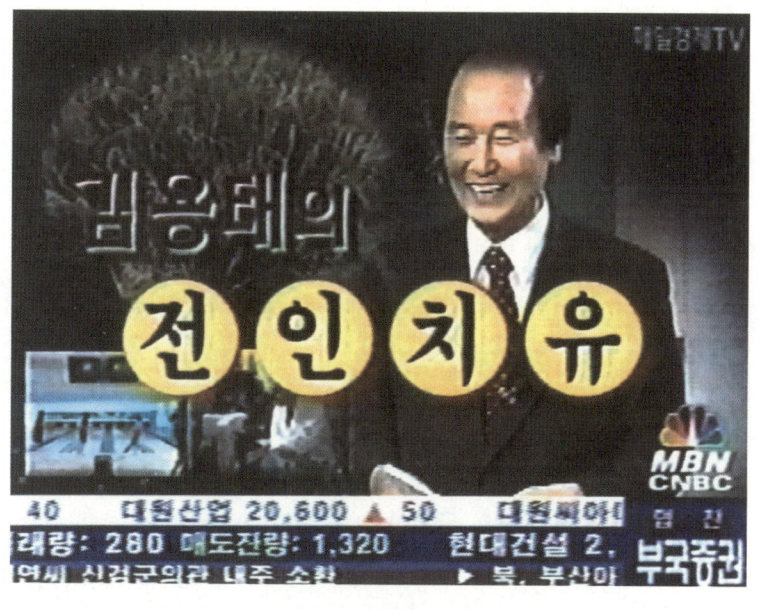
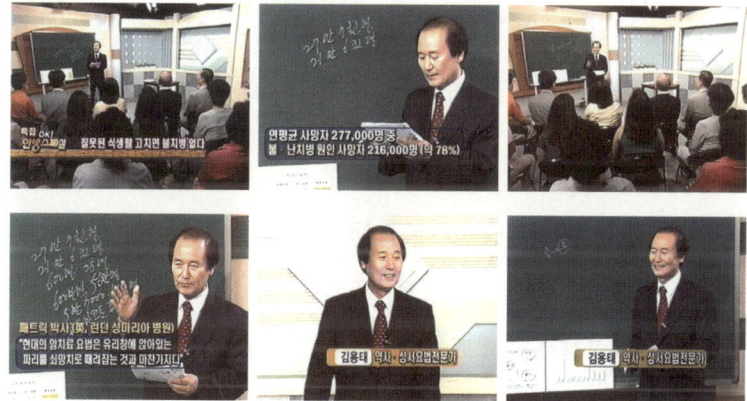

매일경제TV(www.mbn.co.kr) OK! 한방스페셜 '김용태의 전인치유' 코너에 고정출연해서 건강강의를 하고 있는 저자.

지금 내겐 부러운 게 하나도 없다. 세상에서 가장 건강하고 행복하고 승리한 사람이라 생각하기 때문이다.

성서는 가장 좋은 생활 지침서이다.

사람이 살아 가는데 필요한 것들이 다 수록되어 있다. 성서를 보면 최초의 식물이 '씨 맺는 채소와 열매 맺는 나무'창1:29이고 두 번째 식물이 '밭의 채소인즉'창3:18 인간에게 가장 중요하고 기본이 되는 식물食物이다. 세 번째 식물이 '산 동물이 너희 식물이 될지라'창9:3. 여기서 부터 인간은 비로소 고기를 먹게 되었다.

이것이 식품의 역사요 변천사이다.

사람은 공기 속에 있는 96%의 영양과 땅에서 나오는 4%의 영양 원소로 구성되어 있다. 창2:7 식사를 통해 얻는 영양이 불과 4%밖에 되지 않지만 사람은 육신을 갖고 있기 때문에 먹는 것이 대단히 중요하다.

하나님은 우리에게 건강하게 살도록 올바른 먹거리를 주셨다. 그런데 인간은 하나님 말씀을 듣지 않고 가슴 속에 묻어 두신 비밀의 열쇠를 잃어 버린 채 멸망의 길로 치닫고 있다.

지금도 사람들은 잘못된 식생활 습관이 자신의 신체를 오염시키고 있으며 오염된 그 몸통에 수 많은 세포들이 익사 당하고 있다는 사실을 알지 못하고 있다.

사람은 누구나 하나님 말씀대로 먹고 살면 병들지 않고 천수天壽를 누리게 되어 있다. 그러나 사람이 꾀를 내어 자기가 먹고 싶은 대로 먹고 마음대로 살기 때문에 문제가 생긴다.

오늘날 현대의학이 얼마나 발달하였는가. 그런데도 사람들은 날로 병 들어 가고, 불 · 난치병으로 인해 많은 사람들이 죽어 가고 있다.

지금 미국에서는 매년 56만명 이상의 사람들이 암으로 죽어가고 있다고 한다.

계산해 보면 하루에 1천5백명씩 죽는 셈이다. 우리 나라도 1년에 암으로 사망하는 사람이 5만7천명, 하루에 1백56명씩 죽어간다.

전 세계적으로 1년에 6백만명씩 사망하는 것으로 추정되고 있다. 우리 나라 통계청 발표에 의하면 2000년도 총 사망자 수가 24만 7천3백46명인데, 암, 당뇨, 심장병 등 불·난치병으로 사망한 사람의 수가 21만6천명이나 된다고 한다. 천하 보다 귀한 사람의 생명이 병으로 인하여 하루에도 6백명씩이나 비명에 간다.

그런데 왜 이렇게 안타깝게 죽어가는 이들을 보고 목소리를 높이는 사람들이 없을까. 정말 복장腹臟 터지는 일이 아닐 수 없다. 그것은 사람들이 식생활을 올바르게 잘 하면 얼마든지 그런 불·난치병에 걸리지 않는다는 것을 모르기 때문이다.

'**내 백성이 지식이 없으므로 망하는도다.**' 호세아 4:6

하나님이 성서를 통해 수 천년 동안 외쳤어도 아무도 알아 듣지 못하고 있었다. 노자의 도덕경에 지자불언知者不言이요 언자부지言者不知란 말이 있다.

아는 사람은 가르치지 않고 가르치는 사람은 알지 못한다는 뜻이다. 대단히 외람猥濫된 말씀이지만, 대부분의 신학자나 영적 지도자

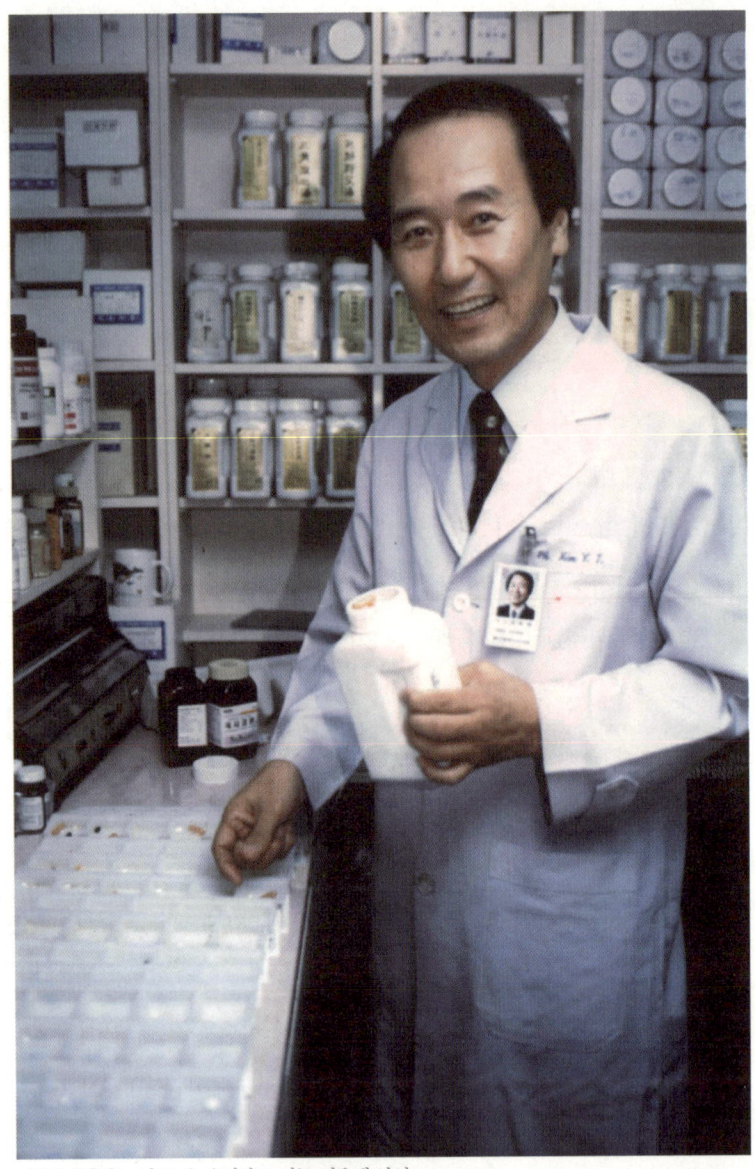
지금은 「약없는 약국」을 운영하고 있는 김용태 약사

이신 목사님들께서도 입을 다물고 말하지 않고 계신다는 말씀이다.

필자가 가장 안타깝게 생각하는 것은 사람에게는 분명 천부적인 자연 치유력이 있는데도 이것을 제대로 활용하지 못하고 있다는 점이다. 산山 짐승들을 보라. 그들의 세계에는 병원은 커녕 약국도 없다. 그래도 그들은 병에 걸려 죽지 않는다.

병을 고치는 것은 의사나 약이 아닌 우리 몸 스스로가 간직하고 있는 힘 즉, 하나님이 주신 위대한 자연 치유력이다.

현대의학은 그들의 선구자인 히포크라테스가 세운 원칙에서 너무나 멀리 벗어나 있다. 그는 "음식을 그대의 의사와 약으로 삼으시오", "음식물로 고치지 못하는 병은 의사도 고치지 못한다"고 말했다. 지구촌의 수많은 의과대학 교정에는 히포크라테스 동상을 세워 놓고 그분의 정신을 기리는 후학들을 길러 내고 있다. 그런데 그렇게 공부한 의사들이 실제 환자의 음식을 대하는 태도는 무성의하고 무책임한 것으로 마땅히 지적, 규탄 받아야 할 사안이 아닐 수 없다. 현대인들의 식생활은 지구촌에 사는 거의 모든 사람들의 건강과 활력을 서서히 파멸시켜 가고 있다. 그것은 우리들이 식사와 건강을 관리하는 길을 잘못 선택했기 때문이다.

1975년에서 1977년까지 3년간 미국 상원 영양 의료 특별위원회에서 세계적인 권위의 학자 2백50 여명을 초청, '식품과 질병'에 대한 연구 추적 조사를 한 일이 있었다. 25년 전 그때 미국 인구 2억만명 중 심장병으로 사망한 사람이 1년에 70만명, 암으로 사망한 사람이 40만명현재는 56만명이었으며, 고혈압 환자가 2천만명 이상, 당뇨병

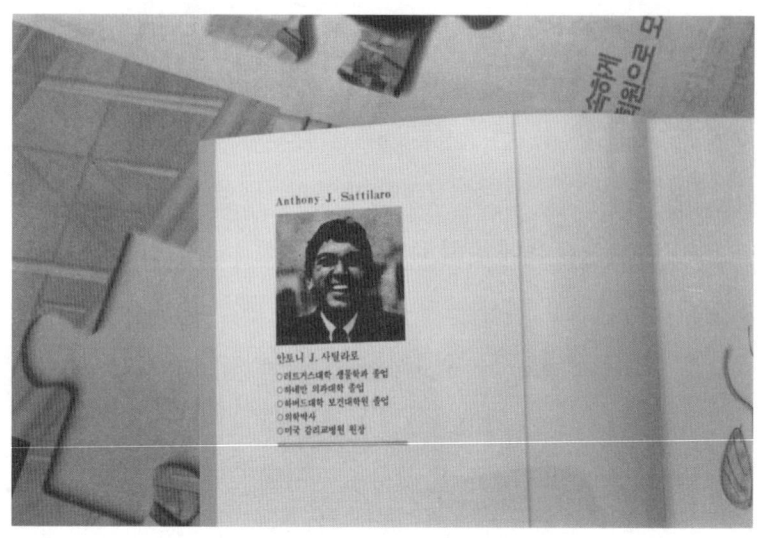

환자가 3천만명이나 되었다.

조지 맥거번, 에드워드 케네디 등 최고 거물급 상원의원들과 세계 최고의 연구기관인 미국 보건복지원, 국립암연구소, 국립영양연구소, 영국 왕립의학 조사회의 권위있는 학자들을 총 동원하여 사상 유례 없는, 무려 6천 페이지에 이르는 상원 특별 보고서를 마련했다.

그 방대한 보고서의 결론은 현대인들의 암, 당뇨, 심장병, 중풍, 간경화, 치질 등 모든 불·난치병의 원인은 '잘못된 식생활' 때문이라는 것이었다. 따라서 생활습관병의 예방과 치료를 위해서는 이런 병들이 거의 없었던 19세기 초반 이전의 생활로 돌아 가야 한다고 했다.

그런데 이 중대한 보고서가 일반인들에게 알려지지 않은 이유는 가공식품 생산 판매업자와 육류 생산 판매업 종사자가 국민 전체의

3분의 2였기 때문이다. 그래서 이 상원보고서를 발표하게 되면 전 미국의 경제 질서가 대혼란을 초래할 것이기 때문에 일반인들에게 제대로 알리지 못했었다.

미국 필라델피아 메소티스트 병원 원장인 안토니 J. 셋틸렐로 박사는 1978년 6월 제4기 전립선암으로 두개골, 견갑골, 흉골, 늑골 등 다른 부위로 전이 되어 나이 47세에 몇 년 밖에 살 수 없다는 암 시한부 선고를 받았다.

"내 암의 원인은 바로 내가 만든 것이다. 지금까지의 내 생활을 냉정히 돌이켜 보면 암에 걸릴 수 있도록 생활 해 왔었다. 지방질이 많은 동물성 육류, 정제한 밀가루 제품, 그리고 끊을 수 없는 감미 설탕 제품을 섭취했고, 거기에 전혀 운동하지 않고 앉아서만 하는 생활 등이 바로 내 암의 주된 원인이었다. 그러므로 나는 제일 먼저 식생활 습관을 완전히 바꾸어 지방질이 많은 동물성 식사를 추방하고, 완전 곡식류, 채소, 실과 등 섬유질이 많은 것을 먹기 시작하였고 설탕 같은 감미료를 일체 금했다. 이렇게 식사를 완전히 바꾼 다음 성당에 출석하여 참 믿음으로 기도하기를 시작했다"고 증언하고 있다.

성서대로 살지 않고, 자기 마음대로 살다가 암이라는 채찍을 맞은 다음에야 성서로 돌아와 암을 극복한 셋틸렐로 의학박사의 수기는 과연 무엇을 뜻하고 있는 것일까.

셋틸렐로 박사는 "나는 만사를 제치고 내가 살 수 있는 온갖 수단을 찾기 시작하였다. 그 동안 20년 이상이나 현직 의사로 활약해

온 나는 생애를 바쳐 일해 온 현대의학의 세계 속에서는 정작 살아날 수 없었다"고 고백했다.

1981년 8월에 다시 정밀검사를 받았는데, 주치의는 "모든 암 완치"라고 진단을 내렸다. 그가 자기의 암을 치료하는 동안 일체 약을 사용하지 않고 채소와 곡식을 위주로 하는 식생활 개선으로 불치의 암을 정복하게 된 것이다.

하나님은 당신이 정한 식생활 방법을 사람들이 따르기를 원하신다. 우리가 행복하고 건강하게 살기를 원하시며 특별히 우리가 먼저 실천하여 세상에 알리고 세상 사람들이 그렇게 살기를 원하신다.

'형제들이 와서 네게 있는 진리를 증거하되 네가 진리 안에서 행한다 하니 내가 심히 기뻐하노라.' 요한3서1:3

그 동안 나는 수많은 불·난치병 환자들을 보아 왔다. 성서에 있는 식생활 개선법으로 1만 수천명의 불·난치병 환자를 상담했고, 그 가운데는 국내외 목사님들의 수가 5천명을 넘어섰으며 특히 암 환자의 수가 대단히 많았다. 국내외 병원에서 진단을 받고 치료를 하다가 온 암 환자의 수가 하루에 10명이 넘을 때도 있었다. 아마 필자가 상담한 불·난치병 환자의 수가 1만여명은 족히 될 것이다.

병이 너무 중했거나 스스로 식생활을 제대로 개선하지 못해 돌아가신 분들도 많이 있다. 물론 성서에 있는 말씀대로 식생활을 개선하다가 믿음이 없어 실천하지 못하고 다른 곳에 가서 치료하신 분들도 많다.

그러나 실제 불·난치병을 고친 사람들은 헤아릴 수 없이 많다.

▲ 고혈압, 중풍으로 반신불수가 되어 종합병원에서 치료 불가 판정을 받고 퇴원하여 30일 만에 성서요법으로 건강을 회복하신 서울 평화교회의 김병목 담임목사님.

▲ 갑상선암, 뇌종양으로 병원에서 사형선고를 받고 성서요법으로 암을 완치하신 거제도의 권재오 목사님.

▲ 서울 중앙병원에서 중증 간암 선고를 받고 하나님의 은혜로 기적적으로 완치되신 진주의 최임경 목사님.

▲ 갑상선암, 뇌종양, 전신마비, 위염으로 20년간 병원에 다니면서 약을 매일 복용하며 고생하다가 모든 병을 깨끗이 고치신 부산의 김현열 목사님.

▲ 위암, 비만, 고혈압 등 중병으로 만신창이가 되어 종합병원 암병동에서 사경을 헤매다가 그 모든 불·난치병을 한꺼번에 기적적으로 다 고치신 경북 의성의 노명철 목사님

▲ 종합병원의 간부 직원으로 근무하면서도 당뇨병으로 실명되어 휠체어를 타고 구제불능 상태에서 병을 완치하신 부산 사상의 강정웅 집사님.

▲ 위암, 당뇨병으로 고통받던 중에 성서요법으로 모든 병을 고치고 건강을 완전히 회복하신 여수의 강태복 목사님 등.

얼마나 많은 분들이 병을 고치고 부족한 이 사람을 생명의 은인으로 여기며 고맙게 생각하는지 모른다.

이제 우리는 세상을 향해 어떻게 살아가야 하는지를 몸소 실천해

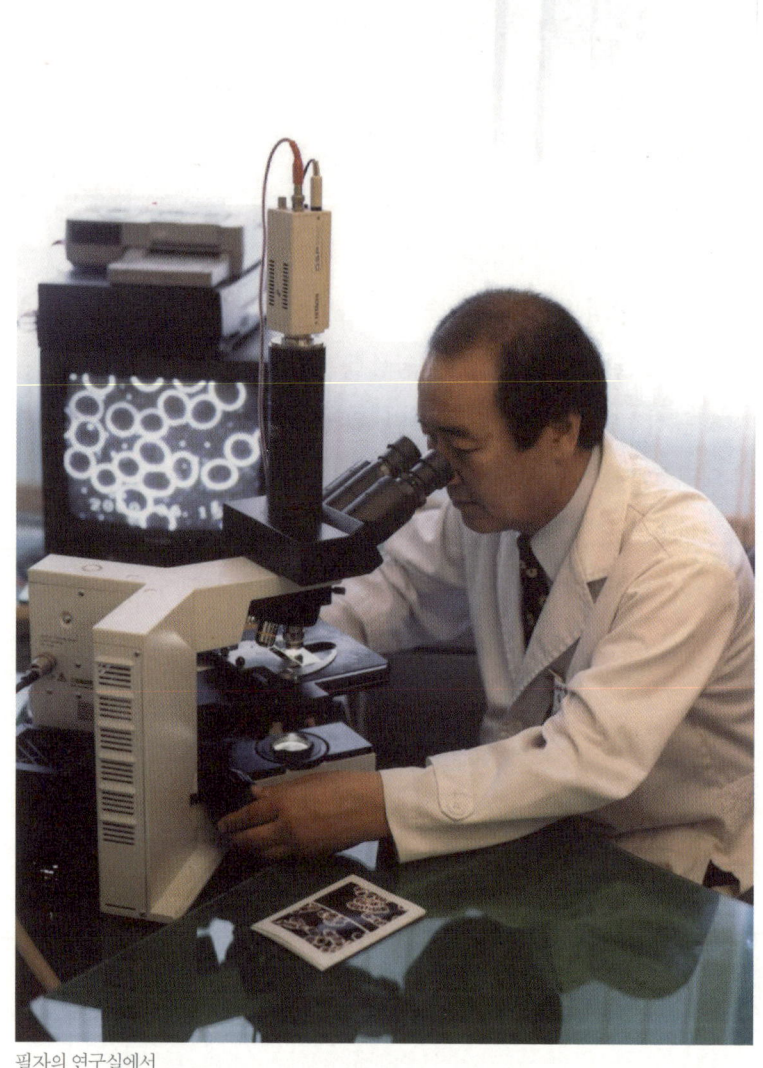
필자의 연구실에서

보이고 세상 사람들에게 그 비밀을 가르쳐 주며 그들로 하여금 건강하고 행복하게 살면서 우리와 함께 복음을 전하는 사람이 되어야겠다. 하나님은 우리의 영혼이 잘 되고, 범사가 잘 되며, 강건하며 복을 받기를 원하신다.

> '좁은 문으로 들어가라 멸망으로 인도하는 문은 크고 그 길이 넓어 그리로 들어가는 자가 많고 생명으로 인도하는 문은 좁고 길이 협착하여 찾는 이가 적음이니라.' 마7:13~14

고통과 질병 그리고 때 이른 죽음에 이르는 길을 계속 따라갈 필요는 없다. 우리는 생명을 파괴하는 식사를 과감하게 거부해야 한다. 그리고 우리 몸을 좀 먹는 잘못된 습성을 버려야 한다. 우리는 더 이상 그들과 함께 하기를 거부해야 한다.

모든 세상적인 낡은 것들을 버리고 식사법과 생활방식에 관련된 모든 것들이 새로워져야 한다. '하나님의 성전'인 육체를 보살피는 방법은 오직 성경대로 사는 일이다. 하나님의 방법은 완전하기 때문이다. 그것을 따르면 최상의 건강을 얻게 되어 무병장수하게 된다. 이 진리가 그대의 몫이 되기를 바란다.

누구든지 일찍부터 성서에 있는 식생활 개선법을 실천하면 질병 때문에 병원이나 약국에 가는 일은 거의 없을 것이다. 질병 때문에 목회자가 사역을 중단하거나 말씀을 전하지 못하는 경우도 없을 것이다. 또한 비싼 병원비와 약값 때문에 당황하는 일도 없을 것이다. 수술이나 부상을 치료하는 비용은 필요할지 몰라도 노인들을

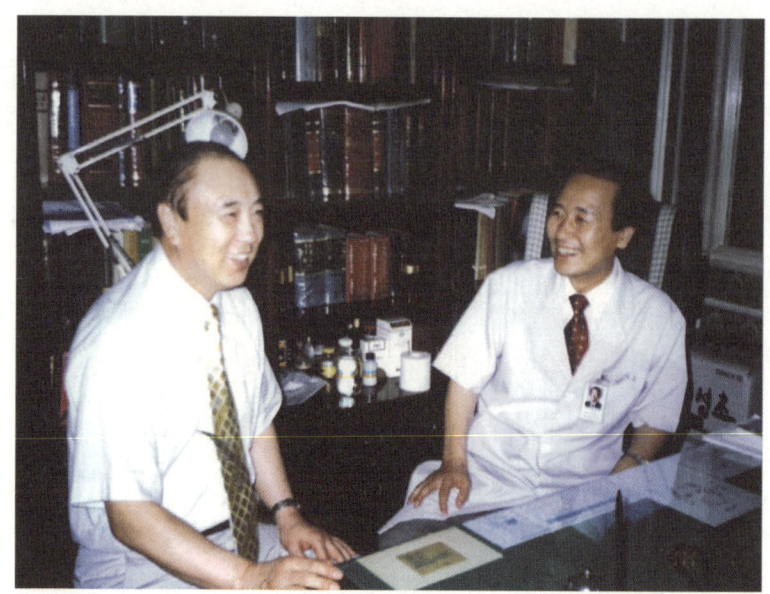
김인수 전 부산시경국장에게 건강상담을 해주고 있는 필자

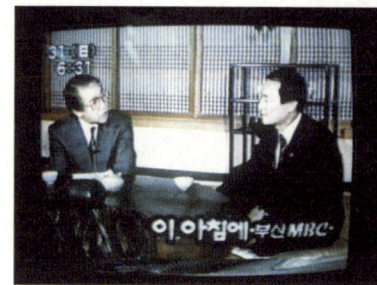 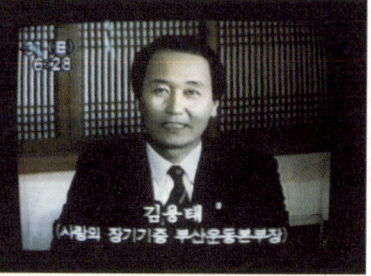
장기 기증 운동의 일환으로 방송출연을 하고 있는 필자

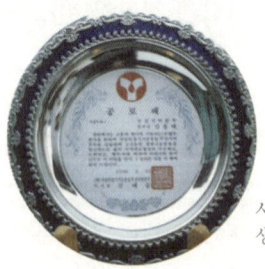
사랑의 장기 기증 운동으로 5년 동안
생명나눔 운동을 펼친 공로로 수여받은 공로패

위한 요양병원도 필요없을 것이다.

　이 책은 식생활 개선을 통해 모든 불·난치병을 한꺼번에 고치고 예방하는데 좋은 길잡이가 될 것이다. 의술이나 약이 아닌 식생활을 바꿈으로써 하나님이 우리에게 주신 자연 치유력으로 무병장수하게 하는 건강의 바이블Bible이 될 것을 확신한다.

　당신의 귀중한 시간을 몇 시간만 할애하길 바란다. 이 책을 읽는 데는 몇 시간이면 충분하다. 그러나 이 짧은 몇 시간이 독자 여러분의 인생을 완전히 바꾸는 계기가 될 것을 나는 믿어 의심치 않는다.

　특별히 이 책의 건강 비법이 자손 만대로 전파되어 우리의 후손들이 건강하고 행복하게 살기를 바라는 마음 간절하다. 끝으로 이 책이 나오기까지 여러모로 나를 도와 준 나의 사랑하는 두 아들 홍구, 성구와 약국의 김유영, 윤지영 자매에게도 고마운 마음을 전하는 바이다.

약사 김용태

차례

| 추천사 · 홍문화 박사 4
　　　　　김영길 박사 8
　　　　　김정수 박사 12
　　　　　장동석 박사 16
| 책을 내면서　　　20

1장 창조주의 성서건강비법

암·당뇨병·고혈압 등 현대병을 만드신 분이 다 고친다　41
피를 맑게 하면 만병을 고친다　44

기적의 성서요법　46
38년 된 당뇨병(480)을 치유하고　46
26년 된 고혈압을 치유하고　48
간경화, 간암으로 3개월 시한선고를 받고　49
류마치스관절염, 고혈압을 치유하고　50
목사님들부터 모두 치유 받으시고　52
교인들도 치유해 주세요　52

현대병은 습관만 바꾸면 다 치유할 수 있다　54
나는 병원이 부럽지 않다　54
항암제로 암을 고칠 수 없다　74
항암제 원료는 독가스다　81
항암제, 방사선은 발암물질이다　84
당뇨병은 약을 끊으면 치료된다　86
만성질환은 현대의학으로 치료되지 않는다　88

2장 왜 에덴대체식이 좋은가

무병장수의 욕망	93
완전한 식사, 에덴대체식	95
성서식사요법이란?	100
일반생식과 에덴대체식의 차이	102
일반생식의 장점	102
에덴대체식의 원리	103
에덴대체식의 효능	105
문헌상에 나타난 에덴의 생식과 성서요법	119
에덴농법이란 무엇인가	123
농촌의 현실	123
흙과 사람을 살리는 에덴농법	125
화식과 일반생식 에덴대체식의 차이	129
에덴대체식은 결코 생식이 아니다	129
일반생식의 장점	132
왜 에덴대체식이 좋은가	135
세계적으로 주목받는 에덴대체식	135
에덴대체식의 목적	138
명현현상	143

3장 식생활을 바꾸면 불치병은 없다

요단식만큼 좋은 치유법은 없다	155
요단식으로 모든 병을 동시에 고칠 수 있다	155

요단식을 할 때 주의할 점	159
관장요법	160
찜질요법	161
냉온욕요법	163
풍욕요법	164
겨자찜질요법	166
간청소법	167

4장 불·난치병은 이렇게 고친다

불·난치병은 이렇게 고친다	171
암 고치고 말고!	172
당뇨병은 반드시 낫는다	177
간질환은 절대로 불치병이 아니다	181
고혈압은 생활치유로 고친다	184
중풍은 반드시 고쳐진다	186
골다공증에는 운동이 최고다	189
알러지는 체질개선으로 고친다	191
비만, 얼마든지 날씬하게 된다	194
자가면역성 질환은 반드시 치유된다	197
신부전증은 불치병일까? 결코 그렇지 않다	200

5장 성서요법으로 암·당뇨·고혈압 고친 사람들

- 전립선암 4기, 방광암, 골수암 4개월만에 고치다 · 205
- 간암, 간경화, 당뇨병을 고치고 · 210
- 갑상선암, 전신마비, 뇌종양, 위염 완치 · 213
- 현대의학에선 대책이 없는 말기 간암이 완전 회복되고 · 216
- 위암, 비만, 고혈압이 완치되고 · 219
- 위암·당뇨병·심장병·비염·치질을 고침 받고 · 222
- 수술 거부, 허리디스크도 고쳤습니다 · 226
- 대장암, 늑막염, 치질 완치 · 228
- 에덴대체식과 오줌요법으로 6개월 만에 위암 회복 · 231
- 20년 두통, 불면증, 뇌종양 이기고 새 삶 찾아 · 234
- 위암, 당뇨병이 회복되고 · 236
- 사경을 헤메던 신장암에서 회복되고 · 239
- 말기암과 당뇨병이 치유되다 · 241
- 위암 초기증상, 악성 견비통증에서 회복 · 244
- 주먹만한 유방암이 낫는답니다 · 249
- 심근경색, 불면증, 전립선, 허리통증 완치 · 252
- 간암, 위암을 고치고 · 254
- 간암, 간경화를 고치고 · 258
- 10년간 앓던 당뇨병 6달 복용에 뿌리가 빠져 · 262
- 당뇨병도 고치고 간염항체도 생겨 · 266
- 당뇨병, 협심증, 부정맥, 전립선 비대증 모두를 고치고 · 270
- 당뇨병도 고치고 목회활동도 하고 · 272
- 당뇨병(420), 고혈압(180) 치료 · 274
- 당뇨, 고혈압, 비만까지 완치, 눈도 좋아지고 정력도 회복돼 · 276
- 당뇨 고치고 피부도 고와지고 머리까지 · 280
- 10년 된 당뇨병에서 벗어나 · 282
- 당뇨뿐만 아니라 합병증까지도 없어져 · 284
- 당뇨 고혈압 백내장 류머티스 관절염까지 고쳐 · 286
- 현대의학의 불치라던 당뇨병, 4개월 만에 완치 · 288
- 시력까지 앗아갈 뻔한 당뇨병, 10개월 만에 완치 · 290

- 혈당수치 560이던 당뇨병 완치 · 293
- 에덴대체식으로 당뇨병과 간질환 모두 완치 · 295
- 당뇨병에 합병증까지 100% 완치 · 298
- 당뇨병 치료하고, 헤어젤 대신 오줌 사용 · 300
- 혈당 500이었던 말기 당뇨병이 낫고 · 302
- 당뇨병 호전되면서 몸의 기능 정상화 · 304
- 신기하게도 2개월 만에 당뇨 치료 · 306
- 중풍, 고혈압 30일만에 정상으로 · 307
- 27년간 먹던 약을 끊고 고혈압, 극심한 기관지 천식, 성생활까지 좋아져 · 309
- 3개월을 넘기지 못한다던 B형 간염, 간경화, 기미, 당뇨병 완치 · 312
- 심장, 간기능 좋아지고 몸이 날아갈 듯 가볍다 · 315
- 매일 소주 2~3병 마셔도 간 기능 전혀 이상 없어 · 317
- 비만과 지독한 변비에서 해방 · 319
- 다이어트, 기적 같은 성공, 3개월 만에 14kg 빠졌다 · 321
- 탈진상태에서 생의 활기를 찾고 · 323
- 에덴대체식 덕분에 소화도 잘되고 식욕이 왕성 · 325
- 기억력과 집중력 높아져 학교 성적 월등히 향상 · 329
- 약은 내가 먹고 임신은 아내가 하고 · 332
- "좋아! 오줌을 마셔라" 하나님의 응답 듣고, 오줌요법 실천 · 334
- 난치병 류머티스 관절염 통증 사라지고, 합병증 없어 · 339
- 탈모 증세 사라지고, 저혈당, 저혈압 정상으로 · 343
- 위궤양, 식도염, 대장염, 변비 3개월 만에 호전 · 346
- 질병예방 효과 탁월한 대체식 150개 나라 동료 선교사들에게 권한다 · 348
- 당뇨병, 허리통증, C형간염 완치 · 350
- 20년 간질, 약 끊고 요단식 15일 만에 치유되다 · 352

1

창조주의 성서건강비법

암·당뇨병·고혈압 등 현대병을 만드신 분이 다 고친다

'집마다 지은이가 있으니 만물을 지으신 이는 하나님이시라.' 히 3:4

세상에서 가장 빠른 방법으로 모든 병의 95%인 만성질병을 동시에 고친다

1) 당뇨병·고혈압: 성서요법 3~4일만에 약 복용없이 대부분 정상 수치가 된다.

2) 관절염·심장병·알러지 : 성서요법 4~5일에 약 복용없이 대부분 증상이 사라진다.

3) 간경화·지방간·간염 : 일주일내에 건강한 혈색이 될 정도로 회복이 된다.

4) 약으로 고칠 수 없는 류마티스관절염, 아토피, 베체트, 루프스

등 자가면역 병도 성서요법으로 고친다.

　병의 근원을 제거하고 하나님이 먹으라는 것창1:29만 먹고 하라는 처방법출15:26대로 지키면 하나님이 병을 100% 책임지고 다 고쳐 주시는 것이다.

　'내가 주께 감사하옴은 나를 지으심이 신묘막측하심이라.'시편 139:14

　병은 만드신 분히3:4만이 고칠 수 있다.
　병든 몸을 고칠 수 있는 분은 오직 창조주 하나님 한분 밖에 없다.
　사람을 만드신 분이 그 원리를 가장 잘 알기 때문이다.
　의사가 환자를 진료하나 병을 근본적으로 고치지 못하는 것은 창조섭리를 모르거나 무시하고 약물처방만하기 때문이다.
　인체는 세포로 구성되어 있고 그 속에는 유전자가 있다. 즉 아주 미세한 컴퓨터가 장치되어있다.
　이 컴퓨터는 고장이 나지 않도록 잘 간수를 해야지 일단 고장이 나면 피조물인 인간의 기술로는 수리할 방법이 없다.

　오직 하나님께 기도하는것 외에는 길이 없다.
　성서요법은 먼저 건강 법칙을 지키면서 주께 돌아오는 회개기도를 하는 것이다.
　성서요법은 의사의 진단이 필요 없으며 병원비, 약값이 전혀 들지 않는다. 최고의 성공률을 가진 치료법으로 하나님이 인류에게 베푸신 큰 은총이라 생각한다.

이 책은 모든 사람들에게 널리 알리는 것과 병나면 약 또는 의사에게 치료받아야한다는 생각을 없애는데 그 목적을 두고 있다.

앞으로 세상의 모든 의사가 성서요법을 체험하고
모든 병을 동시에 근본 치유하는
성서의학의 새로운 장이 열리기를 간절히 바라는 바이다.

체험해 보시라!!!

· 성서요법 : 1~2주 후부터 암이 줄어들기 시작한다.

· 혈액이 맑아지니 혈압이 올라가 갈 이유가 없다.

· 당뇨환자는 인슐린을 안 써도 된다.

· 신부전증 환자는 투석전에 이 방법을 사용하면 된다.

· 복수, 부종이 왔을때 이뇨작용이 잘된다.

· 불면증 우울증 간질도 깨끗이 해결된다.

· 담석증도 수술않고 100% 가능하다.

피를 맑게 하면 만병을 고친다

만병일독萬病一毒이라는 말이 있다.

만가지 병이 하나의 독, 즉 피의 오염에서 생긴다는 뜻이다. 잘못된 식생활을 하면 피 속에 콜레스테롤, 중성지방, 적혈구, 혈소판 등이 많이 생성되어 피를 혼탁하게 한다. 이런 노폐물이 혈관 내벽에 달라붙는 것이 고지혈증이고 이것이 심해져서 혈관의 탄력성이 떨어져 딱딱해지면 동맥경화가 된다.

탁한 피를 전신에 보내려면 심장과 혈관이 불가피하게 압력을 넣게 되는데 이것이 고혈압이다.

피의 찌꺼기가 쌓여 혈관이 막히는 것이 뇌경색이고 이로 인해 췌장의 기능이 떨어져 생기는 것이 당뇨병이다. 또 끈적끈적한 피 찌꺼기가 심장의 관상동맥 통로에 쌓이게 되면 협심증, 심근경색증이고 뇌혈관이 터지면 뇌출혈이 된다.

핏속에 기름기가 간에 쌓이면 지방간이고, 요산이 혈관에 쌓이면 통풍, 전립샘의 혈액순환장애로 부종이 오면 전립선비대증이다.

아토피, 알레르기 피부반응, 건선 등 난치성 피부질환의 근본원인은 대부분 피의 오염과 관련이 있다. 그 외 알레르기비염, 축농증, 중이염도 단순히 코와 귀에 생긴 병이 아니라 피의 오염에 근본원인이 있다.

그래서 코와 귀만 치료해서는 근본치유가 안 되는 것이다.

피 속에 노폐물이 너무 많게 되면 이것을 걷어다가 응급처리 하는 것이 암이나 근종 세포들이다.

모든 만성질병의 근본원인은 피가 오염된데 있는 것이다.

피를 깨끗하게 하는 것은 하나님이 세우신 건강 법칙이요 성서요법의 핵심이다. 그러므로 암, 당뇨, 고혈압 등 모든 만성병은 병의 원인이 되는 노폐물을 제거하고 피를 맑게 하면 그 몸에 있는 모든 병이 한꺼번에 치유가 된다.

기적의 성서요법

38년 된 당뇨병(480)을 치유하고

저는 울산 남구에서 목회를 하는 현직 목사입니다.

38년간 당뇨병의 합병증으로 발생한 심근경색으로 스탠스를 2개 넣었고 갑상선항진증과 비염과 양쪽손마디가 아프고 붓기를 잘했습니다.

매일 인슐린주사를 4번씩이나 맞는 너무도 지겹고 비참한 삶이었습니다.

김용태 약국의 성서요법 암 당뇨 고혈압을 고친 사람들 책을 보고 약사님께 예약을 하고 찾아가 상담을 하게 되었습니다.

약사님이 가르쳐 주신대로 집에 와서 에덴대체식을 먹는 도중에 성서요법 최단시일 치유프로그램을 실천하였습니다.

정말 신기했습니다.

성서요법 치유프로그램실시 3일째 되던 날부터 인슐린 주사없이 혈당이 104로 떨어졌습니다. 그러면서 그 외의 합병증 질병증세도 사라졌습니다.

기적이 일어난 것입니다.

평생 당뇨약을 먹고 인슐린 주사를 맞아도 고칠 수 없는 당뇨병을 약도 주사도 수술도 없이 오직 성서요법만으로 며칠만에 혈당이 정상이 되다니 정말 꿈만 같았습니다.

그 후 계속해서 하나님이 먹으라는 것창1:29을 먹고 하라고 하신 것출15:26을 꼭꼭 지키면서 살았더니 당뇨병 뿐만아니라 심근경색 중상도 갑상선 항진증도 비염과 양손마디가 아프고 붓는 것도 깨끗이 없어졌습니다.

성서요법 만으로 약 · 주사 · 수술없이 모든 병이 사라진 것입니다.

목사이면서도 성서에 있는 근본치유법을 모르고 38년간 당뇨약을 먹으면서 생고생을 한 것이 너무나도 부끄럽고 억울한 생각이 듭니다.

지금 우리나라에 당뇨병환자가 500만 명이 넘는다고 합니다.

당뇨병이 있는 분들은 만사를 제치고 모두 김용태약사의 성서요법으로 고치실 것을 간절하게 권면하는 바입니다. 꼭 체험 해보시기 바랍니다.

26년 된 고혈압을 치유하고

저는 전남 해남에서 목회를 돕고 있는 목사 사모 58세입니다.

26년간 빠짐없이 고혈압 약을 계속 복용하다보니 약 복용량이 자꾸 늘어나고 손발이 붓고 두통도 잦고 소화도 잘 안되어 고생을 많이 하고 있었습니다.

고혈압 약을 최대치로 먹어도 160 밑으로 안 내려갔습니다.

고심 중에 2년 전에 서점에서 김용태 약사의 암 당뇨 고혈압을 고친 사람들이란 책을 사 보게 되었습니다.

약없이 약국을 경영하는 김용태 약사님을 찾아가 상담을 하게 되었습니다.

김용태 약사님께서 가르쳐 주신대로 약을 끊고 성서요법을 집에서 실천했더니 이틀째 날부터 손발 부은 것이 가라앉고 두통도 없어지고 뱃속이 편해지기 시작했습니다.

4일째날 아침공복에 혈압을 재어보니 110-72 였습니다. 참 신기했습니다. 그동안 먹어오던 혈압약도 먹지 않았는데 고혈압이 정상이 되었습니다.

그날 아침에 손발 부종이 깨끗이 없어졌습니다. 두통도 없어지고 소화장애도 없고 속이 편안해졌습니다.

26년간 먹어오던 고혈압 약을 끊고도 혈압 뿐 아니라 모든 부분이 완전히 정상회복이 되었습니다.

손발이 붓는 것도 만성두통도 없어지고 무엇보다도 현미밥을 먹으니 음식 맛이 꿀맛이었습니다.

하나님의 근본치료법인 성서요법이야 말로 정말 최고입니다. 26년간 약을 먹어도 못고친 고혈압을 짧은 기간에 성서요법만으로 고쳤으니까요. 정말 하나님의 은혜입니다.

우리에게 이런 대비책을 마련해두신 하나님께 감사를 드리고 하나님이 쓰시는 김용태 약사님에게도 감사를 드립니다.

간경화, 간암으로 3개월 시한선고를 받고

저는 거제도에 사는 모 교회의 장로 58세입니다.

17세때 부터 불면증으로 머리가 아프고 잠이 오지 않아서 약을 40년간 먹어왔습니다.

위염 십이지장궤양 당뇨병 비만 90kg B형간염 간경화 간암에 2012년 12월에는 서울대병원에서 간 절제 수술을 받았으나 간암말기로 3개월 선고를 받기도 했습니다.

2013년 6월 20일 김용태약사의 성서요법 지도를 받게 되었습니다. 모든약을 끊고 7/9일부터 22일 까지 2주간 일체의 약을 끊고 밥을 먹지 않고 성서요법 프로그램을 실시하였습니다.

약사님의 지시대로 출퇴근하면서 성서요법을 실천하였습니다. 그런데 성서요법은 정말 신기했습니다.

첫째 2주간 밥을 먹지 않았는데도 배가 고프지 않았습니다.

둘째 힘이 빠지지 않기 때문에 가정이나 직장에서 일하는데 어려움이 없었습니다.

셋째 놀란 것은 약복용없이 4일째 평소 약을 먹어도 320까지 올라가던 혈당이 119의학통계120이하면 정상입니다까지 내려 갔습니다.

넷째 또 제가 놀란 것은 40년간 계속 먹어왔던 두통약을 끊고도 머리가 아프지 않고 편안하게 잠을 자게 되었다는 것입니다. 뿐만 아니라 나를 그렇게 괴롭혀 왔던 만성위염 위궤양까지 모두 사라졌으니 얼마나 기쁜지 모릅니다.

약사님께서는 내 몸의 모든 병은 약을 끊어야 근본 치유를 할 수 있고 약을 끊는 유일한 방법은 성서요법 밖에 없다고 했습니다.

간암으로 3개월 선고를 받고 이제 죽는구나 생각했었는데 약을 먹지 않는데도 아픈데가 없으니 간암도 확실히 낫는다는 확신을 갖게 되었습니다.

이 건강 비법을 성경에 기록해두신 하나님께 감사를 드리고 40년간 약의 노예에서 저를 해방시켜주신 김용태 약사님께 정말 감사를 드립니다.

류마치스관절염, 고혈압을 치유하고

저는 부산 H대학교의 현직교수입니다.

2008년 5월 동아대학교 병원에서 진단을 받고 악성 류마치스관절염 고혈압을 앓아 왔습니다.

그동안 온갖 약을 다 먹어 보았으나 병은 조금도 낫지 않았습니다. 5년간 계속 독한 약을 먹다보니 위도 나빠지고 장도 나빠질대로 나빠져서 기쁜 마음으로 강의를 할 때가 그리 많지 않았습니다.

4월초에는 강의를 쉬고 동아대학교병원에 10일간 입원치료를 받았으나 역시 병은 낫지 않았습니다. 그러다가 서점에서 김용태약사의 성서요법『암 당뇨 고혈압을 고친 사람들』책을 사보게 되었습니다.

2013년 4월 19일 김용태 약국약이 없는 약국이었습니다에 예약을 하고 가서 약사님과 상담을 하게 되었습니다.

약사님께서는 병을 고칠려면 약을 쓰지 말고 몸을 잘 다스려주면 하나님의 자연치유력이 병을 다 고쳐 주신다고 말했습니다. 약사님의 지시대로 에덴대체식을 사가지고 가서 2주간 먹고 체질을 강화시켰습니다.

5월 8일부터 17일까지 10일간 그동안 먹던 모든약을 끊고 에덴식도 식사도 하지 않고 오직 성서요법 프로그램만 실천하였습니다.

나는 매일 출근하여 강의도 하고 출장도 다녔습니다. 그래도 배가 고프지 않고 힘이 빠지지 않았습니다.

그런데 4일째부터는 그동안 약을 먹어도 160까지 올라갔던 고혈압이 116으로 정상이 되었습니다. 뿐만아니라 5년간 그렇게도 나를 괴롭혔던 류마치스관절염이 없어지기 시작하는 것이었습니다. 그 후 에덴대체식을 먹다가 다시금 10일간 성서요법을 실천하고 저의 악성류마치스관절염 고혈압을 깨끗이 고쳤습니다.

류마치스관절염이나 고혈압은 약으로 고칠려고 하지 말고 성서요법으로 몸을 잘 다스려주니 모든 병이 낫는 것을 확실하게 깨달

왔습니다.

　그후 저는 약 먹고 고생하는 류마치스관절염 고혈압 환자가 있으면 주저없이 『성서요법 암 당뇨 고혈압을 고친 사람들』 책을 보시고 약사님께 꼭 가서 고치라고 소개를 하고 있습니다.

　5년간 병원의사도 약을 아무리 먹어도 고치지 못한 저의 류마치스관절염 고혈압을 고치게 해주신 김용태약사님께 정말 감사의 말씀을 드립니다.

목사님들부터 모두 치유 받으시고
교인들도 치유해 주세요

　부산 수영구 순복음광민교회를 담임하는 김태주 목사입니다.

　저는 김용태 약사님과 같이 수영로교회 담임목사 이규현의 안수집사로 있다가 하나님의 은혜로 그동안 신학대학을 졸업하고 지금은 교회 담임목사를 하고 있습니다.

　부산 모대학병원에서 CT촬영결과 20cm가 넘는 말기대장암 진단을 받고 수술을 해도 6개월을 넘길 수 없다는 절박한 상태에서 김용태약사님의 성서요법으로 대장암 뿐 아니라 늑막염 치질까지 깨끗이 다 고쳤습니다.

　김용태 약사님의 성서요법은 몸만 치료하는 증상치료의학 Allopathic Medicine이나 몸과 마음가지 다스리는 자연치유의학 Naturopathic Medicine을 뛰어 넘어 영과 혼과 육을 한꺼번에 치유해 내는 하나님의 근본치유의학Fundamental Medicine이었습니다. 그러기 때문에 약·주사·수술없이 당뇨와 고혈압을 치유 하는 것은 일도 아니었습니다. 성서요법 3~4일만에 약복용 없이 대부분 혈당 혈압수치가 정상이 되는 것을 확인했습니다.

평생 약을 먹어도 못 고치는 불치병을 불과 며칠사이에 성서프로그램실천으로 정상으로 고치는 것은 기적이 아닐 수 없습니다.

뿐만아니라 관절염 심장병 간경화 아토피피부염 갑상선 전립선 같은 고질적인 현대병도 잘 고치고 암 까지도 가장 효율적인 치료법이 성서요법인 것을 확신케 되었습니다.

하나님께서 먹으라는 것창1:29먹고 하라고 하신것출15:26을 지키면 만드신 분히3:4이 책임지고 고쳐 주시는 하나님의 치유방법이었습니다.

성서요법의 치유방법은 성서의 진리에서 나온 것이기 때문에 간단하고 쉽고 확실한 최고의 방법이었습니다.

전국에 계시는 목사님들께 알려드리고 싶습니다.

김용태 약사님의 성서요법으로 목사님들 스스로의 당뇨병 고혈압 심장병 등의 현대병을 한꺼번에 치유하시고 교인들 중에 현대병이 있는 사람들을 다 치유케 하는 실천적 목회를 해 보실 것을 간곡히 권하는 바입니다.

제게 전화(070-7694-1427, 010-5533-1427)주시면 더 확실한 증언을 해드릴 수 있습니다.

현대병은 습관만 바꾸면 다 치유할 수 있다

나는 병원이 부럽지 않다

나는 약 없는 약국을 하면서도 병원이 부럽지 않다. 이 세상에 나처럼 많은 암환자나 당뇨환자를 만나본 사람도 없다. 실제로 내 약국에서 약 없이 그 많은 당뇨환자와 암환자가 건강을 바로 잡아 나갔기 때문이다.

나는 하나님의 은혜로 성서에 있는 건강의 비밀을 깨닫고 기도하면서 많은 생활습관병 환자들을 절망의 문턱에서 구해내 주었다.

그렇기 때문에 나는 오랜 경험에서 나온 확신과 증거를 갖고 누구보다도 자신있게 말할 수가 있는 것이다.

이렇게 말하는 나도 물론 의사도 아니다. 다만 지금까지의 경험을 통해 잘못된 습관으로 인해 생긴 현대의학이 병病이라고 정의하

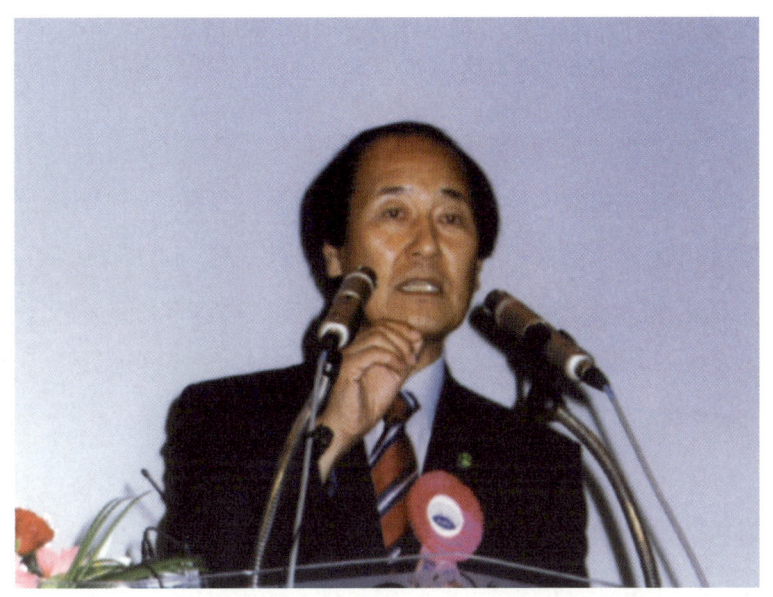

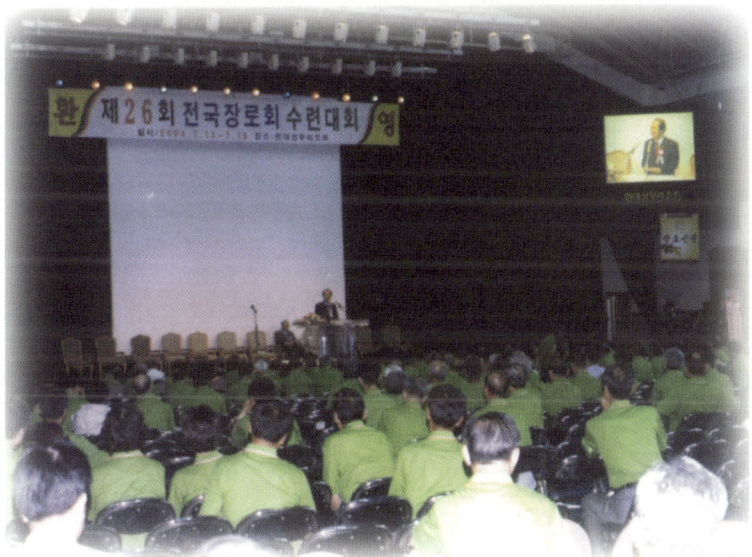

2004년 7월 강원도 소재 현대 성우리조트에서 개최된 전국장로회 수련대회에 초청연사로 초빙돼 성서요법과 오줌요법에 대해 강연하고 있는 필자. 이날 대회에는 전국 각지에서 약3천여명의 장로들이 참석했다.

는 생활습관병에 걸린 사람들이 몸을 자연치유력에 의해 얼마든지 바로 세울수 있는 방법을 알고 있고, 필요한 사람들에게 단지 그것을 가르쳐 주고 있을 뿐이다.

그 원인은 너무나 간단하다. 잘못된 오랜 식생활습관에 의해 변질돼 버린 몸을 바꿔주고 식생활만 바로잡아 주면 되기 때문이다.

실제 생활습관병은 병이 아니다. 인공적인 병원체라 할 수 있는 환경과 생활양식이 변화와 관련돼 있는 것들이기 때문이다.

이중에서도 특히 먹을거리와 가장 밀접한 관계에 있다.

당뇨,고혈압,동맥경화,암,비만,아토피등의 모든 생활습관병의 원인은 거의가 먹을거리에서 온다. 그런데 생활습관병이라고 부르는 당뇨와 고혈압은 물론 후두암,위암,간암,폐암,난소암환자들을 비롯한 각 종 암질환 앞에서 현대의학은 속수무책이다. 그렇지만 먹을거리를 포함한 자연을 알고 창조섭리를 알면 이런병 뿐만아니라 정신병과 백혈병에 걸린 사람도 심신을 바로 잡아 줄 수 있다.

소위 제도권이라고 하는 현대의학의 의학지식과 의술로는 잘못된 식습관에서 오는 현대병인 이른바 생활습관병을 거의 고치지 못한다. 그럼에도 불구하고 당뇨병에 걸린 의사가 당뇨병환자를 치료하고 고혈압에 걸린 의사가 고혈압환자를, 암에 걸린 의사가 암환자를 치료한다고 하는 이런 아이러니가 어디 있단 말인가.

환자들이 병원에 가서 병을 고치는 것은 의술이나 약 때문이 아니다. 몸에 병을 얻은 사람이 현대의학을 접하면서부터 자신의 병에 대한 시야가 넓어지고 지식이 늘어나며 영양과 식습관 건강등 여태까지 관심을 두지 않고 살아왔던 생활습관이 바뀌면서 병이 낫는 것이다.

생활습관만 바꾸면 간단히 해결될 병임에도 불구하고 이뇨제나 항생제, 항균제같은 약을 당연히 투여한다. 이 약물들의 부작용이 어디로 가는가. 과연 약이 병을 고치는가? 사람을 살리는 약이 아니라 사람을 잡는 약이 아니었던가? 병이 병을 낳고, 병을 고치러 갔다가 병을 얻어오고 남은 것은 결국 엄청난 치료비와 고통뿐이다.

그런데도 간장약과 심장약, 혈압강하제등을 주사 맞고 약을 먹어야하는가? 아니다. 잘못된 생활습관 식습관을 고치면 되는 것이다. 따라서 이 생활습관병은 획일적인 현대의학으로는 고칠 수가 없다. 고치려하다가는 몸에 투여한 독성이 장기에 쌓이고 이것이 부작용을 일으켜 오히려 증상을 더 깊게 하거나 또 다른 병을 불러 올 수 있다. 이것이 현대의학이 갖고 있는 맹점임에도 불구하고 우리는 마치 당연한 것처럼 받아들이고 있다.

이제부터 우리는 병이 나면 무조건 의사나 약을 찾아야 한다는 고정관념부터 바꿔야 한다. 병이 날 때 마다 병원이나 약을 찾으면 결국 내성이나 독성이 강해져서 병은 더욱 깊어지게 된다. 이들을 찾는 대신 우선 손쉽게 우리의 식생활만 바꾸면 어떤 생활습관병이라도 고칠 수가 있을 뿐 아니라 얼마든지 예방을 할 수가 있다.

현대의학은 만성질환을 고치지 못한다

예부터 병은 자연이 고치고, 돈은 의사가 먹는다고 했다. 현대의학은 생명의 본질인 자연치유력에 대해서는 가르치지 않고 약물요법만 중시하는 우(愚)를 범하고 있다. 이것이 현대의학의 한계점이다.

고대 희랍의 의성 히포크라테스는 "우리 인간의 체내에는 100명의 명의가 있다. 의사가 할 일은 그들을 도와주는 것뿐이라고 말했다.

실제로 암, 당뇨병, 심장병, 고혈압, 치매, 정신질환 같은 각종 생활습관병은 현대의학으로는 고치지 못한다, 환자의 병을 고쳐야 하는 현대의학이 병을 고칠 수 없다니 도대체 어떻게 된 것일까? 기가 찰 노릇이다.

오히려 병을 고치기는커녕 병을 약화시키는 경우가 다반사로 일어난다고 하면 믿겠는가? 뿐만 아니라 고의는 아닐지라도 결과적으로 환자를 죽게 만드는 너무나 가슴 아픈 사태가 전 세계 의료현장에서 연일 속출하고 있다.

이런 참상을 더 이상 방관할 수 없어서 일본에서 "신의학 선언" 신의학 세계현인회의 발기 취지문을 작성한 바 있다.

한국에서도 발기인 대표인 기준성 자연식 동호회 회장과 필자가 공동으로 주선하여 2009년1월10일 서울 하얏트 호텔에서 전세일 포천중문의대 대체의학 대학원장, 신현대 경희대 교수, 전 한방병원장, 이상희 전 과학기술부 장관, 전 국회의원, 박병호 법학박사, 전 서울대 법대 학장 등 20여명이 한국발기인 모임을 가진 바 있다.

이에 필자는 이 운동을 자손만대로 땅끝까지 펼치기 위하여 여기 그 선언문을 발췌하여 게재하는 바이다.

신의학선언문 新醫學宣言文

현대의학은 병을 도무지 고치지 못하고 악화시켜 죽음에 이르게 한다.

의료현장에서 벌어지는 한 편의 "비극"과도 같은 참상을 더 이상 방관할 수 없었던 의식 있는 의사들, 그들이 고충을 무릅쓰고 내부고발에 나섰다.

지금 이 순간에도 현대의학은 뿌리 깊숙이 병들어 가고 있다. 아니 지칠대로 지쳐있는 상황이다.

그러나 어쨌든 서양의학이 일본 개화기의 근대화 과정에 크게에 기여한 공로가 있었음은 부인 할 수 없는 사실이다.

다만 그럼에도 불구하고 그에 반하는 입장에서 보면 현대 고도 산업사회에서 선진국일 수록더욱 증가추세에 있는 암, 당뇨병, 고혈압, 치매, 정신질환 같은 각종 생활습관병에 대해서는 현대 의학이 대증요법對症療法 외에는 뚜렷한 치료법이 없고 한없이 무력한 것이 엄연한 사실임을 또한 어찌하랴.

이처럼 현대의학을 좀먹게 한 치명적인 병근病根은 다름아닌 "병을 고칠 수 없다"는 사실이다. 환자의 병을 고쳐야 하는 의학이 병을 고칠 수 없다니 도대체 어떻게 된 일일까.

실상은 더욱 비극적이니 기가 찰 노릇이다. 병을 고치기는커녕 도리어 악화시키는 경우가 일상다반사로 일어난다. 한 술 더 떠 환자를 죽음에 이르게 한다. 고의가 아닐지라도 결과적으로 환자를 죽게 만드는 너무나 가슴 아픈 최악의 사태가 전 세계 의료현장에서 연일 속출하고 있다.

일예로 이스라엘에서 병원이 한달간 파업에 돌입했을 때였다.

이 기간동안 이스라엘 국민의 사망률이 반으로 줄어들었다고 한다. 더욱이 파업이 끝남과 동시에 사망률은 원상태로 돌아왔다는 것이다. 그야말로 현대의료가 환자를 고치기는 커녕 대량학살을 자행하는 경악할 만한 일이 실제로 벌어지고 있는 셈이다. 병원을 선택하지만 않았어도 그들은 무사할 수 있었다. 이와 비슷한 조사결과는 세계 각지에서 찾아볼 수 있다.

이처럼 비극적인 참상의 전형적인 예가 바로 암 치료 현장이다. 일본에서 매년 33만명에 이르는 암환자가 숨을 거둔다. 유족들은 철석같이 "암 때문에 죽었다."고 믿는다. 그러나 그 중 약8할에 이르는 26만명은 암이 아닌 맹독성 항암제 투여, 방사선 조사照射, 불필요한 수술 등과 같은 암 치료에 따른 중대한 부작용으로 '사망'한다.

8할이나 되는 사람들이 부작용으로 인해 죽다니… 이 충격적인 수치는 모 국립대학 의학부 부속 병원의 임상연구를 통해 밝혀진 사실이다.

물론 의료 관계자라면 누구라도 병을 고치고 싶다는 일념과 환자를 살리고자 하는 선의에서 최선을 다해 치료에 몰두할 것이다. 환자 또한 지푸라기라도 잡는 심정으로 의료 관계자들을 믿고 항암제를 복용하고 방사선 치료를 참아가며 수술의 고통도 인내한다.

이렇게 의사와 환자는 암을 극복하고자 온갖 노력을 기울인다. 그러나 약8할에 이르는 엄청난 수의 환자들이 암치료 과정에서 이

들이 부작용으로 인해 세상을 떠난다. 이제 의사도 환자도 더 이상 이 냉엄한 현실을 외면해서는 안 된다.

의료 과오로 인한 업무상 중과실치사이다

먼저 우리가 알아야 할 사실은 이것이 엄연히 업무상 중과실 치사 일본형법 제211조 등에 따른 의료과실사건이라는 점이다.

'의약품 첨부문서'에 실린 항암제에 관한 부분을 살펴보면 '사망' 등 중대한 부작용에 대한 결과회피의무와 회피방법이 명시되어 있다. 그럼에도 이를 준수하지 않아 환자를 죽음에 이르게 한 경우, 중대한 부작용에 대한 '예견', '회피' 의무를 위반한 혐의로 업무상 중과실에 따른 책임을 물어야 한다. 방사선 조사나 수술의 경우도 마찬가지이다.

그런데도 환자들은 이를 알아차리지 못한다. 암 치료의 부작용으로 인해 죽었음에도 '암으로 사망'했다는 의사의 선고만 맹신한다. 의사 자신도 '치료' 때문에 환자를 죽게 했다는 인식은 거의 없다. 이 얼마나 소름끼치는 상황인가.

제2차 세계대전 이후, 암 치료로 인해 희생당한 이들의 수는 천오백만여 명에 이른다. 이는 태평양전쟁으로 인한 사망자수의 약5배에 이르는 수치이다. 이 천인공노할 비극이 난무하는 현실에 국민들 대부분은 무지몽매할 뿐이다. 그 배경에는 의학 분야의 가공할 세뇌교육이 존재한다. 게다가 전 세계적으로 의료계의 이권을 독점

한 대기업 제약회사 등의 은연隱然한 힘이 진실을 압살해 왔다.

　암 치료 희생자의 유가족들이 나서서 고소한 일이 좀처럼 볼 수 없었던 이유도 바로 이러한 실상에 국민들이 무지했기 때문이다. 그러나 이제는 국민들도 서서히 현실을 직시하기 시작했다. 향후, 암 치료 희생으로 인한 제소와 고소가 봇물 터지듯 쏟아질 것은 명약관화한 일이다.

　다음은 현대 의학 분야에 상종한 폐해들이다.

1. 약9할에 이르는 병은 치료하지 못한다.
2. '자연치유력'에 대해 가르치지 않는다. '생명의 본질'을 묵살하는 만행이 벌어지고 있다.
3. '약물 요법'만 중시하는 우행愚行을 저지른다. 석유이권 및 국가이권과 유착한 배경
4. '식食'과 '심心', '체體'가 지닌 힘을 묵살한다. 자연요법을 인정하지 않고 묵살, 탄압한다.
5. 병원의 파업이 급격한 사망률 감소의 원인임이 증명되었다. '살인의료'를 입증하는 냉엄한 사실
6. '의학보고서'는 거짓말투성이다. 과학지에 실린 데이터의 반 이상은 무효하다.
7. 의학부에서는 '치료법'을 가르쳐 주지 않는다. 병명과 약명만 암기하면서 보내는 6년간
8. 유착의 산물인 '치료 가이드라인', '지침'을 작성한 의사에게 전달된 거액의 기부금

9. '항암제는 효력이 없다.' 후생노동성 간부 왈 : 무효과인줄 알면서도 대량투여하는 광기
10. 미국의 '암 전쟁' 패배선언도 극비에 부쳐지다. 이제 암 치료 3대 통상 요법의 무효력은 상식이 되었다.
11. 암환자의 8할은 죽이게 된다. 이 사실을 '지적'한 논문을 파기 해버린 학부장
12. 암시장癌市場에 이어 비만과 정신치료 시장으로 옮겨 가다. 대사증후군이나 마음도 약으로는 고칠 수 없다.
13. 약물 장기 복용 중심의 정신의료도 미치기 마찬가지. 환자에게는 평생 약물중독 지옥이, 제약회사에게는 돈방석
14. '의약품 첨부서' 묵살 현장 위기 회피 매뉴얼을 읽는 이는 없다.
15. 살인죄 등의 형사범죄가 횡행橫行하는 병원 미연의 고의살인, 업무상 과실치사죄
16. 의사와 환자 모두 세뇌 당하고 있다! 자연치유만이 병을 고친다.

암세포 무한증식론은 새빨간 거짓말이다

TV업계에서 그토록 금기시 되었던 암 보도에 새로운 변화가 찾아왔다.

2008년 1월21일 방송된 '츠크시 태츠야 NEWS 23'. 앵커인 츠크시 태츠야씨가 하얀 모자를 쓴 모습으로 화면속에 등장했다. 그가

폐암으로 요양 중이라는 사실은 이미 잘 알려져 있다. 하얀 모자는 항암제의 영향으로 듬성듬성 빠져 버린 머리카락을 감추려는 의도임을 미루어 짐작할 수 있었다. 그리고 나지막한 목소리로 시작한 그의 첫 마디에 귀가 번쩍 뜨였다.

"여러분이 모르고 계셨던 한 가지 사실을 알려드립니다. 우리 인간의 체내에서는 어느 누구 할 것 없이 매일 약 5,000개에 이르는 암세포가 생성된다고 합니다."

이는 결코 누설해서는 안 될 현대 암 산업계의 암묵적 규율이었다. 건강한 사람이라도 매일 5,000여개의 암세포가 체내에서 생성된다. 만에 하나라도 이 사실을 인정하게 되면 암 산업의 주축을 이루던 그들의 존재기반 이권기반이 무너지고 만다. 무엇보다 현대의학이 의거하던 루돌프 피르호Rudolf Virchow의 주장 암세포 무한증식론이 붕괴될 것이다.

의학교과서의 맨 첫줄에 쓰였던 내용이 새빨간 거짓말임을 인정하는 셈이 된다. 암 검진이 엉터리이자 고도의 속임수임이 만 천하에 드러나고 나는 것이다. 이제 더 이상 심각한 표정과 온갖 협박으로 건강한 사람을 순식간에 암환자로 둔갑시켜 항암제, 방사선, 수술의 늪에 빠진 생활로 몰아넣는 대박상술은 통하지 않는다. 그렇기에 민영 방송사 유명 앵커의 발언은 암마피아들의 이권구조에 지각변동을 일으킬만했다.

'나는 무지했다' TV앵커의 독백

츠크시 태츠야씨의 고발은 끝이 아니었다.

"매일같이 이 많은 수의 암세포가 자라는데도 우리들이 암에 걸리지 않는 이유는 바로 자연살해세포 즉, NK세포라 불리는 면역세포가 하루도 빠짐없이 암세포를 공격하기 때문입니다."

화면에서는 현미경으로 들여다본 NK세포의 활발한 암세포 공격 영상이 방영되고 있었다.

"NK세포는 심적 변화의 영향을 크게 받는 세포입니다. 따라서 기분이 가라앉으면 그 수가 줄어들지만 크게 소리내어 웃거나 긍정적인 마음을 가질 때는 수가 늘어난다고 합니다."

이는 명백히 '마음'의 암 치료효과를 인정하는 순간이다. 화면에서는 암 치료를 위한 '보람 요법', '웃음요법' 창시자인 이나미 지로 의사, 스바루클리닉 원장이 등장하였고 이어서 이들 요법의 구체적인 예로서 몽블랑 산에 오를 수 있었던 암환자의 사례가 소개되었다. 또 '암을 극복하며 사는 보람 요법의 현주소'라는 제목으로 암이 산소에 약하다는 점에서 착안한 기공 호흡요법의 효용에 대한 곽림신기공협회 대표 만다 야스타케씨의 설명이 이어졌다.

이뿐만 아니라 일반적으로 알려진 암의 3대요법과 함께 보람요법들을 도입한 신개념 통합요법과 대체요법의 필요성에 대해서도 본 프로그램은 강조하였다. 츠크시 태츠야씨는 마지막으로 이런 말을 남겼다.

"제가 얼마나 무지했는지 반성을 하게 됩니다."

그리고 함께 지어 보인 그의 온화한 미소가 참으로 인상 깊었다. 그는 방송에 앞서, 우리의 주장이 담긴 '항암제가 살인을 저지르고 있다.' 등과 같은 자료를 살펴봤음이 분명하다. 비록 방송은 여전히 가야 할 길이 멀다는 아쉬움이 남기는 수준에 머물렀지만 대중매체가 이렇게 과감히 암 치료의 진실을 파헤쳤다는 점에서 상당히 의미 있는 진보였다고 평가할 만하다.

암은 위대한 자연치유력이 고친다

현대의학에서는 무조건 '암은 조기발견, 조기치료가 중요하다.' 고 강조한다. 누구든지 암이 발견되면 조기치료를 서둘러 받기를 원한다. 과연 암을 조기에 발견, 치료하는 것이 이로운 것일까, 해로운 것일까? 사실 암은 조기발견, 조기치료만큼 해로운 일도 없다.

초기 암환자가 실제로 수술, 병실예약 등의 절차 때문에 2~3주간 기다리는 동안 암이 사라진 경우를 종종 본다. 암은 한번 생기면 그대로 있는 것이 아니라 생겼다 없어졌다를 반복한다. 림프구가 많고 면역력이 높은 상태라면 암은 소멸되지만, 조금 면역력이 떨어지면 다시 부활하게 된다.

그런데도 현실은 암이 진단되면 병원에서는 서둘러서 그대로 치료를 해 버린다. 그 결과는 어떻게 될까? 암환자가 아닌 사람에게도 암 치료를 해 버리는 결과를 초래한다.

그리고 문제는 정밀검사 등의 결과를 초조하게 기다리는 동안 환가가 불안, 공포에 질기게 되는 일이다. '암이면 큰일인데!' 하고 강한 공포를 느끼면 교감신경이 극도로 긴장하여 림프구가 감소해 버린다. 이렇게 되면 암이 아닌 것이 암이 되고, 자연히 소멸되었을지도 모르는 암이 진짜 암으로 성장해 버린다.

그렇기 때문에 무엇보다도 암! 하면 겁부터 먹는 일이 없어야 한다. 무엇보다도 암에 대한 공포에서 벗어나는 것이 가장 중요하다.

그리고 면역력을 억제하는 치료는 받지 않아야 한다. 만약 그런 치료를 받고 있는 경우에는 즉시 중단하지 않으면 안된다.

암이란 우리가 생각하는 만큼 그렇게 무서운 것이 아니다. 암세포는 놀랍게도 매일 3,000~5,000개가 체내에서 생긴다. 그런데 어째서 발암까지는 가지 않는 것일까?

항상 우리 몸을 순찰하는 NK세포가 '변질된 세포'를 이물질로 판단 공격해서 대개는 소멸되어 버리기 때문이다.

실험실에서 쥐에게 암을 발생시키려면 암세포 100만개나 주사해야 한다. 몇 천개의 암세포는 림프구에 의해서 간단히 처리되어 암 따위는 발생하지 않는다.

그러나 면역력보다 암세포의 증식력이 강해지면, 암세포는 증식하여 눈에 보일 정도의 종양으로까지 자란다. 이렇게 되면 암이 뚜렷이 발병한 것이다.

암이 발병하면 이젠 면역의 힘으로는 어찌할 도리가 없는 것일까?

물론 그렇지 않다. 암은 열에 약하다. 체온을 높여주면 교감신경과 부교감신경이 균형과 조화를 이루고 면역의 힘이 소생한다. 그래서 NK세포 경찰세포 가 암세포를 공격함으로써 암이 소멸된다.

히포크라테스는 '인체에 100명의 의사가 있다.'고 했다. 이것이 바로 암을 치유하는 위대한 자연치유력Homeostasis이라는 것이다.

'범사에 감사하라.' 살전5:18

암 치료가 암환자를 죽게 한다

암치료에는 수술요법, 항암제 투여, 방사선 치료가 있다. 이들 방법은 암을 공격하여 배제하기 때문에 '암의 국소요법'이라고 한다.

어떤 방법을 택하는 간에 치료의 목적은 암을 철저하게 공격하여 암을 작게 하거나 줄이는 데 있다. 현대의학의 발달에 따라 암의 3대요법이 그 목적을 달성하고 있는 것 같은 인상을 다분히 주고 있다. 그러나 유감스럽게도 사실은 현대의학의 암치료법이야말로 암 치유를 저해하고 결과적으로 암 환자를 죽게 한다.

일본의 경우 매년 33만 명의 암환자가 숨을 거두는데 이때 유족들은 철석같이 '암 때문에 죽었다'고 믿는다. 그러나 그 중 약80%에 이르는 26만 명은 암으로 죽는 것이 아니다.

맹독성 항암제 투여, 방사선 조사, 불필요한 수술 등과 같은 암치료의 중대한 부작용으로 사망한다. 8할이나 되는 사람들이 부작용으로 죽는다는 이 충격적인 사실은 강산국립대학부속병원의 임상연구를 통해서도 밝혀진 사실이다.

문제는 이것이 엄연히 업무상 중과실치사 형벌211조 등에 따른 의료과실사건이라는 점이다. 왜냐하면 「의약품 첨부서」에 실린 항암제에 대해 살펴보면, '사망' 등 중대한 부작용에 대한 결과 회피의무와 회피방법이 명시되어 있다. 그럼에도 이를 준수하지 않은 경우 그 의무를 위반한 혐의로 업무상 중과실에 따른 책임을 물어야 한다. 그리고 방사선 조사나 수술의 경우도 마찬가지이다. 더 큰 문제는 아무도 이런 사실을 알아차리지 못하고 있다는 것이다.

암치료의 부작용로 인해 죽었음에도 '암으로 사망'했다는 의사의 말을 맹신한다. 의사 자신도 치료 때문에 환자를 죽게 했다는 인식이 조금도 없다. 이 얼마나 소름끼치는 일인가!

제2차대전 이후 암치료로 인해 희생당한 일본 사람들의 수는 1,599만 명에 이른다. 한 달에 2만1천명, 하루에 700명씩 죽고 있다. 결코 용서받을 수 없는 죄악이다. 이 천인공노할 비극이 난무하는 참상에 국민들 대부분은 무지몽매할 뿐이다.

암을 진짜 치유하기 위해서는 암치료 3대요법을 받지 않는 것이 대전제가 되어야 한다.

면역학의 세계적인 권위자인 일본 니가타 대학의 아보 도오루 교수는 '항암제 투여, 방사선 치료, 불필요한 수술은 절대로 받아서는 안된다.'고 말했다.

지금도 의료현장에서는 암환자들이 지푸라기라도 잡는 심정으로 의료관계자들을 믿고 암치료를 받고 있지 않은가? 한 생명이 천하보다 귀하다. 암을 고치고자 한 의료제도가 과연 암을 고치고 있는가? 정말 미친 짓이 아닐 수 없다.

암은 잘라내도 낫지 않는다

 일본의 한 유명 병원 의사가 미국의 암 학회에 참석하여 암 수술 결과를 발표한 바 있다.
 '저는 수술로 환자의 몸에 여기저기 흩어져 있는 암을 모두 제거했습니다.' 하면서 자신있게 설명했었다. 그때 한 참석자가 '그 환자는 몇 년이나 더 살았습니까? 하고 물었다.
 '그게 1개월 뒤에 사망했습니다.' 그의 대답에 발표회장은 폭소에 휩싸였었다. '수술은 성공했지만, 환자는 사망했다!' 이것이야말로 기막힌 비극이 아닐 수 없다.
 암 수술을 끝낸 뒤 '암은 깨끗이 제거했습니다.' 하면서 의사가 만족한 미소를 띄운다. 그러면 환자나 가족들은 한시름 놓고 '감사합니다.'하면서 고개를 숙인다. 흔히 병원에서 볼 수 있는 광경이다. 그래서 일반 사람들은 오랫동안 '암은 잘라서 없애면 낫는다'고 믿어왔다. 이른바 '수술신화'다.
 그런데 이것은 거짓이다. 호시노 박사는 그의 저서『암과 싸우는 의사의 거슨요법』에서 '수술의 진실은 이렇다. 의사가 깨끗하게 제거했다고 말할 수 있는 것은 아주 초기일뿐이다. 종양이 2~3cm나 그 이상일때는 외과의사가 완전히 제거했다고 하더라도 사실은 그렇지 않다. 암을 깨끗이 제거했다는 외과의사의 말은 정확하게 말하면 '눈에 보이는 범위 내에서'라는 주석이 달린 것이다. 현미경을 들이대지 않으면 확인할 수 없는 아주 작은 암까지 제거하기란 현재 외과수술로는 불가능하다.

곤도 마코토 저『암 치료 '상식'의 거짓』에 자신이 체험한 충격적인 이야기가 있다. 고명한 이비인후과 의사에게 그는 '왜 이 환자에게 방사선 치료를 빨리 하지 않는가?'라고 질문을 했다, 그러자 '젊은 의사들을 수련하기 위해서는 수술이 필요하니까'하는 대답이 돌아왔다.

"나는 무척 놀랐다. 그리고 새로운 사실을 알았다. 의료라는 것이 환자를 위해서가 아니라 의사를 위해서 존재한다는 것을."

암은 사느냐, 죽느냐 하는 사람의 생명이 달려있는 병이다. 환자에겐 치료법의 우열이 얼마나 중요한데, 젊은 의사들의 수련을 위해 수술부터 먼저 하는 경우가 있을 수 있는가?

무나카타 하시오 박사도 암 수술에는 사뭇 부정적이다. '수술은 안 해도 좋다. 다만 종양이 너무 커서 목을 막아 버리거나 장을 물리적으로 막을 경우에는 어쩔 수 없이 수술을 고려해야한다.'고 했다.

김영삼 전 대통령의 주치의였던 서울대 병원 고창순 박사는 20대 대장암, 50대 십이지장암, 60대 간암을 앓았었다. 수술을 얼마나 많이 했으면 몸에 칼 댈 데가 없었다고 했다.

그래도 수술로는 암을 치유하지 못했다.

진행된 암은 수술을 아무리 많이 해도 치유할 수 없다. 암은 유전자가 변질된 전신병이기 때문이다.

암환자 80%가 암치료 때문에 죽는다

최근 보건복지부는 암환자의 생존율이 52%라고 발표하였다. 생존율이란 암 치료를 받고 5년간 살아있는 확률을 말한다. 현대의학에선 치료 후 5년이 지나도 암이 재발되지 않으면 완치된 것으로 간주한다. 즉 암환자2명 중 한명은 완치된다는 의미다. 그러나 결코 그렇지 않다. 5년 생존율이 완치를 말하는 것이 아니기 때문이다. 킨제이보고서에는 5년 생존율이 20%라고 했다.

항암제로 살해당하다' 책에는 일본의 암 사망자 80%가 암의 3대 요법 대문에 죽는다고 했다.

아보 교수는 '항암제, 방사선, 수술이라는 「암의 3대요법」이 암 치료를 가로 막는다.'고 주장하고 있다. 그는 평범한 사람이 아니다. 일본의 유명 대학의 의학부 교수이자 현역의사인데도 이렇게 확실하게 단언하였다.

이것은 일종의 양심선언이다. 아보 교수의 용기와 사명감에 깊은 감명을 받지 않을 수 없다. 그의 발언은 의학계 뿐 아니라 전국의 암 전문의, 병원, 제약회사에 퍼져 나갔다. 뿐만 아니라 후생성 관료에서 각종 이권에 얽힌 정·재계 인물들까지 모두 적으로 만드는 것이었다. 그리고 현대의학의 3대 요법을 신봉해 온 수많은 암 환자들과 그 가족들, 또 암 의료 관계자들에게 경악스러운 일이 아닐 수 없다.

기쿠치 겐이치의 저서 『암 환자로서 장기 생존한 의사들』을 보면 의사 자신들이 항암제, 방사선 치료를 거분한 결과, 5명 가운데 4명의 암을 극복한 사례가 실려있다. 그런가 하면, 암 3대요법에 의지했던 사람들은 대부분 예외없이 비참한 최후를 맞이하였다.

오카야마 대학 의학부 부속병원에서 연간 사망하는 암 환자의 진료 기록 카드를 정밀하게 조사하였다. 이 결과를 보면 80%의 암 환자가 암으로 죽은 것이 아니라 암 치료의 중대부작용으로 사망하였다.

방사선 치료는 항암제보다 최악이라고 의사들이 증언하기도 했다. 수술 역시 일본은 '필요도 없는'데도 사람에게 칼을 대는 일이 캐나다보다 16배나 더 많다.

이처럼 암 '3대요법'으로 학살(?)당하고 있는 암 환자는 80%에 달한다는 사실이 입증되었다.

이 조사 내용을 젊은 의사가 박사학위 논문에 담아 오카야마 대학에 제출하였다. 놀라운 것은 의학부 학장이 눈 앞에서 그 논문을 찢어 버렸다는 것이다.

미국의 메소티스트 병원장 셋틸렐로 박사는 말기 전립선암으로 1년 밖에 살 수 없다는 시한부 선고를 받았다. 그는 일체의 병원 치료를 끊고 잘못된 식생활을 고쳐 말기암을 깨끗이 고쳤다. 이는 과연 무엇을 말하는가? 묻지 않을 수 없다.

항암제로 암을 고칠 수 없다

1985년 미국 국립 암 연구소의 데비타 소장은 미국 의회에서 '항암제로 암을 고칠 수 없다'고 증언했다. 1988년 동 연구소가 발표한 보고서에는 항암제는 암을 몇배로 늘리는 증암제라고 판정되어 있다.

현재 일본에서 암으로 인한 사망자 33만명 가운데 70~80%가 시실 항암치료 등으로 인해 목숨을 잃었다.

항암제의 정체는 맹독성 독극물이다. 첨부문서에 보면 독극물이라고 분명하게 쓰여있다. 항암제는 독성이 강하기 때문에 계속 투여하면 암은 악성화되고 마침내 '독살'로 숨을 거두고 만다.

일본에서는 이런 부분을 묵살한 '의료'라는 이름의 살인행위가 아주 당당하게 행해지고 있다.

우리는 현대의학이 병으로 고통받는 환자를 낫게 해 준다고 정말 믿고 있음이 사실이다. 왜냐하면 순백의 청결한 병원에서 진찰해 주는 사람은 하얀 가운을 입은 인테리인 총명한 의사 선생님들이기 때문이다. 그런 분들의 두뇌에서 최신 의학지식이 가득 차 있을 것이다. 우리는 사용되는 약품도 세계 첨단의 과학기술로 만든 더없이 유효성이 높은 것이라고 믿고 있다.

그러나 항암제가 결과적으로 무서운 살인제인 것을 보니, 그러한 우리의 믿음은 뿌리부터 산산이 부서져 버린다.

일본의 암 의료의 최고 책임부서인 정부 후생노동성의 담당기술관이 '항암제가 암을 고치지 못하는 것은 상식'이라고 딱 잘라 말했다. '항암제는 맹독으로, 많은 암 환자는 그 독으로 인해 죽고 있다.'라고 분명하게 말했다. 이것을 세간에서는 '독살'이라고 하는 것이다. 사람을 살리는 병원에서 암환자의 '독살'이 지금도 이루어지고 있다고 하니 정말 믿어지지가 않는다.

후생노동성 담당자는 '항암제는 강력한 발암물질'이라고 분명히 말했다. 항암제를 써서 새로운 암을 만들고 있는 것이다. 항암제의 정체는 '증암제增癌劑'였던 것이다.

더구나 항암제는 조혈기능을 파괴한다. 그때 암세포와 싸우는 면역력의 세포도 섬멸된다. 항암제는 암과 싸우는 병사들을 모두 죽여버리고, 기뻐하는 것은 암세포뿐이다. 항암제의 정체는 암의 '응원제應猨劑'였던 것이다.

일본에서 의사 271명에게 '당신이 암에 걸린다면 항암제를 쓰겠는가?' 하고 조사를 했다. 270명이 단호하게 '노!'라고 대답했다.

'항암제로 살해당하다'의 저자 후나세 순스케씨는 '한국의 독자 여러분, 「항암제의 정체」를 똑똑히 기억하시기 바란다.」고 말했다.

암, 당뇨, 고혈압은 약으로는 고치지 못한다

최근 동아일보에 의료계 권위자 세분이 암, 당뇨병, 고혈압에 걸렸다고 보도되었다. 암센터 소장이 대장암 말기이고, 당뇨병학회 회장이 당뇨병이며, 심혈관 전문가가 고혈압에 걸려 투병하고 있다는 것이다.

그러면서 암환자인 전문의사가 암환자를, 당뇨병자인 전문의사가 당뇨병환자를, 고혈압인 전문의사가 고혈압환자를 치료한다고 하였다. 이런 아이러니가 어디에 있는가?

사람이 병에 거리게 되면 제일 먼저 가는 곳이 약국이나 병원이다. 그러니 의사, 약사가 창조섭리를 무시하고 원인은 제거하지 않고 약물처방만 하면 병이 낫지 않는다. 암, 당뇨, 고혈압은 생활습관병이다. '잘못된 식생활'이 그 원인이다.
 그렇다면 이들 병을 어떻게 고쳐야 하는가? 그것은 두말할 필요도 없다. 식생활 습관을 고치면 된다. 주사를 놓거나 약을 먹을 필요가 없다.
 그런데, 왜 이런 생활습관병을 병원에 가서 의사에게 맡기고 약국에서 약을 사먹어야 하는가! 병이 났으면 그 원인을 찾아 그것을 제거하면 되는데 원인은 덮어주고 약으로 증상만 묻어두는 것을 해야 되는가?
 더구나 약이란 음식이 아닐뿐 아니라 몸에 해로운 이물질이 아닌가! 다시 말하자면 생활습관병은 자신의 잘못된 생활습관에서 왔기 때문에 환자 자신이 고쳐야 하는 것이다. 자기가 만든 병Man Made disease이기 때문에 자기가 스스로 고치치 않으면 아무도 고칠 수가 없다.
 현대의학과 의술은 잘못된 생활습관에서 오는 모든 만성질병을 치유하지 못한다. 다만 약물로 증상만 덮어두는 치료를 할 뿐, 그 원인을 찾아 제거하는 근본 치유는 할 수가 없는 것이다.

그렇다면 이 병들은 어떻게 고쳐야 하는가? 항암제와 당뇨병약, 혈압강하제 등을 근육에 주사하고 약을 먹어야 하겠는가? 아니다. 결코 그렇지 않다.

동의보감에서 병을 고치고 건강을 회복하는데 약보다는 식보가 좋고, 식보보다는 행보가 좋다고 했다. 그러나 성경에는 행보보다는 소보 즉, 웃음이 최고의 명약잠17:22이라고 하였다. 말씀이 곧 약이다.

10분~20분간 껄껄 소리내어 한번 웃어보라, 실제 통증이 사라지고, 혈압, 혈당이 30~50이 내려가며, 수면제 없이도 잠을 잘 수 있다. 그래서 항암제, 당뇨병약, 혈압약이 필요가 없다는 것이다.

'항상 기뻐하라, 이것이 그리스도 예수 안에서 너희를 향하신 하나님의 뜻이니라.' 살전5:16,18

암은 성서요법으로 고칠 수 있다

현대의학이 얼마나 발달하였는가 ? 그럼에도 암으로 죽어가는 사람들이 날로 늘어만가니 참으로 안타깝다.

통계청에 따르면, 2005년 암 사망자는 모두 6만 5479명으로 전체 사망 원인 중 가장 큰 비율을 차지했다.

현재 전 세계 인구 60억 명 중 18~20억명이 암으로 인해 희생 될 것이 예고되고 있다. 이 추세대로라면 21세기에는 암으로 죽는 인구가 50%에 육박할 것이라는 끔찍한 계산이 나온다.

미국에서는 암으로 죽는 사람이 일년에 70만 명, 우리나라는 6만 5천명, 하루에 170명씩 죽는다.

대한민국 의료소비자 시민단체에서도 2002년에 '암 치료는 없다.'라는 충격적인 보고서를 발표하여 암 환자들을 절망케하였다.

일본 국립 암센터 1대, 2대, 3대 원장이 모두 암으로 사망하였다. 우리나라 Y대학병원 초대 암센터 원장 L박사 또한 폐암 말기로 '평생 암치료 전문 의료인으로 살아왔지만 현대의학의 한계가 이런 것인 줄은 몰랐다.' 라고 하면서 죽었다.

암은 5년 생존율을 따지는 유일한 병이다. 암 진단을 받고 치료 후 5년 이상 생존자에 한해서 완치란 말을 쓴다. 킨제이 보고서에 의하면 암 판정 후 5년 생존율은 30%이고, 80%의 암환자가 5년 내에 사망한다.

말기암의 경우 5년 생존율이 1%도 안된다고 한다. 돈 있고 권세 있는 사람들은 암에 걸리면 미국에 가서 치료를 받지만 미국의 통계에 암 재발율은 90%로 나와 있다.

현대의학이 암을 근본적으로 치유하지 못하는 것은 사람을 설계하고 제작하신 분의 섭리를 모르기 때문이다. 의사가 창조섭리를 모르거나 무시하고 수술이나 약물 치료만 하면 암을 완치할 수 없다.

암은 생활습관병이다. 원인 없는 병은 없다. 잘못된 식생활 습관을 고치면 불치병은 없다. 성서요법logotherapy을 잘 지키면, 암은 분명히 고칠 수 있다.

사실, 사람은 누구나 하루에 암세포가 3,000~5,000개씩 생겨난다. 그런데 암에 걸리지 않는 이유는 하나님이 암을 억제하는 프로그램을 유전자에 입력해 두셨기 때문이다. 이 얼마나 놀라운 사실인가? 그러므로 오직 하나님 말씀대로 살면, 임파구가 출동하여 임파독소를 뿜어 암세포를 처치한다는 것을 알아야 한다.

'사람이 떡으로만 살 것이 아니요 하나님의 말씀으로 살 것이라 하였느니라.' 마4:4

항암제의 정체

항암제는 맹독이다. 간단히 말하면 항암제는 암에 효과가 없다. 그리고 암을 고치지도 못한다. 이 약으로 남는 것은 처참하고 전율할 '중대부작용'들 뿐이다. 피부에 살짝 닿기만 해도 피부세포를 흐물흐물하게 녹일 정도로 무서운 '세포독'인 것이다. 이 '독극물'을 몸 속에 주입하면 환자의 전신세포, 장기는 맹독성으로 인해 공황상태에 빠져 여러 가지 무시무시한 중독 증상을 나타낸다.

일본의 곤도 마코토 의사가 펴 낸 '신 항암제의 부작용을 알 수 있는 책'이 있다. 첫 장에 실려 있는 '항암제 치료 실험주사놀이'라는 삽화를 보면 충격을 받는다. 특히 독극물인 치험약治驗藥을 '어느 정도의 양으로 죽는가'를 알아보는 부분이다. 아무 것도 모르는 환자에게 항암제를 몰래 투여하여 어떻게 죽는지를 관찰하는 독성실험이다. 온 몸의 털이 곤두선다. 마치 이는 일본군731부대다. 중국인을 '실험용'으로 행한 생체실험과 다를 바가 없지 않은가! 아니 이런 독극물 투여는 항암제란 이름으로 저지르는 살인 범죄 행위가 아니고 무엇인가?

항암제의 정체를 알려면 '의약품 첨부 문서'를 보면 알 수 있다. 항암제로 목숨을 잃지 않기 위해서는 반드시 보아야 한다. 부작용으로 목숨을 잃었을 때 그 책임을 묻기 위해서도 반드시 이 문서를 확보해 두어야 한다.

의약품 첨부 문서란 쉽게 말하면 제약업체 등이 환자의 안전을 위해 기록한 설명서다.

약의 용법, 용량, 효능 외에 사용상의 주의, 금기, 중대부자용, 예방과 회피방법들을 명기한 것이다. 항암제의 첨부 문서'를 보면 약의 주작용유효율에 관한 기재가 전혀 없다. 반면 부작용에 대한 내용은 눈이 돌아갈 정도로 방대하고 다양하게 많다. 즉 항암제가 '효과있다'는 기술은 한 글자도 없이 '유해하다'는 내용의 기재와 경고문들로 가득 차 있다.

제약업체는 이렇게 '정보공개'를 해 두지 않으면 부작용으로 사망했을 때 업무상 과실치사죄 등의 중대한 형사 책임을 져야한다. 최근 일본에서 항암제 '이레사'로 246명의 암환자를 사망케 한 사건이 있었다. 제조업체가 의약품 첨부문서에 그 중대 부작용을 경고하지 않았기 때문에 유족들이 소송을 제기한 것이다.

후나세 순스케의 『항암제로 살해당하다』의 책엔 이렇게 쓰여 있다.

"이는 항암제를 이용한 엄연한 범죄다. 항암제라는 이름의 독극물에 의한 집단 살육이다. 수만, 수십만 명에 이르는 암환자들이 '백색거탑'안에서 인자한 웃음을 띤 백색 가운의 의사들과 헌신적인 간호사들에 의해 조용하면서도 확실하게 항암제라는 '독극물'을 주입받으며 오늘도 약살藥殺되고 있다."

항암제 원료는 독가스다

암 치료를 위한 화학요법은 핵무기에 비유된다. 화학요법이 처음 등장한 것은 2차 세계대전 직후로 전쟁 중에 무차별로 살포했던 독가스가 살아 있는 세포들, 특히 위장관의 세포들이나 골수 그리고 림프계의 세포들처럼 빠르게 분열하는 세포들을 죽인다는 사실이 알려졌다.

의사들은 암이 빠르게 분열하는 세포들로 구성되어 있다는 것을 알고 암세포를 죽이는데 독가스를 사용할 수 있으리라고 생각했다. 게다가 창고에 가득 쌓인 독가스의 원료들은 생산비도 저렴했다. 반면에 값싸게 생산한 항암제는 고통으로 죽어가는 환자들에게 고가로 팔 수 잇는 수익재였다.

실적 위주의 조급함은 임상 시험을 조작했어도 커다란 부작용에 대해서도 문제 삼지 않았다. 암 치료에 효과가 있다는 과학적이고, 합리적인 증거를 제시할 필요도 없었다. 이런 상황에서 심포지엄에 참석한 한 의사는 특정 암이 전신에 퍼져 있던 자신의 환자가 사망한 후에 부검한 결과 암세포가 많이 사라졌다는 사실을 자랑스럽게 떠벌렸다. 그 환자가 화학요법으로 인한 폐 부전으로 사망했다는 것은 아무도 문제 삼지 않았다.

『뉴 사이언티스트』도 "오늘날 의학에서 이용되는 모든 약의 80퍼센트가 적절한 검증을 거치지 않았다."고 시인했다. 그럼에도 불구하고 암환자가 수술과 항암요법, 방사능 치료에 의존하는 까닭은 주류 의사들이 현대 의학이라는 신흥종교를 그냥 맹신하고 있기 때문이다.

항암제는 정상적인 세포와 암세포를 구별하지 못하고 빠르게 증식하는 모든 세포를 죽인다.

항암제를 정맥 주사로 투여하는 까닭은 독극물인 항암제가 심한 통증을 유발하기 때문에 통증이 전달되지 않는 정맥에 투여하는 것이다.

투여 중에 항암제가 주위 조직으로 누출되면 조직을 괴사시키기 때문에 의사들은 극히 조심한다. 그리고 정확한 용량을 초과하게 되면 환자를 치사시킬 수도 있다. 이런 부작용 때문에 항암제는 대부분 '다제 병용 요법'으로 처방된다.

인체 전 부분에서 두더지같이 튀어나오는 암세포를 죽이기 위해 항암제를 처방하면서 부작용이 나타날 것을 예상해 이를 억제해주는 강력 진통제나 혈류 차단제 등을 처방하고, 강력 진통제나 혈류 차단제의 부작용을 억제하기 위한 다른 진통제를 함께 처방한다.

결국 다른 질병에서와 같이 암도 항암제나 방사선 치료는 아무런 치료 작용을 할 수 없다. 오직 합성 화학 물질이 없는 자연으로 돌아가는 Back to Eden 길만이 현명한 치료 방법이다.

레이건 대통령도 항암, 방사선 치료를 거부했다

1985년, 미국의 레이건 대통령은 대장암 판정을 받았지만 메릴랜드주 국립해군병원NNMC에서 암세포를 제거하는 수술을 한 후 항암요법과 방사선 치료를 거부한 채 채식 위주의 식단으로 바꿔 대장암에서 완전히 해방됐다. 클린턴 대통령도 관절 수술을 받은 후 채식 위주로 식단을 바꿨다. 그러나 대부분의 미국인들은 수술과 항암 치료, 방사선 치료를 하나의 신앙으로 받아들이고 있다.

수술, 약, 방사선 없이 성서에 있는 건강식으로 치료할 수 있다는 사실을 그들은 믿으려 하지 않는다. 현대 의학은 암세포만 보고 생명은 보지 않기 때문이다.

의사들이 암에 걸렸을 때 항암, 방사선 치료를 거부 한다

중요한 사실은 의사들이 암에 걸렸을 때 그들의 91%가 이전에 그들이 그토록 권유하던 수술과 항암 치료, 방사선 치료를 거부한다는 것이다.

주류 의사들의 수입 중 75%는 항암제 판매 수익에서 특히 전립선암과 유방암 환자에게서 충당된다.

거대한 제약업체들이 대부분의 의학 연구비를 지원하고 있어서 의사협회, 병원, 의과 대학, FDA 등을 사실상 주무르고 있고, 막대한 자금으로 광고를 거의 독점하고 있어 매스컴까지 좌지우지하고 또

선거후원금을 통해 정치인들조차 마음대로 움직일 수 있기 때문에 가능하다. 그리고 FDA 직원 중 약 70%는 퇴직하면 제약회사에 재취업해 로비스트로 활동할 정도로 유착 관계가 심하다.

이런 실상으로 인해 현대 의학의 발전에도 불구하고 그 이면에는 현대 의학에 대한 실망이 확산되고 있는 것이 전 세계적인 현상이다. 이러한 현상은 일본이나 우리나라도 비슷하다.

항암제, 방사선은 발암물질이다

특정 암을 치료하는 중에는 대부분 주변에 새로운 암을 일으킨다. 암세포를 죽이기 위해 약물과 방사선 치료를 하다가 결국 환자의 면역 체계만 파괴하고 암세포가 죽어가는 속도와 함께 정상 세포도 죽어가며, 발암 물질인 항암제와 방사선으로 인해 다른 부위에 암이 새로 생기면서 마침내 죽음에 이르게 된다. 때문에 암 환자는 암으로 죽는 경우는 거의 없고 항암제와 방사선 치료의 부작용으로 죽는다.

항암제 첨부 문서에 기재된 유효율 20%라는 의미는 항암제를 투여한 후 4주 내에 암세포의 크기가 작아진 비율을 말한다.

암세포도 정상 세포가 약간 변한 것이어서 독극물이 체내로 투여되면 움질거리게 되어 잠시 성장을 멈추고 작아지게 된다. 그러다가 다시 일정 시간이 지나면 암세포는 다시 질서 없이 자라게 된다.

관찰의 기준을 4주가 아닌 4개월 혹은 1년으로 잡는다면 효과가 있는항암제는 하나도 없다고 한다. 암은 금방 치유되는 병이 아님에도 지나치게 짧은 4주를 기준으로 삼는 것은 주류 의사들의 탐욕 때문이다. 항암제를 팔기 위한 의학적 사기!

게다가 설사 암이 치유된다 해도 거의 대부분 수술, 항암 요법, 방사선 치료의 부작용에 의한 다른 질병으로 사망한다. 암세포의 크기는 아무런 의미가 없다. 중요한 것은 백혈구인 림프구가 얼마나 남아있는지다. 암세포가 아무리 작아졌어도 재발했을 때 림프구가 만들어 지지 않으면 전혀 손을 쓸 수 없다.

면역체계가 무너진 상황에서 암은 결코 죽지 않는 존재로 반드시 재발한다는 사실이다.

암이 전이된다는 것은 거짓이다

암은 전이되는 것이 아니다. 대개 암 전이에 대해 주류 의사들은 '암세포가 다른 장기로 옮겨져 그곳에서 암세포를 증식시킨다.'고 하지만 그것은 거짓이다. 사실은 환자의 면역 체계가 무너진 상태이므로 특정 부위의 암세포가 사라진다고 해도 두더지 튀어나오듯 언제, 어느 곳에서 암세포가 다시 자라게 될지 모른다.

예컨대 암세포를 건강한 사람에게 주입한다 해도 면역 체계가 이를 이겨내기 때문에 암세포는 건강한 사람의 몸 안에서는 그대로 사멸한다. 따라서 암세포를 제거하기 위해 면역계의 중요한 조직인 림프절이나 혈관까지 광범위하게 절제하는 수술을 하고 재발을 막기 위해 항암 요법, 방사선 치료를 하는 것은 정말 이치에 맞지 않는 모순당착이 아닐 수 없다.

지난 10년간 영국을 비롯한 선진국에서 30만 명의 전이 암 환자를 상대로한 통계는 치료 불가능 55%, 화학요법 단독 치료시 1.8%, 수술, 항암, 방사선 치료시 4.1%, 방사선 단독 치료시 11.5%, 수술 단독 치료시28% 일단 이른바 전이가 된 경우에는 5년 생존율이 1.8%이다.

당뇨병은 약을 끊으면 치료된다

당뇨병을 포함한 모든 만성 질환은 영양 상태의 균형이 깨지고 영양소가 빠진 자리에 합성 화학 물질이 채워지면서 면역 체계가 무너졌기 때문에 발생한다.

당뇨병은 인슐린 같은 약으로는 절대 고칠 수 없다.

병원의 처방약을 통해 잠시 증상만 완화시키는 치료법은 오히려 췌장의 기능을 더 약화시켜 결국에는 일생 동안 인슐린에 중독되어 인슐린을 입에 문 채 고통 속에서 죽게 될 것이다. 그러나 주류 의사들은 모든 질병을 약물로 치료하려고 한다.

나는 현대 의학이 불치병의 대명사라는 당뇨병을 수십 년간 먹던 약을 다 끊고 오직 성서요법으로 8주 만에 완치시킨 목사님들의 사례도 많다.

실제 당뇨병을 제대로 관리하지 않으면 다리 절단, 실명, 신장병 등의 합병증을 일으킬 위험성이 있으므로 평생 동안 당뇨병 치료제를 통해 혈당 수치를 잘 관리해야 한다는 '당뇨 환자 수칙'은 제약회사와 주류 의사들이 만들어낸 허구다. 당뇨병 환자들이 높은 혈당 수치가 원인이 되어 다리 절단, 실명, 신부전증 등으로 발전한 경우는 아직 단 한 건도 보고된 적이 없다. 다리 절단하거나, 실명하거나, 신부전증 등을 앓고 있는 환자들은 대체로 고혈압, 골다공증, 각종 감염성 질병 등을 공통으로 앓고 있기 때문에 혈당수치도 높다는 결과를 가지고 당을 제대로 관리하지 못해 합병증을 일으켰다는 것은 추론일 뿐이다.

사실 다리절단, 실명, 신부전증 등은 혈당이 원인이 아니라 당뇨병 치료제의 부작용으로 혈관이 응고되고 따라서 혈액이 정상적으로 흐르지 못해 일어나는 증상이다.

인체 내에 인슐린을 외부에서 오랫동안 투여하면 인슐린 생성 기관인 췌장은 영원히 퇴화하고 결국 평생을 약에 의지한 채 삶을 영위해야 한다. 반면 미국 『당뇨병모니터』는 이전에 알고 있던 인식으로부터 자유로워질 것을 강조하며 "당뇨병은 약으로 치료될 수 있는 것이 아니라 가공식품과 약을 피하고, 채소와 과일, 오메가 지방 같은 인체가 필요로 하는 건강한 음식창1:29을 먹으며, 적절한 운동을 유지하면 쉽게 치료할 수 있다."고 했다.

만성질환은 현대의학으로 치료되지 않는다

현대의학은 이비인후과, 신경과, 안과, 내과, 혈액과, 종양과 등 20여개의 분야로 나뉘어져 각자 그 부분에만 집중한다.

내과만해도 소화기내과, 순환기내과, 호흡기내과, 내분비내과, 혈액종양내과, 신장내과, 류마티스내과, 감염내과 등 10여개로 분류된다. 그러나 인체는 조립한 기계가 아니다. 전체가 하나로 연결되어 있는 신비로운 생명체다.

현대의학은 부분적으로 유방암이 걸리면 유방을 잘라내고 당뇨병이 악화되어 발에 상처가 나면 다리를 끊어 버린다.

뇌에 암이 걸린다고 머리를 짜를 수는 없지 않는가.

암, 당뇨, 고혈압 등 모든 만성질병의 원인은 하나다. 원인 없는 병은 없다. 현대의학은 근본원인은 고치지 않고 각 부위에 나타나는 증상만 일시적으로 억제하려고 하니 병이 낫겠는가

성서의학은 병의 근원이 되는 노폐물을 제거하고 피를 맑게 하면 당뇨병, 고혈압 눈병, 콧병, 위장병, 피부병 등 모든 병이 한꺼번에 근본적으로 치유가 되는 것이다.

인체가 병이 들면 그 부분만을 따로 떼어서 고칠 수가 없다. 우리의 몸은 면역체계가 회복되면 어느 한 가지 병이 아니라 그 사람의 몸에 있는 모든 질병이 동시에 사라진다.

나무만 보지 말고 숲을 보아야한다. 몸 전체를 하나의 생명체로 보고 건강을 회복하는 것이 성서요법이다.

첨단의료기기로 짤라^{수술}내고 독약^{항암제}을 투여하고 독가스^{방사선}를 쪼여도 못 고치는 모든 암을 동시에 고치는 방법이 신비로운 성서요법이다.

문제는 주류 의사들이 암환자에게는 수술 항암치료 방사선치료를 권하지만 정작 의사 자신들이 암에 걸렸을 때는 대부분 항암치료와 방사선치료를 거부한다는 사실이다.

항암치료와 방사선치료가 비용은 고가지만 아무런 치료효과가 없고 오히려 고통 속에서 생명만 단축시킨다는 사실을 알기 때문이다. 사실 예전에 매독환자가 매독으로 죽어간 것이 아니라 맹독성 물질인 수은으로 죽어갔다.

마찬가지로 오늘날에도 암환자는 암으로 죽는 것이 아니라 항암제와 방사선으로 죽어간다는 사실을 알아야한다.

대부분의 당뇨병 고혈압 신부전증 심장병 관절염 등 만성질병 환자들은 현대의학에 속아 재산과 생명만 빼앗길 뿐이다.

모든 질병을 기계에 의한 수치로 판단하고, 모든 질병을 동일한 방법으로 치료하는 주류의사들은 비만을 약이나 수술로 치료해야 할 질병이라 한다.

또 우울증을 마약으로 치료해야 할 정신질환이라고 하며 여성의 노화에 폐경이라는 병명을 붙여 합성화학물질을 쏟아 붓기도 한다.

대부분의 의사들은 만성질병의 원인을 모르거나 무시하기 때문에 근본치유는 하지 않고 합성마약인 진통제로 일시적으로 증상만 완화하는 것이다.

몽땅 약으로 당장의 증상만 없어지면 병이 치료된 것으로 착각하기 때문이다.

성서요법은 몸도 하나 병도 하나 원인도 하나 치료방법도 하나다. 그러므로 하나님이 먹으라는 것창1:29 먹고 하라는 것출15:26을 지키면 모든 병이 동시에 낫는 것이다.

결국 모든 병은 사람을 만드신 분히3:4만이 고칠 수가 있다.

2

왜
에덴대체식이
좋은가

무병장수의 욕망

인간은 누구나 건강하게 오래 살고 싶어한다. 무병장수無病長壽의 욕망은 오늘날의 생명공학의 신기원을 이루었지만 성서에 있는 120세의 길은 요원하기만 하다. 이러한 시점에서 새롭게 부각되고 있는 것이 먹거리의 중요성이다.

전혀 오염되지 않고 소식小食만으로도 고영양을 섭취하면서 암, 당뇨, 비만 등 각종 불·난치병을 걱정하지 않아도 되는 식품. 이것이 바로 현대인이 찾는 이상적인 먹거리이다.

그러나 이미 이러한 먹거리는 태초부터 존재하고 있었다. 전인치유全人治癒의 복음서인 성서에는 우리가 지향해야 할 먹거리에 대한 계시가 분명히 나와 있다. 현대의학으로 해결되지 않는 질병을 자연적인 방법으로 회복하는 방법이 제시되어 있는 것이다.

이러한 사실을 바탕으로 착안된 식사요법이 '성서건강법'이며 그에 관한 구체적인 실천 식사가 바로 '에덴대체식'이다.

 에덴대체식은^{창 1:29} 말씀에 영감을 받아 개발한 우리가 찾는 먹거리의 조건에 가장 부합되는 효과적인 식사법으로 이른바 일반생식의 효능을 최고 30배 증강한 성서 식이요법이라 할 수 있다.

완전한 식사, 에덴대체식

'생식生食'이란 문자 그대로 '살아있는 것을 먹는다'는 뜻이다. 열을 가하거나 인공 첨가물을 넣지 않고 일체의 가공이 없는 순수한 상태의 자연식 자체를 먹는 행위를 말한다. 자연의 생명력이 고스란히 담긴 음식이라 해서 일명 '생명식生命食'으로 불리기도 한다.

생식은 '화식火食'과 완전히 상반되는 개념으로 익혀먹지 않고, 육식을 하지 않으며, 우리 몸에 독이 되는 농약이나 그 밖의 첨가물을 섞지 않은 음식을 섭취하는 것을 말한다.

우리는 음식의 맛을 좋게 하기 위해 불로 익히고 갖가지 유해한 식품첨가물과 화학조미료를 사용한다. 우리가 흔히 접하는 법정외 식품첨가물의 종류는 2천여 가지에 이르며 거기에는 2천7백여 종류의 독성 물질이 포함되어 있다.

이것들은 직·간접적으로 몸 속으로 들어와 체내에 쌓여 갖가지 질병을 유발한다. 그러나 에덴대체식은 이런 문제들과는 전혀 무관하다. 식품의 생명력을 최대한 지니고 있으며 몸의 자연 치유력을 극대화하기 위해 노 하우 에너지know how energy가 들어 있기 때문이다.

에덴대체식은 오늘날 현대인의 불완전한 식사 형태를 개선한 식사법으로 필자가 성서에서 영감을 받고 만든 에덴동산의 식사를 복원한 것이다.

에너지 원이 되는 원료는 현미, 찰현미, 보리, 밀, 콩 등의 곡물류와 미역, 김, 다시마 등의 청정지역 해조류, 채소류, 버섯류까지 그 종류가 다양하다. 에덴대체식의 주원료는 에덴농법성서에 있는 농법으로 재배되어 각종 효소, 비타민, 미네랄이 풍부할 뿐 아니라 열을 가하지 않았기 때문에 영양소가 고스란히 살아있다. 이와 같이 자연의 살아있는 생명력을 그대로를 섭취하는 것이 바로 에덴대체식이다.

지금 우리나라에도 100여 가지 제품이 이른바 '생식'이란 이름으로 나와 있지만, 이는 가공식품으로 진정한 생식이 아니다. 생식이란 원형 그대로 한가지씩 씹어 먹는 것을 말한다. 에덴대체식은 생식형태에 입력한 기체식氣體食이라 할 수 있다.

에덴 대체식은 결코 생식生食이 아니다.

본래 식사에는 액체식과 고체식, 기체식氣體食이 있는데 액체식은 유아기에 어린 아이들이 먹는 액체로 된 이유식 같은 것이고, 고체식은 어른이 되어서 먹는 딱딱한 음식을 말한다.

에덴 대체식은 기체식이다. 에너지의 상승효과를 극대화시켰기

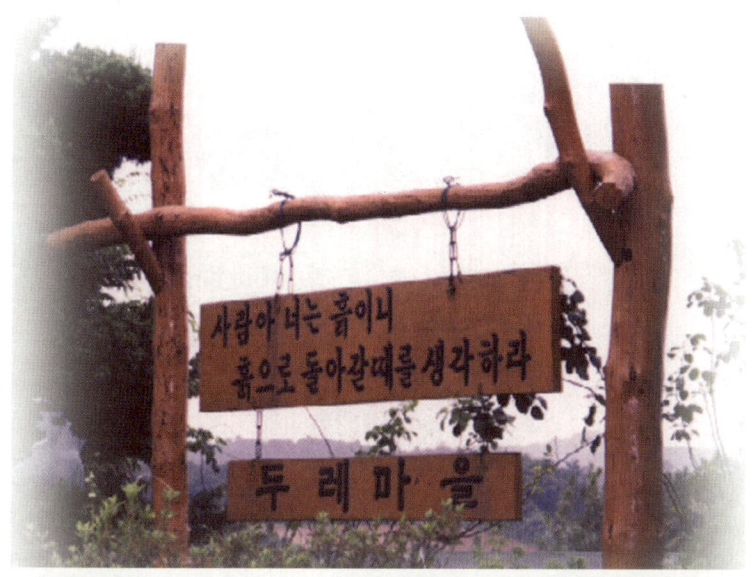

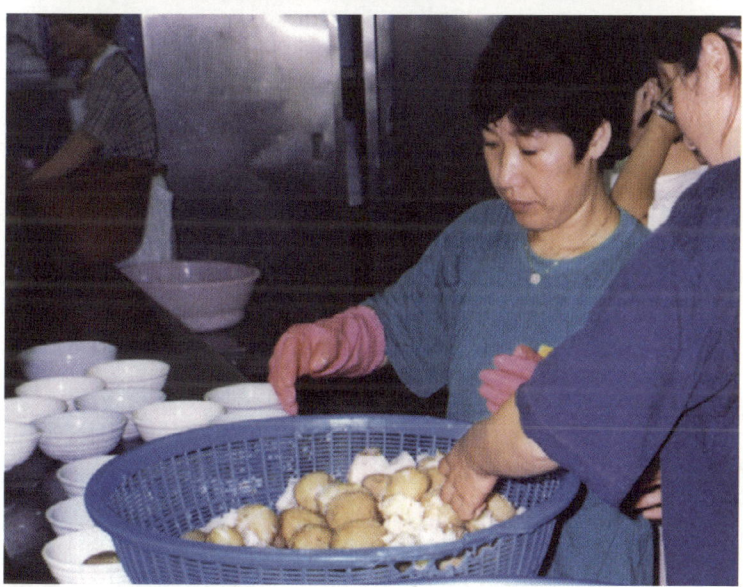

두레마을에서 에덴대체식과 감자로 아침식사를 준비하고 있다.

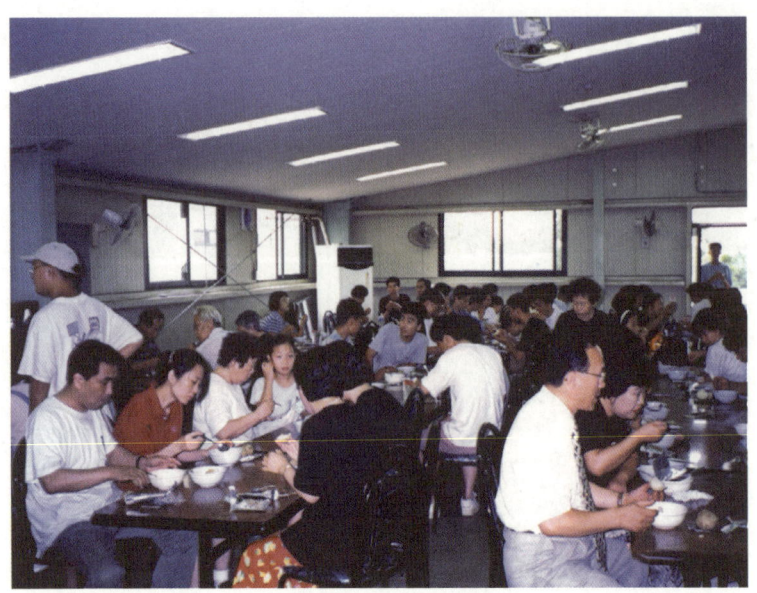

단체식당에서 에덴대체식으로 아침식사를 하고 있는 두레마을의 방문객들.

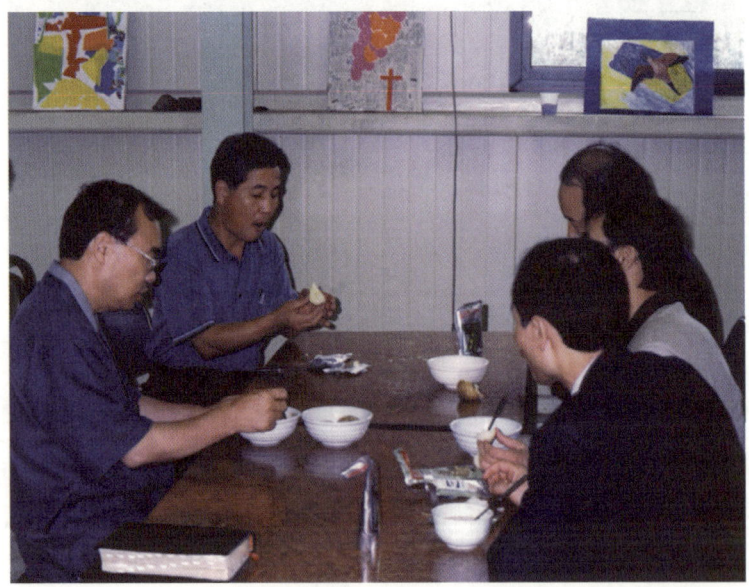

에덴대체식으로 아침식사를 하고 있는 두레마을 김진홍 목사(사진 왼쪽)와 필자(오른쪽 첫 번째)

때문에 화식을 해도 되고 생식을 해도 되는 에너지 강도 수치가 타의 추종을 불허 하는 온전한 식사라 할 수 있다. 일반 생식류에는 에너지 수치가 20을 넘는 것이 없는데 에덴 대체식은 그 수치가 무려 254 나 된다.

밥을 먹는다는 것은 곡기氣를 먹는 것이고, 냉수를 먹는 것은 냉기를 먹는 것이며, 술을 먹는다는 것은 주기를 먹는 것이다. 영양소營養素가 몸에 들어 가서 연소되어 에너지가 되는데 그 에너지를 이른바 '기氣'라고 칭한다. 에덴 대체식은 이런 '기'가 최고도로 충만 된 식사이기 때문에 일반 생식류하고는 천양지차로 효과가 좋다.

예를 들어서 중풍 환자가 생식류의 식품을 주머니에 넣거나 손에 잡고 팔을 들어 보라면 여전히 팔이 올라 가지 않는데 생식 대신에 에덴 대체식을 환자 주머니에 넣거나 한쪽 손에 쥐고 불편한 팔을 들어 올려 보라 하면 팔이 올라간다. 실로 놀라운 에너지가 들어 있는 것이 에덴대체식의 정체다.

사람의 건강은 96%의 공기에서 얻는 영양원소와 4% 음식물에서 얻는 영양 원소로 유지된다. 결국 모든 것이 몸 안에 들어 가서 에너지 원소가 된다.

음식물의 영양소가 연소하여 영양 원소가 되는데 이 영양 원소가 즉 기氣 에너지다. 에덴 대체식은 바로 이 에너지 원소가 최고도로 많이 함유 되어 있기 때문에 파워식사 즉 에너지식사라고도 한다.

성서식사요법이란?

성서식사요법은 특정 질병을 고치는 것이 아니라, 인체가 본래 갖고 있는 힘 즉, 하나님이 주신 위대한 자연 치유력을 극대화 하고 잘못된 식·생활을 개선하여 건강을 온전하게 하는 올바른 식·생활 개선법이다. 그러므로 병·의원이나 한의원, 약국에서 말하는 식이요법과는 근본적인 차이가 있다는 것을 알아야 한다.

본래 인간의 몸을 이루는 세포에는 창조주 하나님의 뜻과 정보 DNA가 들어 있다. 이 DNA에 입력되어 있는 천연건강 법칙대로 식·생활을 하면 모든 불·난치병은 저절로 없어지고 무병장수 할 수 있다. 뿐만 아니라 세포가 활성화 되고 힘이 생기며 얼굴이 윤택해지고 밥맛이 좋다. 변이 잘 나오고 몸이 바람 든 축구공 처럼 가뿐해진다. 이는 몸 속에 쌓여 있는 노폐물이 사라지면서 세포가 생기를 얻어 전신이 활성화 되기 때문이다. 이 과정에서 뚱뚱한 사람은 저절로 날씬해지고, 빼빼한 사람은 적당히 살이 찌고, 병이 있는 사람은 자연히 치유가 되어 인체가 흠 없는 온전한 건강을 유지하게 된다.

세상 사람들은 무슨 영양물질을 어떻게 많이 먹을까 하고 신경을 많이 쓴다. 그러나 음식을 먹으면 영양물질이 우리 몸에 들어가 타서 에너지가 된다. 즉, 영양소營養素가 연소되어 영양가營養價를 이루는데 사람은 무엇을 먹느냐 보다도 사실은 몸에 들어간 음식물이 완전 연소가 되어 그 영양가가 얼마나 올라가느냐가 얼마나 중요한지 모른다.

에덴 대체식은 원료 배합에도 노하우를 갖고 있어 에너지의 상승효과로 최고의 에너지가 들어 있으며 먹는 방법에 따라 완전연소하여 체내 에너지를 최대한 활성화하는 이상적인 식사이다.

일반생식과
에덴대체식의 차이

일반생식의 장점

일반생식의 장점은,

첫째, 영양소의 균형이 고루 갖추어진 완전한 식사를 할 수 있게 한다. 완전식품의 섭취는 탄수화물과 지방의 흡수를 줄이고 비타민, 미네랄, 아미노산, 섬유질의 섭취를 증가시켜 건강의 증진을 도모한다. 이는 식품의 조리나 가공으로 인한 영양소의 손실과 오염을 없앨 수 있으며 적은 양으로도 포만감을 느껴 과식을 방지하게 되므로 소화기관의 부담을 줄일 수 있다.

둘째, 섭취하는 식품의 종류가 너무 단조로우면 영양결핍을 초래하기 쉬운데 생식은 20~30여 가지의 성분이 고루 들어있어 고른 영양소 섭취를 할 수 있다.

셋째, 식단에서 문제가 되는 지방의 과잉섭취를 막을 수 있다.

넷째, 섬유질을 많이 섭취하게 되는 생식을 통해 유해한 성분이나 중금속의 흡수를 막고 배설시키는 작용을 한다.

에덴대체식의 원리

화학물질은 합성물질이 많아질수록 부작용이 발생할 가능성이 높지만 자연물질은 여러 가지 성분을 기술적으로 배합할수록 부작용 대신 그 효능이 극대화되는 특징이 있다.

다양한 식물을 함께 보충하면 서로의 결핍이 보완되어 완전식품의 역할을 할 수 있다. 원리는 이들 식물 속에 들어 있는 에너지원이 상호 작용을 통해 상승효과를 내는 것이다. 에덴대체식은 이 에너지원을 동종요법으로 처리하여 만들었다.

서양에서도 비주류의 의학의 한 형태로 에너지 치료적인 처방 약을 제조한 사례가 있었다.

2백년 전 독일 의사 하네만Hahneman이 개발한 '동종요법同種療法'이 그것이다. 그는 말라리아 치료에 쓰이는 '키니네'를 정상적인 사람에게 투여하면 말라리아와 비슷한 고열 증세를 일으킨다는 사실에 착안해 질병과 비슷한 증상을 나타내는 물질을 소량 투여하면 병을 다스릴 수 있지 않을까 생각했다. 그러나 그러한 물질이 대부분 인체에 치명적인 물질이었기 때문에 그는 독극물을 인체에 해가 없을 정도로 희석해 사용했다.

여러 단계의 희석 과정을 거쳐 원래의 약제가 거의 남아있지 않을 정도로 만들어 병을 치료했는데 이것은 과학적인 인과 관계로 설명이 불가능했다. 때문에 동종요법은 미국에서 끝내 공인을 받지 못했다. 하지만 이후, 유럽 여러 나라에서 이 요법이 실제 다양한 치료에 쓰여 실효를 거둠으로써 요즘은 대체의학의 일환으로 받아들여 많은 의사들에게 지지를 받고 있다.

그렇다면 처음 섞은 약제가 거의 남아 있지 않을 정도로 희석된 용액이 어떻게 약제를 투여한 것과 같은 효과를 발휘할까? 이것을 설명할 수 있는 방법은 에너지 이론 밖에 없다.

최근 신과학 이론 연구에 의하면 어떤 것이든 약제를 섞게 되면 그것으로부터 약한 전자파 형태의 에너지가 방사되는데 이 에너지에 약제 고유의 정보가 실려 있다는 것이다. 즉, 약제의 성분은 사라져도 그것으로부터 나온 정보는 그대로 남아 희석제로 쓰이는 알코올이나 물로 전달되는 것이다. 따라서 동종요법은 물질이 아니라 에너지로 질병을 치료한다는 새로운 치료영역을 개발한 셈이 되었고 그 효과도 탁월한 것으로 판명되고 있다.

러시아에서는 현재 이 치료법에 대해 활발한 연구가 이루어지고 있고 독일에는 처방에 사용되는 약제를 전문으로 공급하는 회사가 두 곳이나 있다.

최근에는 이 원리를 받아들여 인체를 물질이 아닌 하나의 에너지체로 간주하는 경향이 늘고 있다. 왜냐하면 인체는 한순간도 에너지를 만들어 내지 않고는 살 수가 없기 때문이다.

따라서 질병의 원인도 인체의 에너지장이 어떤 원인으로 인해 교란된 탓으로 보며 이것의 균형을 회복하는 것으로 질병을 치유한다는 개념에 기초를 둔 치료법이 시도되고 있다.

에덴대체식의 효능

최고의 생명식이다

생명력이 부족한 식품을 주로 먹게 되면 인간의 장기는 피곤함을 느끼게 되고 원기도 부족해져 허약체질이 되기 쉽다. 인스턴트 식품과 냉동식품에 아무리 영양을 강화해도 이것은 생명력이 없는 물질이기 때문에 우리 인체의 세포까지 생명력을 보내줄 수는 없다.

에덴대체식을 하는 사람들은 칼로리상으로 보면 매우 부족한 칼로리를 섭취하고 있지만 한결같이 정신이 맑고 건강하다고 느낀다. 이는 평소 기의 충만함을 느끼기 때문이다.

에덴대체식은 장기의 기능을 빠르게 회복시키고, 육체뿐만 아니라 정신적으로 큰 안정감을 갖게 해준다. 그러므로 에덴대체식은 타의 추종을 불허하는 생명력이 있다.

에덴대체식이 생명력 있는 식사가 되는 이유

첫째 원료를 생산하는 에덴농법, 둘째 에너지의 상승효과 제조법, 셋째 완전연소 식사법이 생명력을 극대화시킨다.

- 씨눈: 싹을 틔울 수 있는 생명력이 있는 곳이다. 씨눈이 있는 현미는 도정

해서 씨눈이 없는 백미와 달리 영양학적으로 우수할 뿐만 아니라 우리 몸에 생명력을 줄 수 있다.
- 엽록소: 식물은 엽록소가 있어 영양분을 스스로 만들 수 있는 생명력이 있다. 식물에 함유되어 있는 엽록소는 깨끗한 혈액을 만들 뿐만 아니라 손상된 세포를 재생시킬 수 있는 등 다양한 기능을 한다.
- 효소: 효소는 생명체의 성장과 보존의 전 과정에 관여하는 생명 물질이다. 그런데 사람은 나이가 들어감에 따라 효소의 체내 생산이 감소된다. 식습관의 변화로 효소를 적극적으로 섭취하는 것이 좋다.
- 섬유질: 인체의 노폐물을 배설시킨다. 당뇨, 비만, 암 등 각종 생활습관병을 예방하고 개선할 수 있다.
- 파이토뉴트리언트: 식물성 생리활성물질로 질병에 대한 자연 치유력을 돕는 영양소이다.
- 비타민: 음식물을 에너지로 전환시켜 인간이 생명현상을 유지하도록 도와준다.

효소가 살아 있다

모든 식품에는 그 식품을 소화시키기 위한 소화효소가 들어 있다. 그런데 이 효소는 불에 약하기 때문에 가열 조리한 음식물에서는 살지 못한다. 소화효소가 없는 음식을 먹으면 그것을 소화시키기 위해 우리 몸에 잠재되어 있는 효소를 사용해야 하는데, 그때 몸에 무리가 가게 되는 것이다.

효소의 작용

- 혈압조절작용: 고혈압을 낮추고 저혈압은 올려 신체의 균형을 유지하는 것
- 해독작용: 간장·신장기능을 강화하여 신체에 유해한 물질을 해독하는 것
- 혈액정화작용: 장 속의 이상부패를 억제하여 장내를 깨끗이 해서 혈액의 흐름을 원활하게 하는 것
- 신경세포의 신진대사를 원활하게 해서 기억력·감정·신경의 전달을 원활하게 하는 것 등이다.

일반생식보다 면역력 증강
즉, 자연 치유력이 뛰어나다(QRS 측정 기준)

면역이란 질병을 면하게 한다는 것이다. 인체 면역기능이란 인간이 정상적으로 살아가는 데 반드시 필요한 정상적인 생리활동을 말하는데, 이 면역기능이 무너졌다는 것은 내부 장기 기능의 불균형이 심화됐다는 말이다.

사람에게는 기본적으로 세균이나 기타 이물질의 침입에 대항하여 물리칠 수 있는 자체 면역력이 있다. 면역기능이 튼튼하면 각종 암이나 난치성 질환에 잘 걸리지 않을 뿐만 아니라 쉽게 치료할 수도 있다. 따라서 면역기능은 우리 몸을 질병으로부터 보호하는 가장 중요한 역할을 한다.

에덴대체식은 장부기능의 불균형 상태를 균형 상태로 변화시켜주

는데, 여러 해 동안 만성질환으로 고생하던 사람들이 에덴대체식으로 식사법을 바꾸면서 건강을 되찾는 것을 보면 에덴대체식이 가진 면역효과는 어떤 면역요법보다 효과적이라는 것을 알 수 있다.

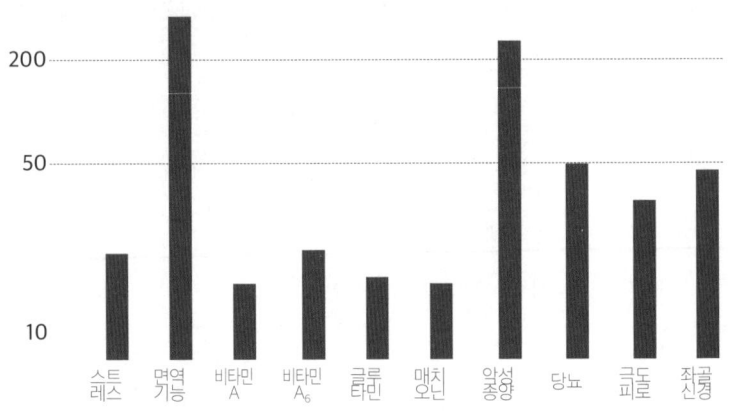

에너지 효율 비교표(QKH 대체식과 일반생식)
■QKH 대체식 □일반생식

주로 면역에 관여하는 세포는 골수 중의 적혈구, 백혈구, 흉선의 T-임파구, B-임파구 등인데, 이 기관들은 침입해 온 적에 대항하여 신체를 지켜나가는 일을 한다.

적혈구와 백혈구, 흉선의 T-임파구, B-임파구는 각기 비타민과 미네랄, 보조효소의 도움을 받아 면역체계를 조절한다. 이 중 가장 중요한 역할을 하는 것은 백혈구로서 임파구와 마크로파지, 과립구로 구성되어 면역에 관한 모든 일을 담당한다.

때문에 성장기의 자녀들 특히 병치레를 자주 하는 어린이를 위한 최상의 식사로 에덴대체식이 권장되고 있다. 면역 기능을 강화시켜 건강한 체질로 바꿔주며 성장을 촉진시키기 때문이다.

QRS CHECK LIST(일반생식과 에덴대체식 비교)

	일반생식	에덴대체식
면역기능	11	254
스트레스	3	32
비타민 A	3	27
B_6	5	24
D	4	28
E	5	15
라이신	1	11
글리신	2	10
멜라닌	1	12
트립토판	2	15
게르마늄	6	29
비소	0	0
수은	2	0
납	1	0
악성종양	8	210
당뇨병	6	45
간염	4	26
고혈압	4	31
대사장애	3	30
혈액순환	4	35
극도피로	4	40
좌골신경통	6	45

※ operator의 숙련도에 따라 결과 수치의 차이가 있을 수 있다.

에너지 파동 원리에 의한 에덴대체식의 효능 실험

'자기공명분석장치MRA: Magnetic Resonance Analyzer'는 에너지의 파동 원리를 이용한 의학기기이다. 이것은 우리 몸 속 장기들의 고유한 파동을 각기 분리해 분석함으로 건강상태에 대한 정보를 입수할 때 사용된다. 최근에는 더욱 발전적인 형태의 '핵자기공명장치MRI'가 개발돼 쓰이고 있는데 이 또한 인체에서 방사되는 파동을 이용해 인체의 단층 사진을 찍는다는 원리를 응용한 것이다. 따라서 이제는 최신 의학에서도 에너지를 통한 진단과 치료법을 이용하고 있다고 볼 수 있다. 영국의 의사 암스트롱John W. Amstrong이 제안한 오줌요법도 소변에 실린 인체 정보를 재흡수하는 원리가 아닐까 하는 해석이 제기되고 있다.

이처럼 에너지를 이용한 진단과 치료법은 앞으로 현대의학의 한계를 뛰어넘을 수 있는 대체방안으로 더 활발하게 이용될 것으로 보인다.

최근 국내에서도 이 원리를 이용한 '양자공명분석장치QRS: Quantum Resonance Spectrometer'라는 기기가 개발되었다.

이 기기의 핵심 역시 파동의 측정과 해석인데 진단하고자 하는 질병의 파동과 인체에서 방사된 파동을 중첩 시켜 그 사이에서 일어나는 공명의 정도를 수치화해 병의 진행 정도를 밝혀내는 것이다.

즉, 각종 질병과 건강한 세포로부터 얻어진 파동의 패턴을 데이터 베이스화 한 다음 환자의 몸에서 나오는 파동과 중첩 시켜 공명현상을 관찰하는 것으로써 공명이 많이 일어나면 그만큼 질병의 정도가 심한 것으로 해석된다.

QRS는 모발과 소변 등의 파장 분석을 통해 국내 유수의 대학병원 암 센터에서도 발견하지 못한 1cm 미만의 초기 암을 발견해 낸 것으로 유명해졌는데 현재 일부 종합병원과 한방병원 등을 비롯해 수백여 의료기관에 도입돼 활용되고 있다.

에덴대체식의 효능도 QRS 기기를 이용한 실험을 통해 밝혀졌다. 이 기기로 에덴대체식을 분석한 결과 면역기능이 일반생식은 11 정도인데 비해 에덴대체식은 무려 254로 일반생식 기능의 몇 십배가 되는 수치를 기록했다.

또 각종 비타민과 미네랄 성분도 높게 나타났으며 암이나 당뇨병, 고혈압과 같은 난치성 생활습관병에 대한 저항력도 일반생식에 비해 수 십배 높은 것으로 나타났다.

몸 속의 노폐물을 제거하며 해독제 역할을 한다

자연에서 얻어진 식품은 거의가 스스로 유해물질을 제거하고 해독하는 기능을 갖고 있다. 특히 녹황색 야채에 들어있는 엽록소는 혈액을 정화하는 역할을 한다. 엽록소에는 천연 비타민과 미네랄이 함유돼 있어 빈혈을 예방하고 치료하는 효과와 인체 에너지를 샘솟게 하는 운동력이 된다.

에덴대체식은 생야채와 곡물이 주원료가 되므로 체내에 노폐물, 독소 등을 흡착 배설 시키는 식이섬유가 많아 장 환경이 개선될 뿐만 아니라 각종 질병으로부터 인체를 보호한다. 또한 몸 속에서 에너지로 전환되는 시간이 빠를 뿐만 아니라 대사과정에서 생기는 노폐물이 현저하게 적어진다.

생야채에 들어있는 엽록소는 피를 만들고 피를 맑게 하며 원활히 흐를 수 있도록 도와주는 역할을 한다. 에덴대체식을 하면 이처럼 빈혈을 예방하고 치료하는 것은 물론 혈관 내부에 불필요한 노폐물이 쌓이지 않아서 동맥경화증의 예방과 치료에 효과적이다.

또한 일상생활을 하는 우리들은 알게 모르게 공해물질을 먹게 되며 환경오염에 노출되어 살아간다.

또한 모임이 많고 외식이 잦은 사람일수록 건강에 유해한 음식을 많이 먹게 된다. 그러므로 우리는 영양제보다 해독제가 더욱 필요한 시대에 살고 있다.

엽채류에 많은 엽록소 안에는 산소가 풍부하다. 맑고 깨끗한 산소는 우리 몸에서 몸을 깨끗하게 해주는 청소부 역할을 한다. 우리 몸에는 대사과정을 처리하고 나면 '유해산소'가 나오는데 이 유해산소가 배설이 안되거나 과잉 생산되어 많아지면 각종 생활습관병과 암 발병의 원인이 된다. 엽록소를 섭취하는 에덴대체식은 이 유해산소의 과잉 발생을 막아주고 오염된 혈액을 빠른 시간에 맑게 해 주므로 이 시대를 살아가는 우리에게 꼭 필요한 해독기능을 한다.

암 예방과 기타 생활습관병 예방 식품이다

우리 나라의 사망 원인별 통계에서 압도적으로 높은 비율을 차지하는 항목이 바로 암으로 인한 사망이다. 거기서도 위암, 간암, 폐암, 대장암, 자궁암의 순서다. 미국은 우리 나라와 달리 폐암으로 인한 사망률이 가장 높다. 대조적으로 위암과 간암은 훨씬 낮은 수치를 보이고 있다. 이것은 식생활과 밀접한 관련이 있다고 할 수 있는데, 주로 자극성이 강한 짜고 매운 음식과 국을 즐겨 먹는 우리가 위암에 걸리기 쉽다는 애기가 된다.

우리 나라의 암환자는 해를 거듭할수록 늘어나는 추세이고 암환자의 연령도 점차 낮아지는 추세다. 여러 암을 일으키는 주요 원인을 묻는 조사에 가장 큰 비율을 차지하는 것이 음식 습관으로 나타났다.

최근 연구발표를 통해 입증되고 있듯 신선한 야채와 과일을 섭취하는 사람들은 그렇지 않은 사람들에 비해 암에 걸릴 확률이 현저히 줄어드는 것으로 나타났다.

따라서 신선한 생야채를 재료로 하고, 염분함량을 대폭 줄이고, 정백하지 않은 곡물을 사용하며, 비타민이 풍부하게 함유된 에덴대체식은 암 예방에 가장 효과적인 방법이라 할 수 있다. 또한 암의 재발 방지를 위한 최상의 식사이며, 암환자의 식사요법으로 가장 적합하다.

중·장년층에 일어나는 생활습관병의 대부분은 식원병食原病이라고 해도 과언이 아니다. 이러한 병은 잘못 먹어서 생기는 병 즉, 과음, 과식, 인스턴트식, 미식, 담배 등 기호식, 염분식 등 각종 옳지 못한 먹거리가 몸 속에 쌓이면서 일어나는 질병이다.

생활습관병의 원인을 많은 의학자들은 일산화탄소가 체내에 정체되면서 생겨난 돌연변이라고 추측하고 있다. 이와 같이 일산화탄소가 체내에 정체되는 이유는 인간의 반자연적인 생활 때문에 산소가 부족한 식생활, 통풍이 안 되는 주거생활, 옷을 두껍게 입어 피부호흡이 제대로 이루어지지 않는 생활습관 때문이다.

더욱 중요한 원인은 이로 인해 체내에 산소가 부족해져 섭취한 음식이 제대로 산화되지 못하고 다량의 일산화탄소가 생겨나기 때문이라고 할 수 있다. 때문에 생활습관병을 예방하기 위해서는 몸 속에 산소를 원활히 전달하는 에덴대체식을 하는 것이 필요하다.

섬유질이 풍부하여 변비를 치료한다

변비는 만병의 근원이다. 그러나 에덴대체식을 하면 곡류 · 야채류 · 엽채류 · 버섯류 등 뿌리부터 잎, 줄기까지 통체식이 가능하기 때문에 섬유질을 풍부하게 섭취해 숙변을 배출시켜 깨끗한 인체를 만들 수 있다.

변비는 수분 없이 딱딱한 변을 보거나 변이 몸 밖으로 원활히 배출되지 못하는 현상이다. 이는 수분이 부족한 음식을 먹었거나 혹은 좋지 않은 음식을 먹어 생긴 병이라 볼 수 있다. 제대로 먹었다면 원활히 배변이 되지 않을 이유가 없다.

여기에서 제대로 먹는다는 것은 우리 몸에 섬유질을 공급하는 음식을 먹는다는 것을 의미한다. 섬유소는 인체에 들어가 장벽과 변 사이에서 통변을 하게 해주는 역할을 한다.

섬유질이 많은 음식물로는 콩, 버섯, 솔잎 등 자연의 먹거리로 에덴대체식을 통해 인체에 흡수되면 더욱 이로운 것들이다. 에덴대체식은 곡류나 야채류가 주원료이기 때문에 생활습관병의 위험이 없고 섬유질이 많아 섬유질과 연관된 장의 활동에는 아주 적합하다.

머리를 맑게 해서 집중력을 높인다

에덴대체식을 하면 소화효소의 낭비를 막아주고 모든 효소는 머리를 사용하는 데 필요한 대사효소로 전환시키기 때문에 머리가 맑아지게 된다. 그래서 수험생의 학습능률 향상에 크게 기여하며 연구직 근무자의 연구 능률 향상에도 큰 도움을 준다.

우리 두뇌는 많은 영양소, 풍부한 산소, 깨끗한 혈액을 필요로 한다. 두뇌에는 무수한 뇌신경 전달물질이 있는데 주로 비타민과 미네랄로 구성되어 있다. 또한 참깨나 호두 등의 견과류와 곡분에 풍부한 필수지방산도 뇌 인지질의 구성요소다.

뇌의 활동을 가장 활발히 하는 데는 무엇보다도 풍부한 산소가 필요하다. 일반적인 식사는 대사과정에서 산소를 소비하지만 엽록소 성분은 대사과정에서 산소를 발생시킨다. 따라서 엽록소를 섭취하는 생식이 충분히 우리 몸에 들어올수록 우리 몸은 그만큼 풍부한 산소와 신선한 혈액을 공급받는다.

체중조절이 가능하다

에덴대체식은 소식으로 충분한 에너지가 공급되고 체내에 노폐물과 지방이 쌓이지 않으므로 비만을 미연에 방지하며 다이어트 효과가 높다.

에덴대체식의 한끼 칼로리는 140kcal 내외이다. 이것은 라면의 3분의 1정도도 안 되는 칼로리이다. 그래서 굶지 않고 살을 뺄 수 있기 때문에 요요현상이 일어나지 않는다

살을 빼면서 몸이 건강하기란 쉬운 일이 아니다. 특히 당뇨병, 고혈압, 관절염 등 그 원인이 비만과 어떤 식으로든 관련이 있는 사람은 꼭 살을 빼야 하는데, 이 때 유효한 방법이 에덴대체식사이다. 단순히 굶기만 하면 몸 속에 단백질이 지방보다 먼저 빠져나가 오히려 병을 키울 수 있지만 에덴대체식은 영양이 골고루 들어 있어 자연스럽게 비만을 치료하고 예방할 수 있다.

또한 일반 비만자의 경우, 대개 영양과잉이자 영양결핍이라는 문제를 안고 있다. 비만한 사람의 식습관을 보면 거의 비타민이나 무기질, 섬유질은 부족하고 탄수화물, 지방, 단백질은 과잉 섭취된 영양상태를 나타낸다. 쉽게 말해 섭취된 에너지를 태우는 영양소가 부족한 것이다. 이러한 비만은 부적절한 식사에서 온 만큼 식단을 바꿔야만 개선될 수 있다.

에덴대체식에 들어있는 섬유소는 장을 자극해 장운동을 항진시켜 배변량도 증가하고 숙변이 사라지므로 신진대사가 원활해진다. 그리고 인체에 공급된 에너지를 태워줄 영양소를 충분히 공급하

기 때문에 영양균형과 적절한 체격을 유지하는데 적합하다. 이런 이유로 최근에는 에덴대체식이 다이어트식으로 각광을 받기도 한다.

알칼리성으로 체질을 개선한다

현대인들이 많이 앓게 되는 알러지 질환은 산성체질인 사람에게 흔히 나타난다. 육식을 좋아하고 술, 담배 등이 원인이 되어 서서히 산성체질로 바뀌게 되면 몸의 저항력이 약해져 각종 생활습관병에 쉽게 노출되기 마련이다. 이럴 때 몸을 알칼리성으로 만들어주는 것이 가장 급선무인데, 그러기 위해서는 대체식 위주의 식사를 하는 것이 좋다.

인간의 몸은 중성일 때 pH가 7인데, 7.3으로 넘어가 알카리성을 띠게 되면 각종 유해균과 질병이 몸 속에 서식하지 못한다. 그래서 암환자나 고질병을 앓는 환자들은 장기간의 에덴대체식을 통해 몸의 알칼리화를 도와 병을 극복하는 것이 중요하다.

한편, 현대인의 체액이 급속하게 산성화되고 있다고 한다. 체액이 산성화되면 질병에 대한 저항력이 떨어진다. 우리 몸이 산을 중화시킬 수 있는 채소나 과일 등을 먹지 않고 육식만 하게 되면 소화될 때 생기는 황산, 인산, 질산, 요산 등 갖가지 산 때문에 산성체질이 된다.

흰 쌀밥이나 흰 설탕을 먹을 때도 불완전 연소로 생기는 피루브산, 젖산 등과 같은 산 때문에 산성체질이 될 수 있다.

우리 몸 속의 칼슘은 이런 산들을 중화 시키는데 직접 사용되므로 칼슘의 섭취가 매우 중요하다. 그런데 칼슘을 섭취할 때 인 등과 균형이 맞게 섭취해야 하는데 이것은 생명 구조를 가진 식품으로만 가능하다.

에덴대체식은 완전한 생명구조를 가진, 그 성질이 중성에 가까운 알칼리성 식품이므로 산성체질을 약알카리성 체질로 빠르게 바꾸어 줄 수 있다.

혈액이 산성화되었을 때 발생하는 문제
- 면역력이 떨어져 질병에 쉽게 노출된다.
- 뼈의 발육이 좋지 않아 쉽게 골절될 수 있다.
- 몸에서 냄새가 난다.
- 피부병에 쉽게 걸릴 수 있으며 좀처럼 낫지 않는다.
- 쉽게 피곤을 느낀다.
- 변비가 생겨 배변이 어려워진다.
- 자주 두통이 온다.

피부가 깨끗해진다

피부는 건강의 거울이다. 몸의 내장 기관에 문제가 생기면 곧바로 얼굴에 나타나 우리에게 질병에 대처할 기회를 제공한다. 이러한 피부병 치료의 관건은 몸 속의 노폐물을 없애는 근원적인 치료를 해

주는 것이다. 이를 통해 피부질환과 함께 몸 속의 고질병도 사라지게 된다.

현대의학의 처치에 따라 발진 등의 증상 자체만을 없애기 위해 연고나 호르몬제를 복용하게 되면 피부를 통해 배설되어야 할 노폐물이 혈액 속에 잔류해 신장이 상하게 되고 피부의 이상도 발생한다.

에덴대체식을 하면 인체 내에 잔류해 있는 노폐물을 배설시키고 세포와 체액을 맑게 해 피부질환을 자연적으로 치유시킬 수 있다. 이로 인해 몸에서 나는 냄새도 없애주고 우리 몸의 안과 밖을 모두 깨끗이 해준다.

건강한 몸의 원활한 신진대사는 피부에도 탄력과 젊음을 준다. 맑은 피부를 갖고 있는 사람이 건강한 것은 바로 이런 이유에서다.

문헌상에 나타난 에덴의 생식과 성서요법

지구는 약 45억년 전에 생성되기 시작하였으며, 생명체가 살 수 있게 된 시기는 약 10억년 전이다. 인류학을 연구하는 학자들에 의하면 원시인류의 출현이 대략 기원전 250만 년경으로 추정된다고 한다.

인간이 살 수 있는 환경이 갖춰진 시기는 수천만년 전이다. 그러나 인류의 식문화는 인간이 이 땅에 존재하면서부터 발달되었다. 영원한 고전으로 일컬어지는 성서를 바탕으로 자연식사의 근원을 추적해 보았다.

성서를 보면 자연식사에 대해 최초로 언급된 기록을 찾아볼 수 있다.

'하나님이 가라사대 내가 온 지면의 씨 맺는 모든 채소와 씨 가진 열매 맺는 모든 나무를 너희에게 주노니 너희 식물이 되리라.' 창1:29

히브리 원문의 번역을 보면 채소는 '에쎄브Eseb' 즉, 풀이나 풀잎이라는 뜻을 갖고 있다. 넓은 의미로 곡물 및 과일을 일컫는다고 할 수 있다. 또한 열매는 '페리'로 다년생 나무에서 수확하는 과일을 지칭한 것으로 추정된다.

성서에는 노아의 홍수 이전에 인류가 육식을 하지 않았다고 기록돼 있다. 창세기 9장3절을 보면 '무릇 산 동물은 너희의 식물이 될찌라 채소 같이 내가 이것을 다 너희에게 주노라'라고 적혀있다.

또한 성서에는 화식이 시작됨을 짐작케 하는 여러 대목이 나온다. 육식과 더불어 문명과 한층 가까워진 식생활을 엿볼 수 있다. 그러나 주목할 만한 부분으로 육식과 채식의 차이를 극명하게 대비시키는 기록이 있다.

'~시험하여 채식을 주어 먹게 하고~ 열흘 후에 그들의 얼굴이 더욱 아름답고 살이 더욱 윤택하여 왕의 진미를 먹는 모든 소년보다 나아 보인지라.' 단1:15

히브리 원어로 채식은 '제로아Zeroa'로 씨를 뿌려 자라난 채소를 의미하고, 왕의 진미로 번역된 '파트바그Pathbag'는 고기로 만든 음식을 의미한다.

성서뿐 아니라 인류학에 관련한 여러 문헌에서 태초 인간의 생채식을 암시하는 부분은 자주 언급되고 있다. 덧붙여 여기에는 육식과 화식을 시작하기 이전의 기간을 매우 평화롭게 묘사하고 있다는 공통점이 있다.

기원전 8세기 경 그리스의 역사학자 헤시모도스는 이렇게 적고 있다.

'…그들은 아무 걱정도 없이 신들처럼 생활하였으며, 슬픔을 몰랐으며, 무참히 늙어가는 일도 없었다. … 기름진 땅에서는 농작물이 저절로 풍성하게 익어갔다. 그들은 이땅에서 풍요한 산물에 에워 싸여 평화롭게 … 충실한 생활을 하고 있었다.'

이 기록을 통해 한때 인간에게도 초식동물과 같은 평온한 삶이 있었음을 알 수 있다.

채식을 주식으로 하던 때 이 땅의 삼라만상과 함께 인간들도 어김없이 자연의 순리를 따르며 착하고 온순하게 낙원의 삶을 영위했을 것이다.

성서에서는 무엇은 먹고 무엇은 먹지 말라는 계시가 끊임없이 나온다. 이것은 신기하게도 모두 산성체질을 방지하고 알칼리성 체질을 유지할 수 있는 방법으로 귀결된다.

화내지 말고 시기, 질투하지 말며 사랑으로 충만한 생활을 하라는 가르침 역시 스트레스 없는 생활을 할 수 있도록 하는 지침이 되고 있다.

영어로 '병'은 'disease'라고 표기된다. 이 'disease'라는 단어는 dis아니다와 ease평안로 구성돼 있는데, 이것을 그대로 풀이하면 평안하지 않은 상태가 되고 이 상태가 바로 질병이 되는 것이다.

이 dis아니다는 disobey불복종하다라는 단어로부터 나왔는데, 기독교에서는 이 단어를 하나님의 명령에 순종하지 않는다는 뜻으로 해석한다. 따라서 하나님의 말씀과 계명을 지키면 dis가 없어져 평안ease하고 그렇지 않으면 병disease에 걸리게 된다고 해석하고 있다.

이처럼 성서의 계시를 따르며 병을 고치는 것을 '성서聖書요법'이라고 한다. 성서요법은 인체의 자연 치유력을 증강시키고 설령 병이 들었다 하더라도 자연적으로 치료될 수 있는 방법을 제시한다.

성서에서 하나님을 '치료의 하나님'이라고 하는 것도 이와 같은 이유 때문이다.

성서는 종교적인 경전으로서 뿐만 아니라 자연의학적으로도 매우 문헌적 가치가 있는 책이다.

그런 전제에서 성서에 나와 있듯이 육식보다는 채식이, 화내는 것보다는 사랑하는 것이 우리 몸을 위해 좋다는 사실은 막연히 종교적인 주장이 아니라 인간을 위한 변치 않는 진리임이 분명하다.

에덴농법이란 무엇인가

농촌의 현실

예전에는 음식물이나 짚, 인분, 약용식물 등의 자연물을 이용해 벌레를 없애고 토지를 비옥하게 만들었다. 지금과 같은 화학약품은 2차대전 이후 집중적으로 실용화되었다. 처음에는 농약을 조금만 사용해도 해충이 사라져 농가에서 크게 환영을 받았다. 그러나 농약은 병충해만 없애지 않고 땅속의 미생물과 박테리아까지 죽인다.

토양의 미생물은 동식물의 사체를 분해하여 미량 원소를 만들어 땅속에 영양을 공급한다. 그런데 이 미생물이 죽어버리니 땅도 죽어버리는 것이다. 땅에 영양이 없으면 작물은 병충해에 약해지고 농민들은 농약을 점점 더 많이 쓰게 되는 악순환이 거듭되고 있다.

우리 나라에서 사용되는 농약은 수백 종에 이른다. 이들 중 대다

수는 침투성 농약이다.

  땅에 직접 살포하는 것 이외에 작물에 직접 붓는 살충제, 살균제, 살비제, 착색제, 방부제, 성장촉진제, 항생제, 낙과 방지제 등 그 용도와 종류도 다양하다.

  예를 들어, 꼬부라진 오이는 상품성이 없으므로 쭉쭉 곧게 자라 나도록 지력제를 뿌리고, 사과는 출하 무렵 먹음직스러운 붉은색으로 보이기 위해 착색제를 뿌린다.

  침투성 농약들은 토양과 식물에 잔류하고 그것을 먹는 사람들의 몸 속에 들어가 배출되지 않고 쌓인다. 또 물에 녹아 들어 수질까지 오염시킨다. 대부분의 농약들이 발암성 물질, 최기형성 물질이라는 데 문제의 심각성이 있다.

  더욱이 제초제에 들어있는 다이옥신은 인간이 합성해낸 물질 가운데 가장 독성이 강한 것으로 인간의 몸 속에 들어오면 면역성 저하나 피부병, 암, 기형아, 성격이상, 정서불안 등과 같은 질병을 유발한다. 더 큰 문제는 이것을 해독할 물질이 없다는 것이다.

  그러므로 우리가 선택해서 먹어야 하는 농산물은 농약을 치지 않고 순수 자연농법으로 길러 낸 것이어야 한다. 체내에 녹아 각종 질병을 유발하는 농약의 위험성을 생각한다면, 벌레가 좀 먹었더라도 건강한 땅에서 길러낸 농산물을 선택하는 지혜가 필요하다. 다시 말해 건강하게 살아있는 땅에서 농사 지은 농산물은 영양분이 많다. 농약을 많이 친 논밭에서 수확한 농산물에는 우리 몸을 이롭게 하는 영양분이 많이 손실되어 있다.

흙과 사람을 살리는 에덴농법

[필자 주: 자연농법의 근원이 성서에 있기 때문에 이 책에서는 '에덴농법'이라 표기한다.]

 유기농법은 화학비료를 사용하지 않으므로 작물 생육에 필요한 양분의 공급을 유기물과 미생물로 대체해야 한다. 그러나 농촌 노동력의 부족과 유기물 자원 확보의 어려움으로 본의 아니게 유기성 산업 폐기물축산분뇨 등을 이용한 퇴비가 널리 사용되고 있는 실정이다.
 이와 같은 농업의 생산성을 간과한 점이 있어 이를 극복한 방안으로 '에덴농법'이 출현하였다. 유기농법의 단점을 보완하고 농업 원래의 목적인 먹거리를 건강하게, 경제적으로 생산함은 물론 환경도 살리는 농법이 바로 에덴농법이다.
 '에덴농법이란 생태계의 원리를 이용해 농약과 비료를 사용하지 않고, 땅도 갈지 않으면서 미생물, 벌레를 이용해 농사짓는 방법이다.'
 비료와 농약을 사용하지 않아 각종 미생물이 활동하고, 그렇게 생명력을 찾아 흙 속에서 다량의 영양성분을 흡수하고 자라는 농산물을 재배하는 것이 목적이다.
 에덴농법은 흙을 살리고 인간을 살려 자연을 하나의 공존하는 유기체로 만들어가는 '자연주의 농법'의 하나다. 이를 통해 화학비료와 농약을 쓰지 않은 순수 토종식의 농산물을 재배하는 극히 자연주의적 방법이다.
 그간의 유기농법은 외국에서 급하게 유입되면서 유기 농산물을 재배해야겠다는 명분만 앞서 우리 농법에 적합하지 않은 면이 있었다. 그렇게 재배된 유기 농산물은 때로 이름만 좋은 유기 농산물인 경우가 많았다.

이를 극복하여 자연의 이치에 맞게 재창안된 농법이 에덴농법이다. 에덴농법은 무경운 건조 직파농법이다. 다시 말해 마른 땅에 씨를 뿌리는 농법이다. 기존의 유기농법을 포함한 관행농법은 종자를 선별해 모판에서 일정기간 동안 키운다. 이렇게 되면 씨앗이 뿌리를 먼저 내린 다음 순이 나고 식물이 자라는 정상수순을 밟는 것이 아니라 순부터 먼저 나고 나중에 뿌리가 나는 기형적인 성장을 하게 된다. 또한 모판에서 자란 뿌리의 발육도 부진하다.

그러나 에덴농법은 마른 땅에 볍씨를 뿌리는 방법을 취하기 때문에 볍씨가 살기 위해 물을 찾아 땅속 2m까지 뿌리를 내리게 되므로 생명력이 강해진다. 따라서 뿌리가 땅에서 흡수하는 영양분은 분명 기존 농법의 수확물과 차이가 날 수 밖에 없다.

또한 에덴농법은 식물의 먹이가 유기물이 아닌 무기물이라는 점을 중시한다. 일정량의 퇴비를 주어도 이 퇴비가 썩어 무기질이 되어야만 식물의 먹이가 되는데 기존의 유기농법은 인위적으로 넣은 퇴비가 땅속에서 썩지 않아 문제가 된다는 얘기도 있다.

그밖에 경운, 정지, 약제 살포, 시비를 별도로 하지 않기 때문에 경비와 노동력을 극도로 적게 들이면서 효과적으로 농사를 지을 수 있는데 5월 중순~6월 중순경 하곡 수확과 동시에 추곡을 파종하고, 맥류의 짚으로 파종한 볍씨를 피복한다.

10월 하순경에 추곡 수확과 동시에 맥류를 파종하고, 볏짚으로 맥류를 피복해 줌으로서 병충해 방제 및 제초를 위한 약제 살포나 별도의 시비 없이 벼, 맥류를 순환적으로 재배할 수 있다. 따라서 토양의 오염과 수질 오염을 방지함으로써 환경도 살릴 수 있는 생명 농법이다.

　우리가 주식으로 삼고 있는 곡류를 우리 현실에 맞게 가장 효율적인 방법으로 생산하는 농법이기도 하다. 에덴농법은 우리 전통 농법을 바탕으로 한 차원 발전된 신토불이의 방식으로 자연 영농을 실현해 믿을 수 있는 농산물을 생산하므로 흙과 사람을 살리는 일 거양득의 효과를 얻고 있다.

　하지만 이렇게 좋은 에덴농법을 농민들이 쉽게 따라할 수 없는 이유가 있다. 일반농법에서 에덴농법으로 전환하면 첫해 소출이 관행농의 2분의 1도 되지 않으며, 최소한 3년을 에덴농법으로 농사를 지어야만 비로소 흙이 다시 살아나는 어려움이 있기 때문이다.

관행농법, 유기농법, 에덴농법의 비교

　에덴농법으로 수확한 곡물은 에덴대체식의 가장 이상적인 재료이다. 정직하게 재배해 수확한 양질의 곡식이므로 에덴생식의 원료로 손색이 없다.

　하지만 생 곡식을 그대로 먹기는 어려운 일이므로 수확 직후에 영양소가 살아있는 상태에서 건조, 분쇄시키는 약간의 과정을 거쳐야 한다.

관행농법 · 유기농법 · 에덴농법 비교표

	관행농법	유기농법	에덴농법
농약, 제초제	과다사용	사용안함	전혀 사용없음
퇴비사용	사용함	주로 사용함	전혀 사용없음
경운여부	경운함	경운함	전혀 경운없음
태풍, 한발영향	쓰러지고 말라죽음	쓰러지고 말라죽음	전혀 영향 없음
벼뿌리	30cm 정도	30cm 정도	무려 2m 이상
농작휴경	계속 농장	계속 농장	7년마다 1년 휴경
공해여부	공해심함	거의 무공해	완전 무공해

너는 육년 동안은 너의 땅에 파종하여 그 소산을 거두고, 제 칠년에는 갈지 말고 묵여 두어서. 출23:10,11

화식과 일반생식 에덴대체식의 차이

에덴대체식은 결코 생식이 아니다

화식 · 생식 · 에덴대체식의 비교

구분	화식	일반생식	에덴대체식
가열	열을 가해 맛을 돋구고 저장성을 높임	열을 가하지 않아 영양소가 보존	가열해도 무방, 영양에너지 보존
도정	도정중 전분층만 남아. 5%의 영양소 유지	도정하지 않으므로 영양소 유지	도정하지 않으므로 영양에너지 유지
비타민	항암비타민(A,B,E)이 가열에 의해서 파괴	항암비타민이 천연 항암제 역할	항암, 천연 항암제 역할
미네랄	천연미네랄이 열에 의해서 변형	자연미네랄:신체대사촉진	자연미네랄, 신체대사 촉진
엽록소	엽록소가 열에 의해서 파괴	엽록소 풍부:조혈, 정혈 작용, 빈혈예방	엽록소 풍부:조혈, 정혈 작용, 빈혈예방
씨눈	도정중 씨눈이 제거	생명력이 담긴 씨눈이 보존	생명력이 담긴 씨눈이 보존

섬유질	도정중 섬유질이 제거	섬유질이 풍부:변비예방.노폐물제거	섬유질이 풍부:변비예방. 노폐물제거
효율	생식에 비해 1/5배의 에너지 효율	화식에 비해 5배의 에너지 효율	생식에 비해 약30배의 에너지 효율
차이	관행농법 또는 유기농법	유기농법	에덴농법

※에덴대체식은 결코 생식이 아님

　이를 통해 에덴대체식이 결코 생식이 아니며 화식이 어떻게 영양소를 파괴하는지 분명하게 알게 되었다. 생식은 화식에 비해 인체의 신진대사에 가장 중요한 성분인 비타민을 비롯한 각종 영양소와 효소들이 그대로 살아있어 면역력을 높여주고 몸을 건강하게 하며 각종 질병을 예방하는 데 도움을 준다.

　화식인의 질병발생율이 100일 때 생식인은 그 5분의 1 정도에 불과하며 비타민B1, B2는 생식인이 화식인에 비해 2~3배 정도 더 섭취하는 것으로 나타났다. 뿐만 아니라 칼슘 섭취량이나 철분 섭취량 그리고 비타민A와 C의 섭취량도 생식인이 화식인에 비해 월등히 높게 섭취하고 있는 것으로 나타났다.

화식의 단점

- 지방을 변화시켜 소화가 안 되며 그 중 일부는 독으로 변한다.
- 수용성 미네랄 성분이 다량 손실된다.
- 비타민을 파괴한다.
- 식품의 형태를 파괴시키고 구성을 변화시켜 기초 영양소에 변화를 일으킨다.

일반생식과 화식의 영양가적 차이

[일반생식 및 생식인의 영양상태와 생식인의 주식에 관한 연구]윤욱현, 세종대를 보면 생식인의 94%는 위장병, 빈혈, 변비, 당뇨, 고혈압, 간장병, 신장병, 암, 관절염 질환이 없는 데 반해, 일반인은 36.5%만이 질환이 없어 생식인이 일반인에 비해 현저히 건강함을 알 수 있다.

위의 도표를 보면 일반생식인은 일반인에 비해 칼슘은 2배 이상을 섭취하고 있으며 비타민이나 나이아신, 철분 등도 일반인에 비해 높은 섭취량을 보이고 있다. 생식이 소식을 원리로 하고 있다고 고려할 때 이 수치는 그 이상의 비율을 보일 것이라 짐작해도 무방할 것이다. 또한 생식인과 화식인의 장점을 비교한 자료가 있어 눈길을 끌고 있는데 그 표를 살펴보도록 하자.

생식인과 일반인의 영양 섭취량 비교

구분	생식인	일반인
칼슘(mg)	725	495
철분(mg)	26.4	22.2
비타민A(R.E)	1757	1337
비타민B_1(mg)	2.69	1.19
비타민B_2(mg)	4.72	1.20
나이아신(mg)	16.1	20.9
비타민C(mg)	94.17	76.2

생식인과 화식인의 장점 비교

구분	일반생식인	화식인
정신이 맑고 안정됨	43%	8%
피부의 개선	6%	3%
건강하다고 느낌	42%	6%
몸 냄새가 안 남	2%	1%
조리시간 단축	5%	8%
식사의 즐거움	0%	44%
기타	2%	12%

이 도표에서처럼, 일반생식인은 화식을 하는 일반인에 비해 정신이 맑고 안정되어 있다고 느끼고 있으며 무엇보다 건강하다는 느낌을 월등히 높게 가진 것으로 나타나고 있다. 이에 비해 식사의 즐거움은 거의 없는 것으로 조사되었는데, 이는 화식에 익숙해진 우리의 입맛과 모종의 상관성이 있을 것이다. 그러나 표에 나타나 있지는 않지만, 먹는 즐거움을 위주로 하는 대신 화식은 영양상의 문제나 생활습관병과 같은 질병에 대한 우려가 생식에 비해 매우 높다고 한다.

일반생식의 장점

불로 요리를 한 씨앗에서는 싹이 트지 않는다. 이것만으로도 화식이 죽은 음식이라는 것을 알 수 있다. 야채와 과일은 이미 햇빛으로 충분히 익은 음식이다. 이런 살아있는 음식을 먹으면 인체의 세포 조직은 이들의 에너지를 받아들여 건강해진다.

생식은 따로 조리를 할 필요없이 간단하게 준비될 수 있고 소화하지 못할 만큼 과식하도록 식욕을 당기지도 않으며 질병도 유발하지 않는다. 그러므로 생식은 활력이 넘치고 우리의 생명을 연장시켜 준다. 현재 먹는 식사의 일부나 전체를 에덴대체식으로 대체한다면 주부들의 가사 노동을 반 이상 줄일 수 있다. 다시 말해 엄청난 조리기구, 불과 싸우지 않아도 되는 것이다.

과일과 야채, 견과야말로 가장 먹기 쉽고 가장 훌륭하며 가장 자연스러운 음식이다. 또한 그것들은 열로 조리하는 과정을 거치지 않아 풍부한 비타민을 제공하는 등 생명과 영양으로 충만하다.

자연은 인간을 위해 이런 훌륭한 먹거리를 제공한다. 빛나는 태양, 깨끗한 공기, 비옥한 토양, 순수한 물이 각자 맡은 바 역할을 충실히 해준 덕분에 우리 인간은 살아있는 음식을 먹을 수 있게 된 것이다. 이런 살아 숨쉬는 음식을 수확한 즉시 먹는다면 더욱 금상첨화일 것이다.

싱싱한 야채와 과일은 맛도 좋다. 잘 익은 과일과 야채에는 따로 양념을 하거나 화학조미료를 칠 필요가 없다. 그 자체로 충분히 맛있고 완벽하기 때문이다. 하지만 이 야채들을 조리하면 싱싱한 기운이 사라져 버리고 맛도 형편없어진다. 그러므로 불로 요리하는 것은 음식의 생명력을 파괴시키는 행위요, 시커멓게 그을린 음식이야말로 죽은 음식인 것이다.

인체는 살아있는 음식 즉, 에덴대체식을 해야 우리 몸이 이것들을 받아들여 흡수하고 소비시킴으로써 비로소 에너지를 발산하고 원기 왕성해질 수 있다.

지구상에 오직 인간만이 음식을 먹기 전에 조리한다. 현재 인류가 먹는 음식의 대부분은 조리라는 과정을 거친다. 인간은 만물의 영장이기 때문에 조리된 음식을 먹고, 들판의 야생동물들은 멍청하기 때문에 날 것을 먹는 것일까.

'공중의 새를 보라. 심지도 않고 거두지도 않고 창고에 모아들이지도 아니하되 너희 천부께서 기르시나니 너희는 이것들보다 귀하지 아니하냐.' 마6:26

소에게는 풀을 주시고 사자에게는 다른 동물의 고기를 허락하셨듯 하나님은 가장 아끼시는 인간에게도 적당한 형태의 먹거리를 자연을 통해 제공해 주신다.

그런데 왜 우리 인간은 그것을 조리하느라 생고생을 하는 것일까. 문명이 고도로 발달한 사회에서 살고 있는 인간과 그들이 대량으로 키워내는 가축은 질병에 시달리지만 야생동물들은 그렇지 않다. 왜냐하면 야생동물들은 조리하지 않은 날 것을 먹기 때문이다.

일반생식의 장점
- 오래 씹으면 타액이 충분히 분비돼 소화가 잘 된다.
- 영양소의 파괴가 거의 없다.
- 생식을 하면 시간과 노동력을 절감할 수 있다.
- 많이 씹어야 하므로 치아와 잇몸이 건강하다
- 과식을 예방한다.

왜 에덴대체식이 좋은가

세계적으로 주목받는 에덴대체식

가장 성공적인 잡식성 동물은 인간이라고 한다. 그리고 인간과 유사한 치아의 기능을 갖고 있는 동물인 돼지 또한 잡식성으로 동물성, 식물성 사료를 모두 먹는다. 그러나 인간의 식성은 본래 초식성에 가깝다. 이것은 치열의 구조를 보면 알 수 있는데, 인간의 치열은 육식동물이 아닌 초식동물의 치열과 유사하다고 한다. 육류를 먹을 때 주로 쓰는 송곳니보다 어금니가 잘 발달된 것만 보아도 알 수 있다.

자연의학의 세계적인 권위자인 일본의 모리시타 게이이치는 '우리에게 최고의 단백질원이라고 알려져 있는 고기는 인체에 적합하지 않다'고 말한다. 그리고 '곡채식을 생활화하면 현대인에게 많은 비만, 소화장애, 변비, 당뇨, 고혈압, 간질환, 천식, 정력감퇴, 만성피로 등을 쉽게 치료할 수 있다'고 한다.

　우리 몸의 단백질은 스스로 소화기관에서 만들고 있으므로, 육식으로 단백질을 섭취할 필요성이 전혀 없다. 그런 의미에서 고기를 먹지 않고는 살 수 없다든가, 도저히 힘이 나지 않는다든가, 성장에 지장이 있다고 하는 것은 궤변에 가까운 주장이다.

　소화액의 성질을 보면, 육식동물과 초식동물이 서로 달라서 초식동물은 육식동물과 같은 강력한 단백질 분해 효소를 갖고 있지 않다. 고기 속에 함유되어 있는 단백질을 아미노산 정도의 상태로 어느 정도 분해하는 작용은 있지만 그 이상의 작용은 하지 못한다. 인간의 경우도 마찬가지다.

　또 육식동물과 초식동물은 장의 길이도 다르다. 육식동물은 짧고 초식동물은 상당히 길다. 인간은 장이 긴 부류에 속한다. 이는 육식동물과 반대되는 특성이다.

　인간에게는 맹장 끝부분에 충수돌기가 있다. 이것은 대표적 초식동물인 토끼가 충수돌기를 갖고 있는 것과 유사하다. 초식동물에게 맹장은 반드시 필요한 기관이다.

　우리가 순수한 식물성을 주식으로 삼는다면 맹장에 이상이 생기거나 흔히 걸리는 맹장염을 염려할 필요가 없다. 육식 동물이 아닌데도 고기를 과다 섭취하기 때문에 맹장염에 걸리는 것이다. 생활습관병이 잘 걸리는 이유도 썩기 쉬운 육류가 인간의 긴 장腸 속에서 부패해 피가 산독성酸毒性으로 바뀌기 때문이다.

　또한 일반적으로 육류·우유·계란 등 동물성 식품의 과잉섭취는 장내 환경을 악화시켜 체내에 갖가지 독소를 유발시킨다. 동물성 단백질의 부패와 장내 나쁜 균의 증가를 초래하게 된 것이다. 이것들은 장에서 흡수되어 혈액을 악화시키는 원인이 된다.

그리고, 동물성 식품은 암체질을 만드는 것에도 지대한 역할을 한다. 즉 동물성 단백질로 인해 장내에서 부패 현상이 일어나면 갖가지 독소가 발생하여 혈액이 오염되고 이로 인해 세포의 기능이 혼란을 일으켜 여러 가지 염증을 일으킨다. 암도 그런 맥락에서 발병하는 질병인 것이다.

그러나 반대로 곡식을 중심으로 한 채식에서는 깨끗한 혈액이 계속 만들어져 놀라운 체질 개선 효과가 나타난다. 이것은 인류가 본질적으로 곡식과 야채를 먹는 식성을 지니고 있기 때문이다.

자연식에 대한 열풍은 우리 나라뿐 아니라 이미 세계적인 추세다. 일찌기 1928년 독일에서는 '곡채식을 생활화 하자'라는 구호를 내건 '오가닉푸드 운동'이 번지기 시작했고, 요즘엔 '매크로바이오틱 식생활', '내추럴푸드 운동', 등이 유행처럼 퍼지고 있다.

우리가 서구의 식생활을 받아들여 패스트 푸드가 일상화 된 반면 거꾸로 서양은 지금 동양적 식생활로 점차 문화가 바뀌어 가고 있는 중이다.

인간은 본래 초식동물 중에서도 곡채식성穀菜食性 동물이다. 그러므로 자연으로 돌아가고자 하는 욕망은 본능적이며 매우 당연한 이치다. 에덴대체식의 상용은 그런 의미에서 가장 적합한 선택이며 건강을 위한 최상의 방책이라고 할 수 있다.

최근 일본에서는 건강한 식생활을 위해 전 국민에게 하루에 18가지 이상의 식품을 섭취하도록 권장하고 있다. 이것은 현대인의 생활이 윤택해짐에 따라 극도의 미식과 과식, 육식, 가공식품의 섭취로 인한 불균형한 식생활로 사람들의 건강상태가 나빠져 더 이상 간과할 수 없는 사회문제가 되고 있기 때문이다.

건강한 먹거리에 대한 관심이 고조되고 있는 요즘, 에덴대체식은 전세계적으로 불고 있는 자연식 붐에 가장 주목 받는 대체식으로 각광 받고 있다. 이것은 생식이 자연의 생명력이 그대로 살아있는 최상의 식사요법이기에 가능한 일이었다.

식생활의 개선은 무엇보다 중요하다고 할 수 있다. 이제 무엇을 선택하고 버려야 할 지 결정해야 할 시점이 되었다.

에덴대체식의 목적

살아있는 영양소를 먹는다

에덴대체식을 통해 섭취할 수 있는 살아있는 영양소는 씨눈, 효소, 엽록소, 식이섬유, 비타민, 미네랄 등이다. 이들은 열에 쉽게 파괴되기 때문에 생식에서만 고스란히 보존될 수 있다. 이 살아있는 영양소 중 최근 각광을 받고 있는 것이 생리활성물질이다. 지금까지 알려진 항암 비타민, 항암 미네랄에 이어 암을 막아주는 카로티노이드당근, 골다공증을 예방하고 치료하는 이소플라본콩, 그밖에 인삼의 사포닌, 토마토의 라이코펜 등 수많은 예방의학적 또는 치

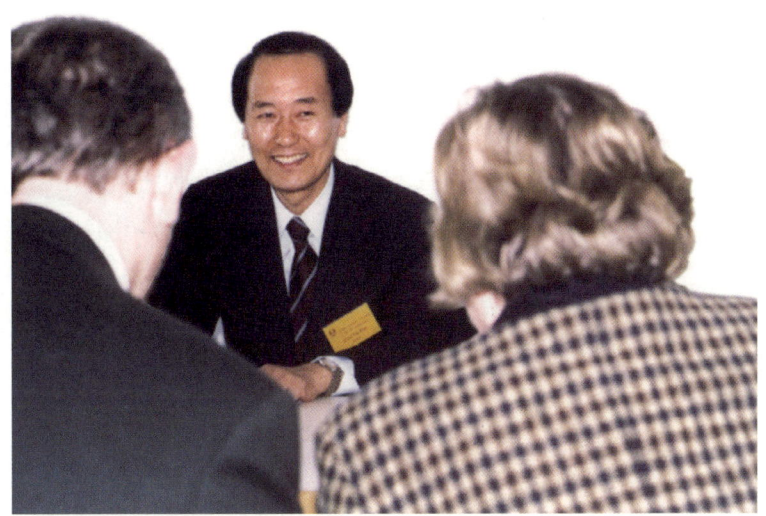
독일 요료법대회에서 외국대표들의 질문에 답변하고 있는 필자.

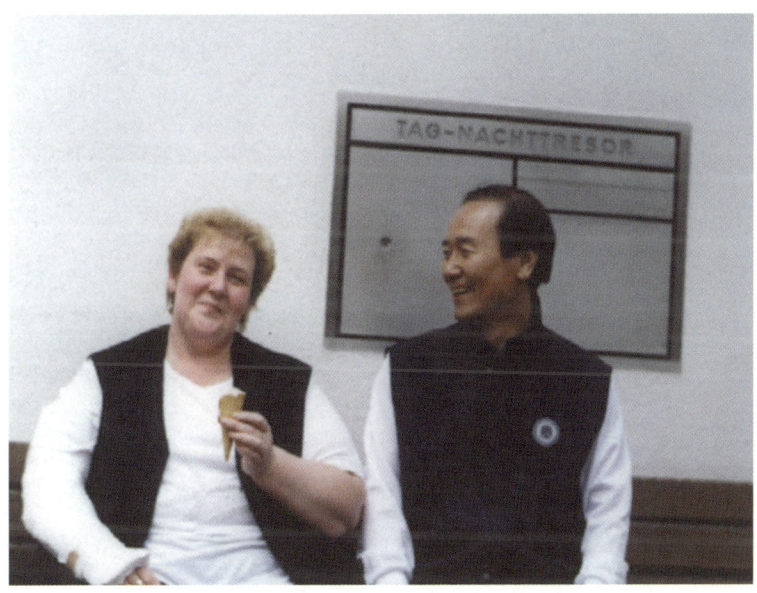
독일 현지 비만 여성에게 비만을 고쳐 주겠다며 비만치유의 기본원리에 대해 설명하고 있는 모습.

료적 성분들이 속속 발표되고 있는데, 이는 불로 익히지 않은 먹거리를 통해서만 가능한 것이다.

여기서 더욱 주목을 해야 할 것은 이 같은 영양소가 몸의 기능을 회복시키는 것뿐만 아니라 질병의 치료 및 개선까지 할 수 있다는 것이다. 미국 의학박사인 윈드 박사는 오늘날 현대인들이 앓고 있는 각종 암의 원인 중 90% 이상이 '잘못된 식사와 몸에 들어온 화학물질' 때문이라고 말했다.

에덴대체식이 치료적 차원에서 암환자에게 가장 적합한 이유는 일체의 화학물질이 없기 때문에 면역체계를 극대화 시킴은 물론 더 이상 암 유전자를 자극하는 성분을 공급하지 않는 데 있다. 그리고 최소한의 영양으로 신체를 건강하게 하는 데에 기여하므로 몸에 유해한 불필요한 조직을 스스로 제거 시킬 수 있다. 또한 간이나 소화기에 부담이 없고 대사과정이나 노폐물의 처리를 최소화하므로 모든 에너지를 암치료에 쏟을 수 있다.

에덴대체식이 암환자에게 적합하다면 다른 생활습관병은 굳이 설명할 필요가 없으며, 암과 각종 생활습관병을 극복하는 데 생식이 주효 했음은 여러 사례들을 통해 속속 밝혀지고 있다. 다시 말해 암을 위시한 여러 가지 생활습관병에는 생야채와 생현미가루를 먹는 생채식 건강법生菜食 健康法을 하면 완치된다는 여러 결과가 이미 인증되고 있다.

우리 나라의 암환자 중에서도 생채식을 통해 암을 극복하고 완치한 경우가 속속들이 발표되고 있다. 이들이 병을 극복할 수 있었던 것은 잘못된 식습관을 개선했기 때문이다. 그러므로 병을 앓는 사람이 화식이나 과식 인스턴트 식품의 상용 등과 같은 문제에 깊숙이 연루되어 있기 때문에 에덴대체식의 위력은 더 크게 발휘된다.

잘못된 식습관을 고치면 불치병에서 해방된다

현대인이 갖고 있는 대부분의 질병은 잘못된 식사에서부터 비롯된다. 이는 음식을 통해 외부에서 들어온 화학물질과 소화능력 이상으로, 혹은 음식이 몸 안에서 부패하면서 생긴 독소와 영양소가 부족한 식품을 섭취하는 데서 오는 영양결핍이 원인이 되어 일어난다.

건강을 유지하기 위해서는 무공해의 완전한 식습관과 올바른 생활습관을 몸에 익히는 것이 필요하다. 좋지 않은 식습관으로 대표적인 것이 과식과 육류 위주의 식사 그리고 인스턴트 식품의 생활화이다.

육류 위주의 기름진 식생활은 혈액 내 콜레스테롤을 증가시켜 동맥경화, 중풍, 심장질환을 발생시키는 주요 인자이며 특히 육류를 가열함에 따라 발생하는 독소물질은 암을 유발하는 물질로 작용하게 된다.

에덴대체식을 하면 육체가 영양의 균형을 스스로 조절할 수 있게 되어 화식을 할 때보다 식욕이 절제돼 소식을 하게 되고 육류섭취가 현저히 줄어 생활습관병 예방과 체중감량 효과를 얻을 수 있다. 또한 체내 천연효소의 증강으로 최적의 생체리듬을 회복시켜 활기찬 생활을 할 수 있다.

면역효과가 대단하다

면역이란 우리 몸을 보호하는 방어체계를 뜻한다. 외부에서 유입된 독성 물질, 즉 세균이나 바이러스, 그밖에 몸 안에 생긴 노폐물과 암세포 등을 스스로 물리칠 수 있는 내성을 말한다.

사람에게는 기본적으로 자체 면역력이 있다. 이 면역기능이 튼튼해야 만이 우리 몸을 질병으로부터 확실히 보호할 수 있다.

에덴대체식의 영양소는 주로 면역에 관여하는 세포와 밀접하게 관련돼 체내 면역세포의 활동을 활발하게 돕는다.

여러 해 동안 만성병으로 고생하던 사람들이 에덴대체식으로 식사법을 바꾸면서 건강을 되찾는 것을 보면 에덴대체식이 가진 면역효과는 어떤 면역요법보다 효과적이라는 것을 알 수 있다.

에덴대체식은 에너지 식(食)이다

생활습관병 질환의 대부분은 식원병食原病이라고 해도 과언이 아니다. 이러한 병은 과음, 과식, 인스턴트식, 미식, 담배 등 기호식, 염분식 등 각종 바람직하지 않은 먹거리가 몸 속에 쌓이면서 일어나는 질병이다.

에덴대체식은 인체의 자연 치유력을 높여 체내 면역력의 증강으로 건강을 도모하는 에너지 식 즉 기체식氣體食이다.

밥을 먹는 것은 곡기를 먹고 냉수를 먹는 것은 냉기를, 술을 마시는 것은 주기를 먹는 것이다. 먹거리에 입력되어 있는 기氣인 에너지를 섭취하는 것이다.

식사의 종류

종류	액체식	고체식	기체식
예	죽·유동식	밥·생식	에덴대체식
방법	씹지 않는다	씹는다	반드시 씹어 먹는다
목적	불량연소	불완전연소	완전연소
효율	약하다	보통	대단히 높다

※ 액체식과 고체식은 입으로 먹게 되지만 기체식은 입이 없는 세포식사로 완전연소가 되어야 세포가 기력(氣力)을 발휘하게 된다.

에덴대체식 섭취시 금기 식품

① 정백 식품백미, 흰 밀가루, 흰 설탕과 조미료가 첨가된 음식
② 인스턴트 식품햄버거, 피자, 과자, 빵, 청량음료수
③ 육류 및 냉동 가공식품소고기, 돼지고기, 치킨, 돈까스, 냉동만두 등
④ 가공유지류와 당류버터, 마요네즈, 아이스크림, 가당주스, 케이크, 케첩

명현현상

명현瞑眩이라는 말은 한의학적 용어로 '병을 치료하는 과정에서 약을 복용하면서 예기치 못했던 불쾌한 증상이 나타나는 것'『한의학용

『어대사전』 김용술, 이상훈 공저, 환자 또는 허약 체질인 사람이 한약이나 건강보조식품을 복용하게 될 때 '일시적으로 통증, 발열, 발한, 설사, 발진 같은 증상이 나타나는 것'을 뜻한다. 이러한 증상은 오랫동안 건강이 좋지 않았던 사람에게 병이 호전되는 반응으로 나타나는 현상이다.

명지대학교 부설 생물공학연구소 소장인 이양희 교수가 주창하는 호전반응도 이와 비슷하다.

이 교수는 그가 주창하는 GF Grain Dominant Whole Food: 낟알 위주의 전체식 식사법으로 바꾸면 잘못된 식사를 오래 해서 몸에 이상이 있는 사람의 경우 밥맛을 잃거나 피로감, 통증, 열, 냉기, 악취, 성욕감퇴, 탈모현상, 피부이상 등의 병적이상이 나타날 수 있는데 이런 반응은 건강이 회복하기 위한 일시적 증상이므로 기다리면 정상으로 돌아온다고 했다.

한편, 미국의 영양 상담가 Ruth Y. Long 박사는 건강이 좋지 않은 사람의 경우 체내에 다량의 독소나 채 배설되지 못한 노폐물이 있을 수 있는데 이것은 영양의 균형을 찾으면서 회복해야 할 것이라는 논리를 펼친 바 있으며, 이를 통해 인체는 이들을 제거하기 시작하면서 불쾌한 증상이 일시적으로 일어날 수 있다고 지적했다.

만성 접촉성 피부염을 앓던 한 환자가 에덴 대체식사를 통해 병을 고치려고 대체식을 하면서, 얼굴 전체로 피부염이 확산된 것처럼 붉어졌다고 한탄한 일이 있었다.

필자는 이 환자에게 그래도 대체식을 계속해 보라는 권유를 했다. 물론 이 환자는 반신반의하였지만 필자를 믿고 생식을 계속해

나갔다. 그 결과 얼굴의 붉은 기는 가라앉고 만성 접촉성 피부염으로 울긋불긋하던 얼굴도 말끔하게 고와진 결과를 얻게 되었다.

명현현상이 생기는 이유

에덴대체식을 하면 배에 가스가 찬 다든지, 혹은 머리가 아프다든지, 소화가 안 된다든지 혹은 이 환자처럼 얼굴에 발진이 생긴다든지 하는 현상이 나타날 수 있다.

이런 현상을 두고 명현현상 혹은 호전 반응이라고 한다. 말 그대로 증세가 호전된다는 것을 말함인데, 이는 신체이상이 극복되는 과정에서 나타나는 일시적인 현상이다.

에덴대체식을 하게 됨에 따라 체내에서의 조절작용이 일어나 노폐물의 배설이 진행되면서 어느 순간 노폐물이 한꺼번에 빠지는 과정에서 일어나는 현상이다.

이는 에덴대체식으로 인한 자연 치유력의 결과이다. 물론 모든 사람들에게서 명현현상이 나타나는 것은 아니다. 개인의 체질이나 병의 상태, 병의 진행 상태에 따라 명현현상 또한 판이하게 드러난다. 특히 생활습관병이나 만성질환을 앓고 있던 사람들에게 더 뚜렷하게 나타난다.

일반적인 예로 장이 안 좋은 사람의 경우 종종 생식을 먹고 난 후 배가 살살 아파진다는 경우가 있는데, 이는 장내의 유해 배설물이 빠지면서 나타나는 현상이다.

장 뿐만이 아니라 위장이 안 좋은 사람들의 경우 이런 현상이 종종 나타나는데, 이 경우 속이 더부룩하거나 방귀를 자주 뀌는 신체반응이 나타나기도 한다. 심한 경우 변비가 생길 수도 있는데, 이는 수분이 부족하거나 혹은 위장기능이 약해 섬유질을 소화시키지 못하기 때문이다. 즉 건조 시킨 생식을 먹으면서 수분이 부족하면 오히려 섬유질이 뭉쳐서 배출되지 못하고 이런 현상을 발생시키기도 된다.

이 경우 충분한 수분의 섭취를 통해 증상을 개선시킬 수 있다. 수분은 생수뿐만 아니라 두유 등도 무방하다.

또한 열이 날 수도 있는데 이는 체내에 축적되어 있는 유해물질과 싸우는 과정에서 발생하는 신체 반응이거나 혹은 체내에 많이 축적되어 있는 노폐물을 걸러내기 위한 반응이다.

일시적인 경련이나 피부발진 등도 같은 경우이다. 때로 이것이 뇌나 근육으로 가서 통증을 일으키는 경우도 있는데 이 경우 두통을 야기하기도 한다.

혈액의 상태가 나쁜 산성체질은 심하게 피로하며 졸음이 온다. 좋지 않거나 병들어 있는 장기 기능을 회복함에 따라 일어나는 일시적인 불균형 현상이다.

때로 여성들의 경우 생식으로 인해 체지방이 많이 감소하였거나 호르몬 대사 균형의 정상화과정에서 생리량이 줄거나 일시적인 무월경 증상을 보이기도 하는데 얼마 지나지 않아 쉽게 회복된다.

명현현상의 기간

명현현상이 나타나는 사람들은 대개 섭취 후 수일에서 수십 일 후에 이런 신체반응을 경험하는데, 대체로 3~5일이 지나면 없어지기도 하지만 심한 경우 3~6주 혹은 2~3 개월까지 지속되는 경우도 있다. 명현현상은 체질이 개선되고 있다는 증거이므로 일시적으로 증상이 나빠지더라도 염려할 필요는 없다.

위에서 살펴본 것처럼 명현현상은 체내의 축적되어 있는 유해물질과 싸우는 과정에서 발생하는 일시적인 반응이며 몸이 좋아진다는 반응이므로 걱정하지 않아도 된다. 명현현상의 기간은 사람에 따라 체질에 따라 혹은 노폐물의 배설속도나 질병의 정도에 따라 다르기 때문이다.

다만 증세가 심한 경우 섭취량을 조절하거나 방법을 조정해 볼 필요는 있다. 증세가 아주 심하다면 섭취량을 줄이되 중단하지 않으면서 계속 유지해 보는 것도 방법이다. 체내에서 적응되고 있는 과정이 중단될 염려가 있기 때문이다. 명현현상이 나타난다고 해서 에덴대체식을 중도에 그만 두는 것은 체내에 축적되어 있는 노폐물과 싸우는 과정을 포기하는 것과 같다. 물론 명현현상이 수분부족으로 인해 생기게 되는 경우 생식을 섭취하는 방법을 조정할 필요가 있다. 충분히 수분을 섭취하지 않으면 오히려 역효과가 나올 수 있으므로 이는 주의를 요하는 부분이다.

또한 다이어트를 하기 위해 생식을 하는 일부 여성들의 경우 정해진 생식의 양조차 섭취하지 않고서 무리를 하는 경우가 있는데, 이 또한 주의를 요하는 부분이다. 이런 경우 신체의 부작용은 명현현 상이 아닌 말 그대로 부작용인 경우가 더 많기 때문이다.

명현현상은 체내에 쌓여 있는 노폐물이나 독소물질의 배출 과정이므로 배출 속도를 높여주는 것이 필요하다. 충분한 물과 섬유질을 섭취하여 소변이나 대변의 양을 늘려 주어서 소변이나 대변을 통해 잘 배출될 수 있도록 하는 것이 최선의 방법이다.

명현현상의 증상

병의 증상에 따라 나타날 수 있는 명현 현상은 다음과 같다.

병증	나타날 수 있는 명현현상
산성체질	자주 졸립거나 피로함, 목과 혀의 건조증, 방귀나 빈뇨 현상
고혈압	머리가 무겁고 어지러운 증세가 1~2주가 지속되거나 무기력증에 진다
위기능 쇠약	위 부위가 답답하고 미열이 있으며 음식을 잘 먹을 수 없다
위하수	위 부위가 답답하거나 심하면 토하고 싶은 증상을 느낄 수 있다
장질환	설사
간기능 쇠약	토하고 싶고 피부가 가려우며 발진이 생길 수 있다
간경화증	대변에 피 또는 핏덩어리가 섞여서 나오는 경우가 있다
신장병	단백질이 감소하고 얼굴이 부으며 다리부분에 경미한 부종 현상
당뇨	배설되는 당분의 농도가 일시적으로 증가하거나 손발부종, 무기력증
여드름	일시적으로 심해질 수 있다
치질	대변에 피가 섞여 나올 수 있다

만성기관지염	입안이 마르고 구토가 나며 어지럽고 가래를 쉽게 뱉을 수 없다
폐기능 쇠약	가래의 양이 증가하고 가래의 색이 노란색을 띈다
축농증	콧물의 양이 많고 진해진다
과민성 피부	일시적으로 가려움증이 생길 수 있고 여드름이 심해진다
신경과민	잠을 이룰 수 없거나 쉽게 흥분하는 경향이 있을 수 있다
통풍	무력감이나 통증이 올 수 있다
적혈구 부족	코피가 나는 증세가 있을 수 있다
신경통	환부가 더 아플 수 있다
백혈구 감소	입안이 마르는 것 같고, 꿈을 많이 꾸며 위가 불편하다
요산과다	전신이 아플 수 있다
생리통	전신이 무력하거나 통증이 있을 수 있으나 곧 사라진다

3

식생활을 바꾸면
불치병은 없다

부산 교육장-화명산 기도원

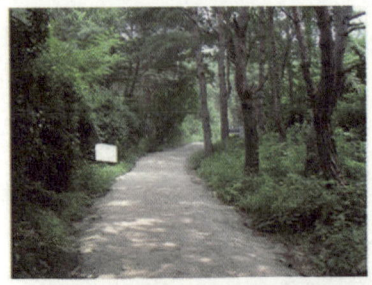
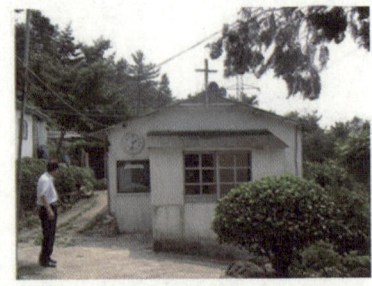
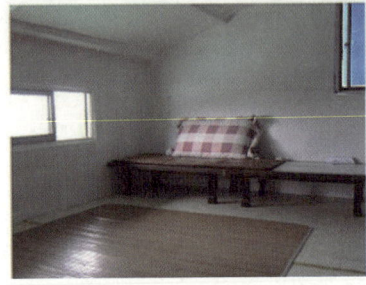
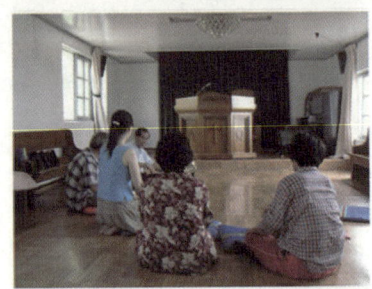

원주 교육장-횡성 호반의 집

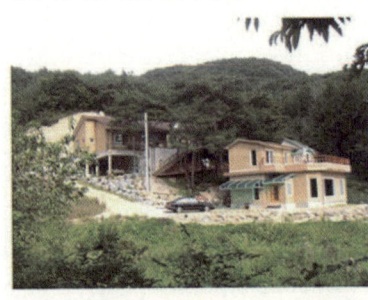
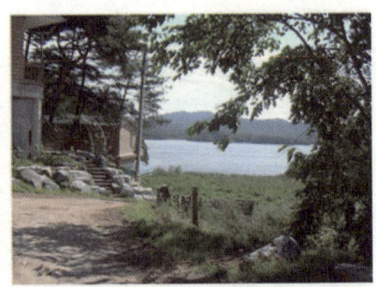
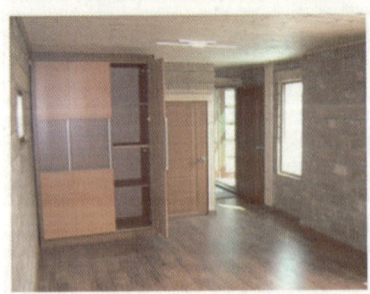
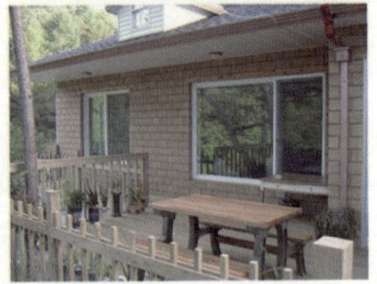

청도 교육장

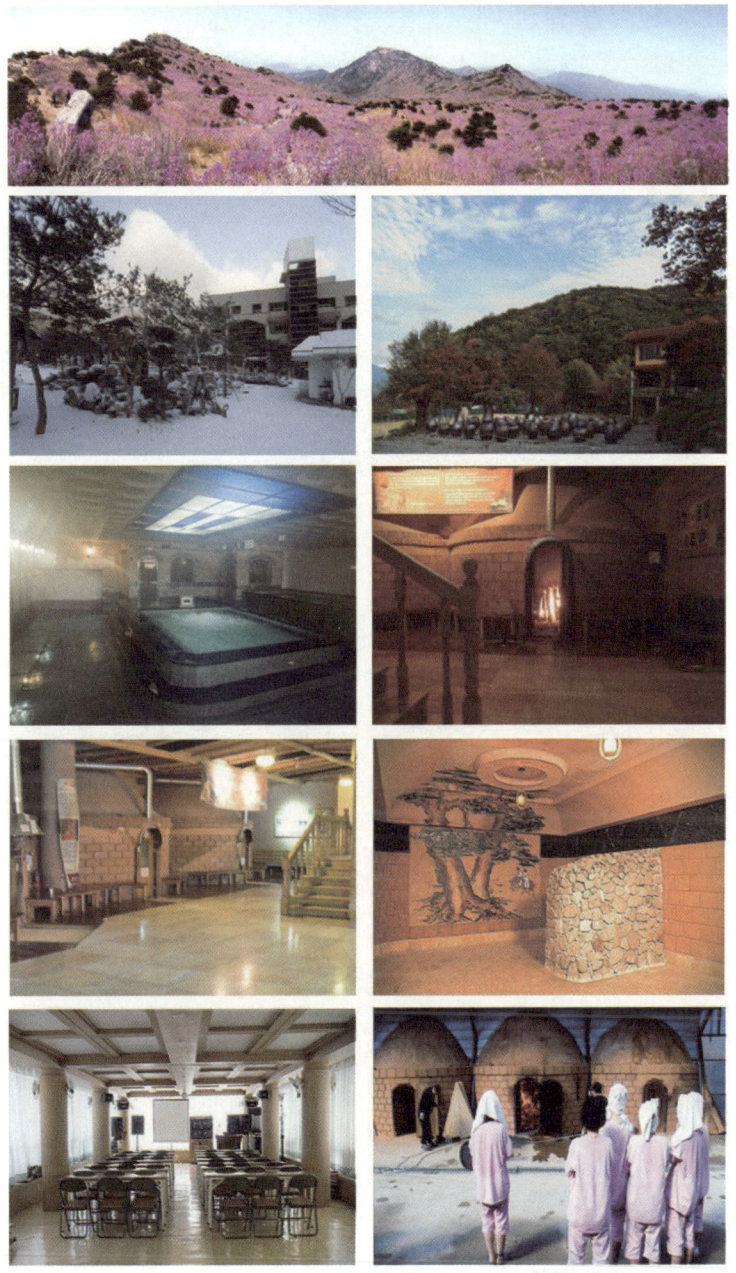

요(尿)단식은 칼을 대지 안는 수술이다

요단식 프로그램 안내

기관명	한국사회교육원 김용태 성서건강연수원	협력 기관	동아대학교 지식자원개발센터
대표자	김용태 성서건강 연수원 원장, 약 없는 김용태 약국 대표약사		
대표자 약력	• 부산광역시 약사 회장 역임 • 현재, 사랑의 장기기증 운동본부 명예 본부장 (시신 기증 제 1호) • 「성서요법 암, 당뇨, 비만을 고친 사람들」의 저자(저서 다수) • 요단식 교육으로 암, 당뇨, 비만 등 불·난치병 환자 국내·외 1만여명 상담, 교육 • CTS「파워 크리스천」출연 (30분간 방영)		
프로 그램	• 기간 : 매월 첫 주 화요일부터 10일간 • 장소 : 부산교육장 - 화명산 기도원 원주교육장 - 횡성 호반의 집 • 인원 : 15명 한정(선착순)		
교육 내용	• 관장요법 • 냉온요법 • 풍욕요법 • 찜질요법 • 요요법 • 호흡요법 • 간 청소요법 • 소금요법 • 웃음요법		
회복한 사람들	• 허수복 장로님(010-5519-5671)의 큰 딸 허 모양은 요단식 15일 후 20년간 덜던 간질, 정신질환 약을 끊고 10년이 지난 지금까지도 정상 회복. • 최인식 전직 교수님(019-9752-3242)은 고혈압과 전립선질환으로 사경을 헤매다 요단식 4개월 만에 정상 회복		

요단식만큼
좋은 치유법은 없다

요단식으로 모든 병을 동시에 고칠 수 있다

요단식은 흉터와 상처가 없는 무혈수술이다. 한마디로 칼을 대지 않는 수술이다. 그러므로 이 요단식은 인류가 질병치료와 예방을 위해 발견한 가장 효율적인 방법이라고 할 수 있다.

현대의학이 태동하기 이전에는 인간은 몸이 불편하거나 병에 걸리면 신체가 자연적으로 회복될 때까지 본능적으로 아무것도 먹지 않고 굶었다. 그러나 현대의학이 화학적 약물에 의존하는 방향으로 발달되면서 본능적으로 굶는 단식은 서서히 잊혀지게 되었다.

4~5년 전만 해도 자연건강법으로 요단식을 권유하면 대부분의 사람들은 깜짝 놀라며 기겁을 했지만 지금은 인식이 많이 달라졌다. 요즘은 현대의학으로 다스리지 못하는 병에는 요단식이 좋다

는 소리를 누구나 한 두 번쯤은 들었을 것이다. 그러나 아직도 요단식을 굶어 죽는 방법으로 생각하는 사람이 많다.

그러나 지금까지 수많은 사람들을 치유시켜온 경험으로 볼 때, 요단식은 결코 위험하지 않다. 오히려 관장요법과 찜질요법 등 각종 자연건강법을 병행하면서 혈액 속의 온갖 독과 노폐물만 빠져나가게 하기 때문에 인체에 전혀 해가 없다.

요단식을 하다가 잘못되는 사람은 없지만 엉터리 방법으로 단식을 하거나 회복식을 잘못해서 몸을 망치는 경우는 많다. 그러므로 반드시 전문적 요단식 프로그램에 의해 올바른 교육을 받아야 한다.

요단식은 소화기계통 기관에 생리적인 휴식을 주면서 장과 신장, 간 등에 있는 노폐물들을 모두 제거한다. 이 과정에서 병에 걸린 조직이나 노폐물이 분해되고 연소되기 때문에 병들고 탁한 몸을 맑고 가볍게 만들어 준다.

또한 손상된 장기의 기능을 회복시키고 혈액을 정화함으로써 생체에너지가 원활히 흐르게 하며 인체의 천연치유력을 회복시켜 준다. 또한 요단식은 몸뿐만이 아니라 정신까지 맑게 정화시키고 사고 또한 차분하며 논리적이 되게 만든다.

예를 들면 30년 동안 담배를 피운 사람이 요단식을 하면 몸속에 축적되었던 니코틴이 다 빠져나가므로 요단식 기간동안 담배를 피우지 않아도 계속 담배 냄새가 나는 것을 볼 수 있다. 그리고 장 속에는 보통 4kg에서 12kg의 숙변과 노폐물이 차 있는데 요단식을 하게 되면 항상 들어오던 영양공급이 차단되므로 몸은 체내 노폐물들을 태워서 에너지로 쓰게 된다. 그러므로 배가 전혀 고프지 않고 자연스럽게 살이 빠지는 것이다.

따라서 요단식 요법을 잘 활용한다면 자신이 갖고 있는 사실상의 80~90% 질병을 스스로 치료·예방 할 수 있기 때문에 요단식은 예방의학적으로도 아주 유용한 방법이다.

보통 요단식 사흘째가 되면 몸 속의 찌꺼기들이 타고 또 체외로 빠져나가느라 아주 심한 냄새가 난다. 이처럼 요단식을 하면 그동안 자신의 몸이 얼마나 오염됐는지를 느낄 수 있고 몸에 많은 변화가 오는 것을 느낄 수 있다.

피가 탁한 사람들이 요단식을 하면 피가 맑아지는 것은 기본적인 효과다.

서양 사람은 10일 정도 요단식을 하면 노폐물이 거의 빠져나간다. 그러나 동양 사람은 서양 사람들 보다 장의 길이가 길기 때문에 단식을 20일정도 해도 장 속이 다 비워지지 않는 경우도 있다.

보통 단식에는 물 단식과 효소단식, 한천단식, 포도 단식, 과즙단식, 현미가루 단식, 우유단식, 벌꿀단식, 녹즙단식, 표고버섯국물단식, 다시마국물 단식, 등 그 종류가 수없이 많다. 그 가운데 요단식은 단식 중 단식으로 가장 효과적이고 안전하다. 그러나 어떤 단식이든지 최소한의 영양을 공습해주면서 해야 하며 반드시 물과 소금천일염 또는 알카리염을 먹으면서 해야 한다.

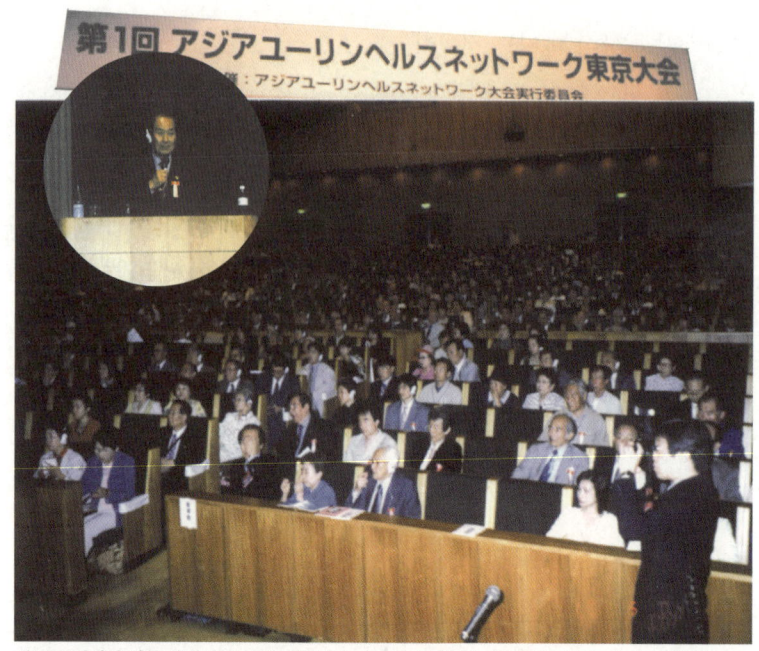

일본 동경에서 열린 아시아 요료법 대회에서 말기암 환자들을 고친 사례들을 발표해 참석자들로부터 큰 호응을 받았다. (사진 원안은 암환자들을 고친 사례를 발표하고 있는 필자 모습)

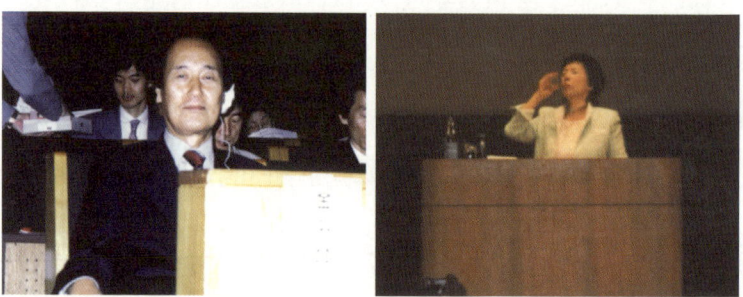

좌/ 일본 동경에서 열린 아시아 요료법 대회에서 다른 나라 발표자들의 발표내용을 경청하고 있는 필자.
우/ 아시아 요료법 대회에서 대회 부대회장인 일본 MCL연구소 고미야마 회장이 발표도중 자신의 오줌을 청중들 앞에서 직접 마시고 있다.

요단식을 할 때 주의할 점

요단식은 단순히 다이어트나 병을 예방하기위한 목적으로 하는 단식과 병을 고치기 위해 환자를 대상으로 하는 단식이 있는데 이 두 가지는 크게 다르다.

최근 들어 여기저기 다이어트나 단식관련 광고가 난무하고 있다. 그러나 이들 업체의 대부분은 인체의 수분을 빼는 감량방법을 택하고 있는데 사실은 이 수분을 빼면서 다이어트를 하는 것은 아주 위험한 일이다.

또 살을 빼기 위해 약을 먹으면 인체에 필요한 영양소까지 다 빠져나가 몸을 망치게 되기 때문에 절대로 그런 방법을 택해서는 안 된다. 대부분 하제성분이 함유된 제품들이기 때문이다.

그리고 중증환자의 경우는 단식 도중에 명현현상이 무척 심하게 나타나기도 한다. 따라서 함부로 단식을 하거나 경험이 부족한 교육자에게 지도를 받는 것은 매우 위험하다.

사람의 생명을 다루는 사람은 오랜 경험과 지식, 지혜가 있어야 한다. 그리고 무엇보다도 식생활을 모르는 단식 지도자는 올바른 지도자로서 자격이 없다.

단식으로 몸을 비우고 정화만 하면 뭘 하겠는가. 사람의 몸은 음식이 만드는데 단식을 끝내고 예전의 잘못된 식습관으로 금방 되돌아간다면 단식은 전혀 의미가 없다. 이 때문에 요단식은 식생활을 아는 올바른 지도자를 만나는 것이 무엇보다 중요한 것이다.

관장요법

a. 차가운 물 50cc를 준비한 다음 여기에 마그밀 4알, 소금 1/2 ts을 넣고 녹인다. 그다음 1000cc의 더운물을 혼합하여 미지근하게 약 26도 만든다.

b. 관장기 안의 공기를 빼내기 위해 먼저 관장기의 관장액 주입부 끝을 관장액에 넣고 여러 번 눌러 준다.

항문삽입부에는 참기름이나 올리브유를 바른다. 그런 다음 오른쪽으로 몸을 90도로 돌려 새우잠을 자는 것처럼 누운 다음 '아~'하고 입을 벌린 채 관장기를 항문에 주입한다. 피부가 약하다면 살살 돌려가면서 주입한다. 다 삽입되면 관장액이 장 속으로 주입되도록 천천히 관장기를 펌프질한다. 이 때 배가 아프면 배를 문지르면서 펌프질을 하고 변이 마려우면 잠시 펌프질을 멈추고 참았다가 다시 한다. 관장액을 다 주입하고 나서는 반듯이 누워 10분 이상 붕어처럼 움직이며 운동을 해준다. 이 운동은 오래하면 할수록 좋다. 물론 붕어 운동시 금방이라도 쏟아질 것 같아 힘들지만 최대한 참았다가 배설하는 것이 좋다.

c. 약국에서 처방전 없이 구입가능하며, 보통은 정제로 되어 있다. 그러나 아이들이나 허약체질인 경우에는 현탁액을 사용하는 것이 좋고 갓난아기는 100cc~200cc가 적당하다. 이 마그밀은 수산화마그네슘으로 장 속의 이물질을 불려서 밖으로 배출시키고, 장

속의 염증을 제거하는 소염작용은 물론 위 속의 산을 중화시키는 제산제의 역할을 하고 인체에는 전혀 무해한 물질이다.

    d. 고혈압환자의 경우 즉시 혈압이 떨어지기 시작한다.
  아이들이 열이 오르거나 경기를 할 때, 관장을 하게 되면 열이 바로 내리고 아이가 숙면을 취할 수 있다. 관장을 하면 건강해진다.
  심한 천식도 관장을 하면 가슴의 통증이 사라지며, 암환자의 경우에도 통증이 완화된다. 뇌졸중으로 갑자기 쓰러지게 되는 경우에도 바로 관장을 시키고 병원에 가면, 치명적인 결과를 피할 수 있다.

    e. 비눗물 관장을 하는 경우에는 비눗물의 계면활성제 성분으로 인해 장이 썩는 등의 부작용이 일어날 수 있으니 주의해야한다.

찜질요법

    a. 찜질요법은 여러 가지가 있지만 여기서는 된장찜질에 대해 설명하겠다. 된장찜질을 하는 경우 염도가 낮은 된장 1kg정도를 준비한다. 재래식 된장을 사용할 경우에는 염도가 너무 강해 피부에 손상을 줄 수 있으므로 두부를 넣어 염도를 조절해 준다. 핫팩과 탄력성이 있는 탈부착용 복대도 준비한다. 배를 충분히 덮을 수 있는 크기의 사각 면직포에 된장을 1.5cm정도의 두께로 집어넣어 배에 올려놓는다. 그런 다음 그 위에 비닐을 덮어 위로 나오지 않게

하고 전기코드와 연결된 핫팩을 덮은 후 움직이지 않게 복대로 고정한다. 이 상태에서 4시간동안 누워 있는다.

　찜질 중간 중간 핫팩의 온도를 알맞게 조절하여 너무 뜨겁지 않게 한다. 이 된장팩은 2,3번 재사용이 가능한데, 두 번째부터는 배에 닿는 부위에는 새 된장을 약간 펴서 사용한다.

　b. 된장찜질은 염분이 있는 단백질에 열을 가해 삼투압작용을 통해 된장의 염분과 단백질을 비롯한 특유의 영양분을 체내에 공급하며 장의 활성화와 청소작용을 돕는다. 찜질시 물과 알카리염을 수시로 먹어서 변을 불리도록 한다. 이렇게 4시간정도 하게 되면, 장 속의 찌꺼기들이 불어나 떨어져 나오게 되고, 썩은 숙변들이 빠져나온다.

　간암말기의 복수도 된장찜질을 하게 되면 복수가 소변으로 빠져나오게 되는데, 된장찜질 전과 후에 반드시 관장을 해서 장 속의 노폐물들을 인체 밖으로 끌어내야 최상의 치료효과를 볼 수 있다.

　또, 방광의 하수도도 뚫려서 몸이 가벼워지고 막혔던 체내의 에너지 흐름도 원활하게 된다.

　된장찜질은 열을 내리게 하고 변통이 생기며 호흡이 편해지고 소변이 잘 나오게 한다. 신장사구체가 나쁘면 오줌이 몸 속으로 도로 들어가게 되는데 이 때, 그 오줌이 혈액 속의 요산으로 쌓이게 된다. 이 신장병을 고치기 위해 현대의학에서는 임시방편으로 투석을 통해 혈액 속의 요산을 걸러주지만 성서의학은 된장찜질로 혈액 속의 요산이 소변으로 빠져나가도록 한다. 관절염 환자의 경우도 된장찜질을 통해 관절에 쌓인 요산을 배출해 큰 효과를 볼 수 있다.

음식물이 위에서 직장까지 가는 데에는 8시간 정도가 걸린다고 한다. 3끼를 먹으면 24시간동안 장기가 계속 움직인다는 계산이 나온다. 러시아에서는 금 덩어리를 먹이고 항문까지 나오는데 사흘이 걸렸다는 실험결과가 있다.

우리 몸은 과도한 음식물 섭취로 인해 장 내에 항상 음식물 찌꺼기로 가득 차 있고, 또 이로 인해 장이 변형되어 원활한 배설이 되지 않고 있다. 장을 깨끗이 비우는 것이 모든 병을 치유하는 기본이다. 장을 비우는 일이 그만큼 중요하다.

냉온욕요법

a. 가볍게 몸을 씻은 후 냉탕에서 1분, 온탕에서 1분씩 몸을 담그는 것을 반복한다. 찬물에서 모공이 닫히는 시간이 59초, 뜨거운 물에서 모공이 열리는 시간이 59초이기 때문에 1분씩 반복하면 된다.

처음부터 냉탕에 들어가기 힘들다면, 온탕에서 몸을 덥힌 후 냉탕에 들어가도 된다. 그리고 허약체질이면서 30세 이상인 사람은 먼저 손목과 발목의 끝에 냉수를 끼얹는 것으로 시작해 익숙해지면 무릎 밑 부분까지 끼얹고 그 다음 허벅지 끝까지 끼얹는다. 이런 식으로 해서 적응이 되면 냉탕에 들어가 목까지 담근다.

냉탕의 온도는 14℃~18℃, 온탕의 온도는 42℃~43℃가 적당하다. 이 냉온욕의 시작과 마지막은 반드시 냉탕에서 하며, 횟수는 약

7회~8회 정도로 냉, 온탕을 오가는 것이 좋다. 냉온욕의 올바른 자세는 가슴을 활짝 펴 폐포를 충분히 확장시키는 것이 좋다.

b. 건강한 사람의 경우 냉탕과 온탕의 온도차로 인해 피부가 수축, 팽창하고 오한과 발열작용이 일어난다. 이를 통해 세포 내의 노폐물과 불순물, 독소가 모두 배출되고, 신장기능이 불완전하여 빠져나가지 못한 혈액속의 요산, 요독도 몸 밖으로 나가게 된다. 그래서 피부가 부드러워지고 탱탱하게 탄력을 회복하게 된다. 냉온욕을 하게 되면 따로 비누를 사용할 필요가 없고, 편두통, 피로회복, 신경통과 류머티스, 천식 등에도 치료 효과가 크다. 특히 자주 하게 되면 겨울철에도 감기에 잘 걸리지 않게 된다.

만약 생리중이거나 대중탕에 매번 가는 것이 부담스럽다면 집에서 샤워기로 할 수는 있지만 큰 효과를 보기는 힘들다. 이 방법은 샤워기로 찬물과 더운물을 번갈아 틀어 몸에 끼얹는 것으로 횟수와 방법은 대중탕에서 하는 것과 동일하다.

풍욕요법

a. 풍욕은 프랑스의 의학자 로브리 작사에 의해 시작되었다. 간장병과 암, 위궤양 등의 치료에 큰 효과가 있으며 일반인의 건강 유지에도 좋다.

우리 인체에서 가장 큰 기관인 피부는 체내 장기를 감싸 보호하고, 체온을 조절하고, 호흡작용을 통해 체내 노폐물을 배출하는 역할을 한다. 풍욕을 통해 산소가 공급되면 신경중추는 대량의 혈액을 말단으로 보내게 되고 이로 인해 혈류가 증가하면서 체내의 노폐물과 독소를 배출시킨다. 또한 인체에 산소공급이 부족하게 되면 영양분해와 흡수에 장애가 생기기 때문에 주기적인 풍욕은 누구에게나 필요하다.

b. 풍욕은 아침 기상시 바로 하는 것이 좋다. 먼저 공기가 잘 통하도록 창문을 열어둔 채 20초 동안 나체로 있다가 담요로 몸을 덮어 1분 동안 체온을 높인다. 그리고는 다시 30초 동안 나체로 있다가 다시 담요를 덮은 채 1분 동안 있는다. 이처럼 나체로 있는 시간을 10초씩 늘려 최종 120초가 되면 한 세트의 풍욕이 끝나게 된다. 풍욕의 구체적인 요령은 다음을 참고하기 바란다.

	1회	2회	3회	4회	5회	6회	7회	8회	9회	10회
벗기	20초	30초	40초	50초	60초	70초	80초	90초	100초	120초
덮기	69초	69초	69초	69초	90초	90초	90초	120초	120초	120초

c. 건강을 목적으로 하는 경우에는 하루 1회 정도가 충분하고, 난치병 환자의 경우에는 하루 6회 이상을 꾸준히 해야 한다. 특히 불면증이나 신경쇠약환자의 경우에는 취침 전 알카리염을 먹고 풍욕을 하면 숙면을 취할 수 있다. 천식환자들은 일반인들보다 더 많은 산소를 필요로 한다. 그래서 풍욕과 냉온욕 만으로도 큰 치료 효과를 볼 수 있다.

피부 바깥 부분에 나타나는 피부병이 알러지이고, 피부 안쪽에 나타나는 병이 천식이다. 두 질환 모두 신장이 좋지 않아서 오는 병들이다. 따라서 천식, 알러지, 그 외의 모든 질병 치료에 풍욕은 꼭 필요한 자연요법이다.

겨자찜질요법

a. 겨자팩을 만들 때 겨자와 밀가루와의 비율은 7 : 3 정도가 좋다. 피부가 약하거나 어린이의 경우에는 그 비율을 5 : 5 로 하고 유아는 3 : 7 로 한다. 물의 온도는 60℃ 정도가 적당하며 이 온도는 기포가 막 생길 정도의 온도이므로 육안으로 확인이 가능하다. 물의 온도가 70℃ 이상 이거나 이하이면 효과가 줄어든다.

면직포에 겨자팩을 약 3mm의 두께로 깔아준다. 팩을 신체 필요 부위에 올려놓고 비닐로 덮어 수분의 증발을 막는다. 찜질을 하게 되면 처음에는 따끔따끔하다가 차츰 화끈화끈 해진다. 그래서 한 부위에 5분~20분 정도 찜질하는 것이 적당하다. 몸과 어깨, 가슴, 무릎, 발목 등 신체 전 부위에 옮겨 가면서 사용할 수 있다.

b. 신경통, 어깨결림, 폐렴, 늑막염, 폐결핵, 후두결핵, 감기 등으로 인한 기침, 중이염, 충수염, 히스테리, 피로회복, 인후통, 심장병, 암 등에 효과가 크다. 기침이나 천식환자의 경우 가슴 앞뒤에 붙이게 되면, 심한 기침이 금방 멎어든다.

겨자찜질은 일종의 온열치료법이다. 겨자팩의 자체열이 80℃까지 올라가서 염증과 어혈을 없애주고, 그 열로 인해 치료 부위에 생체에너지가 소통되게 된다. 성서의학의 치료방법은 어떤 질병이든 나타나는 증상을 이용한다. 열이 나면 더 열이 나도록 하고, 토할 때는 더 토할 수 있도록 도와준다.

각 질병에 대한 증상이 나타나는 것은 그럴 만한 이유가 있기 때문이다. 예를 들어 발목이 삐었을 경우, 그 부분의 정상회복을 위해서 자연치유력은 열을 내게 된다. 겨자찜질에도 똑같은 자연치료원리가 적용된다. 겨자찜질의 자체열은 인체가 자연치유력을 위해 열을 내는 것을 도와서 회복을 더욱 빠르게 만든다. 따라서 발목을 삔 경우 곧바로 이 겨자찜질을 하면 다음날 통증과 부기가 사라진다. 처치가 늦으면 늦을수록 환부의 치유도 늦어진다. 그러므로 다친 즉시 치료하는 것이 가장 좋다.

오십견, 갑상선, 천식, 기침, 결핵 등으로 고생하는 사람들은 통증부위에 겨자찜질을 하게 되면 처음에는 화상을 입은 것처럼 뜨겁다가 시간이 지날수록 통증이 사라지는 것을 느낄 수 있다. 겨자찜질은 정말로 치료효과가 좋은 온열치료법이다.

간청소법

a. 간청소를 하려면, 먼저 매실효소 80cc, 물20cc, 올리브유 100cc가 필요하다. 저녁 10시쯤 매실효소, 물, 올리브유를 섞어 마

신 다음, 한 시간 동안 움직이지 않고 누워 있는다. 요단식 3~4일째 밤부터 시작하는 것이 보통이다. 그동안 음식을 먹지 않다가 3일째 밤에 기름기가 있는 간청소액을 먹으면 간의 담도 내 콜레스테롤과 노폐물 등이 빠져 나오게 된다.

간청소를 하기 전 1시간 동안은 물도 마시면 안 된다. 1시간의 간청소가 끝나면 마그밀 4알을 먹는다. 이 때 물을 충분히 마시고 잠자리에 들면 된다. 다음날 아침 6시에 간청소를 한 번 더 실시한다. 이번에는 간청소 후 마그밀 4알, 매실엑기스, 꿀을 섞어 한 숟가락(찻숟가락) 정도 먹고, 30분 내에 2000cc 물을 마시고 관장을 한다. 이런 식으로 반복하게 되면 5일 동안 간 내의 독소와 노폐물들이 몸 밖으로 배출되게 된다.

이것을 한 달 간격으로 6개월을 하고 그 후에는 연간 한번 정도만 하면 된다. 그러면 평생 간으로 인해 고생할 일은 없다.

b. 간청소 후 올리브유와 한 스푼 정도의 식용 숯가루를 먹으면 노폐물들이 더 잘 나온다. 숯가루 복용 시에는 필히 50g정도의 올리브유를 함께 먹어야 한다. 함께 먹지 않으면 숯가루가 장내에 붙어 변비가 생기기 때문이다. 이 방법은 환자에 따라 여러 가지 증상이 나타난다. 그러므로 전문지도자의 상담을 받아서 하는 것이 좋다.

4

불·난치병은 이렇게 고친다

불·난치병은 이렇게 고친다

"나의 깨달은 것이 이것이라. 곧 하나님이 사람을 정직하게 지으셨으나 사람은 많은 꾀를 낸 것이니라." 전7:29

암, 당뇨병, 중풍, 고혈압, 간 질환, 신장병, 심장병, 알러지, 골다공증, 비만, 류마티스 관절염, 갑상선 염, 루푸스, 치질 등 모든 불·난치병은 다 고칠 수 있다. 물론 때가 너무 늦어서 이미 회복 불능 상태에 이른 경우 또 환자 자신이 하나님의 천연 건강 법칙을 지키지 못하고 잘못된 식생활을 스스로 고치지 못하면 회복은 불가능하게 된다.

그러나 환자의 잘못된 식·생활을 '똑바로' 고치고 하나님께서 정직하게 지어주신 대로 살아가기만 하면 어떤 어려운 병도 치유할 수 있고 건강하게 살아갈 수 있다는 것을 알아야 한다.

암 고치고 말고!

"사람의 심령은 그 병을 능히 이기려니와 심령이 상하면 그것을 누가 일으키겠느냐." 잠18:14

암은 병균이 침입해서 생기는 병이 아니라 체내 세포가 암세포로 변해서 생기는 병이다. 암은 5~20년 동안 자라난 후에 직경 1cm 이상이 될 때 병원에서 암 진단이 나온다.

간암과 폐암, 위암, 췌장암 등의 고체형 종양은 대개 15~20년, 유방암은 8~10년, 대장암은 5~10년의 세월이 지나야 병원 검진에서 암 세포를 발견할 수 있다. 다만 최근 우리나라에도 서울대병원, 삼성병원, 원자력 병원에 PAT장비가 들어 와 있다.

일본 게이오 대학 교수이자 저명한 유방암 전문의 곤도 마코토 교수는 1996년에 "암과 싸우지 마라" 라는 책을 펴냈다. 이 책을 통해 그는 암세포를 발견했다고 할지라도 그 암세포는 다른 곳으로 전이 될 수 밖에 없으며 방사선, 항암제로는 암의 사망률을 낮출 수가 없다고 주장했다. 또한 암 조직을 잘라내는 수술을 하더라도 암세포의 전이를 완전히 막을 수는 없다고 했다. 실제로 수술 후 사망하는 암 환자의 83%가 곤도 마코토 교수의 주장을 뒷받침해 주고 있다.

 미국의 알렌 라베나 교수는 "암은 곧 사망" 이라는 등식을 당연하게 여기도록 사람들은 세뇌되어 있다고 했다. 암에 걸리면 죽는 줄 알면서도 병원에서 수술, 항암제 사용, 방사선 치료 등을 받아들일 수 밖에 없다. 그러나 암은 약이나 수술로는 치료할 수가 없다. 미국의 암 환자 대부분은 약물치료 때문에 죽는다고 했다. 그리고 런던의 성 마리아 병원의 페트릭 박사는 의사들의 암 치료요법은 마치 유리창에 앉은 파리를 쇠망치로 때려잡는 것과 같은 것이라고 했다. 파리를 잡는 일에는 성공할지 모르지만 유리창은 어떻게 되겠는가? 라는 주장을 했으며, 미국의 하딘 박사 역시 서양의학에서 암의 조기 발견은 곧 조기 사망을 의미하는 것이라는 주장을 하기도 했었다. 그리고 미국의 뉴욕 내·외과 대학 교수인 알론 조 클라크 박사도 "우리들이 쓰는 치료약은 모두가 독이며 따라서 한 번 먹을 때마다 환자의 활력을 떨어뜨린다. 병을 낫게 하려는 의사들의 열성이 도리어 해를 입히고 있는 것이다. 자연에 맡기면 저절로 회복될 것으로 믿어지는 많은 사람들을 서둘러 묘지로 보내고 있다." 고 까지 극단적인 주장을 했었다.

 현대의학에서는 암 치료 후 5년 동안만 암 세포가 보이지 않으면 완치된 것으로 규정한다. 매년 정밀 진단을 실시해 암 세포가 발견되지 않으면 의사는 완치라고 진단을 내리고 환자는 병이 낫은 것으로 생각한다. 그러나 그것은 착각일 뿐이다. 5년 간 발견되지 않던 암 세포가 7년 후 또는 그 이상의 세월이 흐른 후 다른 곳에서 발견된다는 사실을 알아야 한다.

이 때 병원에서는 새로운 병으로 진단한다. 5년 동안 재발되지 않으면 완치된 것으로 약속을 정해 두었으므로 현대의학에서는 원래의 암은 치료된 것이고 다시 새로운 암이 나타난 것으로 간주하는 것이다.

원더 박사는 암의 90%이상의 원인은 입으로 들어간 화학 물질이라 했다. 그리고 실제로 공해가 심해 안심하고 먹을 만한 것이 별로 없다. 밥상에 올라온 먹거리에 농약 제초제가 묻어 있지 않은 것이 없을 뿐 아니라 냉장고에 든 가공식품에는 수백 가지 첨가물이 들어 있다. 성서의학에서는 체내 쌓여 있는 이러한 발암성물질을 태워내고 활성산소를 제거하고 산소공급을 해 주면서 성서천연법칙을 잘 지키면 어떤 암이라도 고친다는 것을 알아야 한다.

성서의학이야말로 본체의학이다. 인간은 하나님과 멀어질 때 병이 들고 하나님과 가까워질 때 병과 멀어진다. 의성 히포크라테스도 '식사로써 고치지 못하는 병은 의사도 못 고친다' 고 하지 않았는가! 현대의학은 당뇨와 고혈압 하나를 고치지 못하는 그 한계를 인정해야 한다. 그러나 성서의학에서는 하나님의 천연 법칙을 잘 지키면 당뇨와 고혈압, 신장병 백혈병 등은 병도 아니다.

방광암은 수술을 못하는 병이다. 모 교회 목사 사모님은 난소암인 줄 알고 병원에서 배를 열었다가 수술을 할 수가 없어서 얼른 덮고 꿰매 버렸다고 했다. 그래서 실도 뽑지 않은 채, 9박10일, 김용태 성서건강 요단식 교육을 받았다. 요단식 중에 마고약을 수술 부위에 바르게 하고, 알칼리염을 계속 먹게 하였다. 한 달 후 병원에 가서 검사를 해 본 결과, 방광암은 크게 줄어 있었다. 그 만큼 요단식 프로그램 하나하나가 중요하고 효과가 있는 것이다.

작년, 수영로교회 모 안수 집사님은 백병원에서 폐암 말기 판정을 받았다. 병원에서 치료를 받을 대로 다 받아 보았지만 조금도 차도가 없어 지푸라기라도 잡는 심정으로 필자에게 왔다. 김용태 성서건강 연수원이 지금은 부산교육장, 원주교육장이 있지만 그 때는 교육장이 없어서 부곡온천에서 교육을 했었다. 그런데 9박 10일간의 교육이 끝나자 그의 병세는 크게 호전이 되었다. 눈이 크게 좋아졌고 몸이 훨씬 가벼워 만족해 했다. 그 분은 집에 가서도 교육 받은 대로, 시키는 대로 알칼리염과 대체식을 먹고 풍욕을 열심히 한 결과 건강이 완전 회복되었다.

목포에 사는 모 전도사 사모님은 33세에 자궁경부암 2기로 임신 10주째에 직장을 그만 두고 친정에 가서 요양을 하고 있었다. 병원에 가니 암을 치료하기 위해서는 빨리 수술해서 아기를 떼어 내라고 했다. 자궁에서는 암이 너무 커져서 바깥으로 처져 나오기도 했다. 아기를 갖고 싶은 마음에 수술로 떼어낼 수도 없고, 그렇다고 해서 그냥 있을 수도 없었다. 이러지도 못하고 저러지도 못하는 진퇴양난의 처지에서 고민을 할 수 밖에 없었다. 2006년 7월에 필자에게 왔었다. 9박 10일 요단식 프로그램에 참여하였다. 된장찜질, 냉온욕, 풍욕, 관장 등 모든 프로그램에 적극적으로 참여하여 모범적으로 교육을 받았다. 요단식을 마치고 귀가해서도, 그 사모님은 대체식을 먹으면서 교육받은 그대로 실천하였다. 10월 19일 대체식을 가지러 왔을 때, 사모님은 자궁경부암 덩어리가 아무래도 떨어져 나갈 것 같다고 했고 그 후 얼마 안 있어서 마침내 암 덩어리가 떨어져 나갔다고 했다. 드디어 금년 1월 15일 사모님은 순산을 하여 아들을 낳았다. 요단식, 대체식 덕분에 아들도 얻고, 암도 고쳤으니 꿩 먹고, 알 먹고, 도랑 치고, 가재도 잡았다면서 너무 너무 감사해 했다.

당뇨병은 반드시 낫는다

"평안을 너희에게 끼치노니 곧 나의 평안을 너희에게 주노라 내가 너희에게 주는 것은 세상이 주는 것 같지 아니하니라 너희는 마음에 근심도 말고 두려워 하지도 말라." 요14:27

당뇨병은 말 그대로 오줌에 당이 섞여 나오는 병이다. 당이 오줌으로 빠져 나온다는 것은 원래 에너지원으로 쓰여야 할 당이 에너지로 변하지 못한 채 그대로 혈액 속에 섞여 있다가 몸 밖으로 배출되는 것을 말한다.

당뇨병의 원인은 크게 두 가지로 나눌 수 있다. 하나는 기름기의 다량 섭취이다. 지방을 너무 많이 섭취해 혈액중의 지방 함량이 높아지면 리셉타 라고 하는 초인종 유전자에 기름기가 끼게 된다. 당뇨병은 당분이 많아서 생기는 병이 아니다. 지방이 많아서 생기는 병이다. 따라서 당뇨병 환자들이 피해야 할 음식은 당분이 아니라 바로 기름기이다. 기름기를 많이 섭취하게 되면 혈액이 끈적끈적 해지는데 이 혈액이 초인종에 달라붙으면 인슐린이 나와서 아무리 자극해도 잘 눌러 지지 않는다. 두 번째 원인은 운동부족이다. 운동을 하지 않는 생활을 오래하면 당연히 에너지를 생산할 필요성이 없어진다. 필요한 유전자는 활성화되고 필요 없는 유전자는 비 활성화되기 때문이다.

당뇨병에 걸리면 제일 무서운 것이 바로 합병증이다. 합병증은 주로 모세혈관이 많이 모인 장기 즉, 눈과 콩팥, 신장에 많이 생긴다. 당뇨병 환자들한테는 망막염, 신장염, 신경염 등을 많이 볼 수 있는 것은 이 때문이다. 또 당뇨병은 고혈압, 중풍 등과 관련이 깊은 병이다.

혈관 자체에 문제가 생겨 고혈압과 중풍이 올 수도 있지만 당뇨병 합병증으로 혈관이 망가져 고혈압, 중풍에 이를 수도 있기 때문이다. 이렇게 혈관이 손상을 입으면 각 기관으로 영양소와 산소를 충분히 공급할 수 없게 된다.

신체 말단 부위로 혈액이 공급되지 못하면 그 부위가 썩어 들어가는 경우도 있다. 당뇨병 합병증으로 발이 썩어 들어가 절단하는 사례가 여기에 속한다.

성인 당뇨병의 경우 인슐린과는 아무런 관계가 없음이 밝혀졌다. 많은 당뇨병 환자들이 혈당만 조절하면 병을 고치는 것으로 알고 있지만 그것은 평생 병을 관리만 하며 살겠다는 것과 다를 바가 없다.

당뇨병 환자를 보면서 가장 안타까운 것이 혈당이 조금만 올라가도 불안해 어쩔 줄 모르고 또 조금만 떨어져도 병이 다 낫은 것처럼 여기는 것이다. 혈당 수치가 높으면 합병증의 위험이 따르는 것은 사실이지만 진정으로 병을 고치려는 의지가 있다면 혈당 수치쯤은 아무것도 아니다. 오히려 혈당수치에 전전긍긍하며 스트레스를 받으면 당뇨병이 잘 낫지 않을 뿐 아니라 오히려 악화시킨다는 사실을 반드시 알아야 한다.

운동도 열심히 하고 대체식도 철저하게 지켜 먹는데 간혹 병이 더 악화되는 환자들도 있다. 그들과의 상담을 통해 그 이유를 알아보면 스트레스가 해소되지 않아서인 경우가 대부분이다.

가정에 문제가 있거나 사업 자금으로 고통을 받거나, 혈당 수치를 걱정하거나 해서 스트레스를 계속 받게 되면 운동이고 건강식이고 아무런 소용이 없다. 일체가 유심조란 말이 있다. 당뇨병 환자는 혈당 수치에 대한 일체의 염려를 놓고 잘못된 식·생활을 고치면 된다.

특히 당뇨병은 반드시 낫는다는 믿음이 절대적으로 필요하다. 성서 식사요법과 UT요법만 잘해도 당뇨병은 얼마든지 낳을 수 있다. 소아 당뇨병은 인슐린 부족으로 생기지만 식·생활을 개선하면 어떤 당뇨병이든 잘 낫는다.

현대의학에서 당뇨병을 불치병이라고 하는 것은 원인을 고쳐 주지 않고 인슐린을 투여하는 일시적인 처치로 혈당 수치를 낮추어 주는 일만 하기 때문이다.

근본적인 치유가 아닌 증세만 관리하는 것에 지나지 않는 것이다. 그러나 혈당 수치만 관리하는 것으로는 결코 당뇨병을 고칠 수 없다는 사실을 잘 알아야 한다. 당뇨병은 원인만 이해하면 고치는 법은 아주 간단하다.

서울의 S병원에서 입원 치료를 받다가 필자에게 온 말기 당뇨병 환자가 있었다. 자기가 입원했던 그 병원에서도 한 달에 몇 사람씩 다리를 자른다고 하니 정말 놀라지 않을 수 없다. 어떤 후배 약사는 자기 집에서 치매에 걸린 어머니와 혈당이 400이나 되는 누님에게 요단식에 된장찜질을 시켰더니 3개월 만에 치매에 걸린 어머니가 아들인 자신을 알아 보고, 누님은 10일 만에 혈당이 정상으로 내려갔다고 했다. 미국은 통풍환자가 병원에 오면 발가락의 아픈 신경계를 자르고 그 다음 발목을 자른다. 무조건 잘라 놓고 보는 경우가 다반사라고 한다. 그러나 당뇨병, 심장병, 통풍 환자 가운데 병원에 가서 나은 사람은 정말로 찾아보기가 힘들다. 성서의학은 이런 사람들에게 약을 쓰지 않고, 다리도 절단하지 않고, 투석도 하지 않고 고치게 하니 성서요법이야말로 모든 병을 근본적으로 고치는 근본치유법이 아닐 수 없다.

간질환은 절대로 불치병이 아니다

"두려워 말라. 내가 너와 함께 함이니라. 놀라지 말라. 나는 네 하나님이 됨이니라. 내가 너를 굳세게 하리라. 참으로 너를 도와주리라. 참으로 나의 의로운 오른손으로 너를 붙들리라." 사41:10

지방간, 간염, 간 경화 등으로 간이 나빠지면 당연히 병원을 찾게 된다. 병원에서 치료만 받으면 해결 되리라는 믿음 때문이다. 그러나 안타깝게도 간 질환에 대해 병원에서 할 수 있는 치료는 그리 많지 않다. 지방간은 환자가 자각하는 증세가 거의 없기 때문에 지방간이 원인이 되어 병원을 찾는 일은 극히 드물다.

흔히 지방간은 정기검진을 받다가 우연히 발견되는 예가 많은데 이 때 병원에서 내리는 처방은 지방 섭취를 줄이고 운동을 하라는 것이다. 지방간은 약물이나 수술로 치료할 수 있는 병이 아니기 때문이다. 그러나 간염은 간세포를 파괴시키기 때문에 자칫 잘못하면 치명적인 결과를 초래 할 수도 있다. 그렇기 때문에 간염 예방 주사를 맞거나 간염에 걸렸는지를 확인하기 위해 혈액검사를 받는 일이 늘고 있다. 그런데 만약 혈액 검사에서 간염 바이러스가 발견되었다면 병원에서는 어떤 조치를 취할까?

내 몸의 면역 기능이 간염 바이러스를 물리친 다음 항체를 형성할 때까지 기다리는 것 외에는 달리 손 쓸 방법이 없다. 암 세포만을 죽일 수 있는 치료법이 없는 것과 마찬가지로 간염 바이러스만을 죽일 수 있는 치료법도 없기 때문이다. 그래서 간염 바이러스의 침투를 확인해도 현대의학에서는 아무런 조치를 취할 수 없다는 사실을 알아야 한다.

현대의학의 간염 치료법은 면역기능을 강화시키면서 위급한 상황을 모면하는 정도에 지나지 않는 셈이다. 이런 식의 한계는 간경화에도 그대로 적용된다. 의학적인 처방으로는 간경화를 막을 방법도 경화된 간을 되돌릴 방법도 없기 때문에 일단 간경화가 진행되면 사망선고를 받거나, 간이식 수술을 받는 방법 외에는 치료법이 없다. 그저 복수가 차면 물을 빼내고 요독증이 심하면 독소를 제거할 수 있는 처방을 내릴 뿐이다. 그래서 현대의학에서는 간 질환을 치료하기 위한 최선책으로 식이요법 등으로 예방하는 것 뿐이다.

간은 한번 망가지면 영원히 재생하지 못할까? 그렇지 않다. 간은 우리 몸 속의 장기들 중에서 가장 재생 능력이 뛰어난 기관이다. 간염이나 간 경화로 간세포가 85%까지 파괴되었다고 해도 재생기회를 주면 간은 완벽하게 재생이 된다.

좌엽이든, 우엽이든 간의 80%정도를 수술로 절제를 해도 나머지 부위가 정상이면 간은 어느 정도 기능을 유지 할 뿐 아니라 수술 후 4~5개월이면 정상적인 크기와 기능으로 복원된다.

이와 같이 재생력이 뛰어난 기관이므로 간을 재생시킬 수 있는 방법만 알아 둔다면 간 질환은 절대로 불치병이 아니라는 사실이다. 성서에 있는 식사요법과 요요법을 곁들여 식생활을 고치면 간 질환은 잘 낫는다.

지난 7월에는 창원에서 1.5톤 트럭을 모는 모 교회 집사님이 간암 말기로 복수가 차서 임신 3개월 정도로 배가 불러 필자에게 왔다. 서울의 큰 병원에서 치료를 받고 이뇨제를 아무리 먹어도 복수가 빠지지 않는다는 것이다. 병원치료를 포기하고 김용태 성서건강 요단식 교육을 받게 했다. 그런데 된장찜질을 하고 관장을 하면서 이틀간 교육을 시켜도 복수가 빠지지 않았다. 그래서 알아보니 그 때까지 요요법을 하지 않았던 것이다. 그래서 꾸중을 하면서 요요법을 하게 했더니 3일째부터 숙변이 빠지기 시작하면서 복수 또한 빠져 나왔다.

요단식 프로그램을 철두철미하게 지키면, 된장 찜질만 해도 이처럼 쉽게 간암의 복수가 빠져 나간다.

고혈압은
생활치유로 고친다

"분을 내어도 죄를 짓지 말며 해가 지도록 분을 품지 말고."
엡4:26

혈압이란 심장이 피를 뿜어낼 때 혈관이 팽창되는 정도, 즉 피의 압력을 말한다. 심장 자체가 약해서가 아니라 혈관이 굳거나 좁아져서 생기는 병이다. 혈관이 좁아지는 것은 혈관 안에 이물질이 많이 끼었기 때문이다. 대표적인 것이 바로 콜레스테롤이다.

고혈압 환자들은 의례히 혈압약을 먹는다. 이 혈압약을 먹는 원리는 심장이 피를 세게 뿜지 못하도록 심장 자체를 억압하는 것이다. 심장을 억제시키는 약이 나오기 전에는 이뇨제가 쓰였다.

이뇨제를 복용하면 소변의 양이 많아지므로 피 속의 수분을 밖으로 빼내어 피의 용적을 줄임으로써 압력을 떨어뜨리는 방법이다. 혈압이 오르면 현대의학에서 내릴 처방은 뻔하다. 약의 양을 증가시키는 것이다.

그러나 약으로 아무리 심장을 억제시켜도 콩팥은 제 할 일을 해야 하므로 심장이 덜 뿜어내는 만큼의 혈액을 더 요구 할 수밖에 없다. 결국 무한정 약을 증가시킬 수 없으니 의사는 다른 방법을 찾는다. 결국 혈압을 낮추는 약이란 약과 콩팥이 쫓고 쫓기는 전쟁을 하는 것에 지나지 않는다.

이 약을 쓰면 저 장기가 고장이 나고 그래서 또 다른 약을 쓰게 된다. 생명의 이치를 거스리려고 하는 한 혈압약은 그저 혈압수치를 관리하는데 그칠 뿐 고혈압을 치료하는 것은 불가능하다.

어떤 사람은 혈압이 220만 되어도 혈관이 터지는데 비해 280이 되어도 터지지 않는 사람도 있다. 이 모든 것이 혈관의 유연성과 관계가 있으므로 혈압 수치는 아무것도 아니다.

잘못된 식 생활을 고치면 혈관이 유연해 진다. 혈관만 유연해 지면 웬만큼 혈압이 올라가도 터질 염려는 없다. 그러기 때문에 운동을 하면서 세포들을 괴롭히는 음식을 먹지 말고, 잘못된 식생활을 고치면 고혈압은 잘 낫는다.

고혈압이나 당뇨를 병으로 보지 않고, 혈압 수치가 180, 혈당 수치가 450이 되는 사람에게도 10년간 먹어 오던 고혈압약, 당뇨약을 끊고 요단식 교육을 시키면 3~4일째가 되면 혈당, 혈압수치가 대개 정상이 된다. 특히, 요단식 중 알칼리염을 먹음으로써 몸을 바로 잡아 주는 것은 요단식의 비밀이 아닐 수 없다.

중풍은
반드시 고쳐진다

"중풍병자에게 말씀하시되 일어나 네 침상을 가지고 네 집으로 가라 하시니 그가 일어나 집으로 돌아가거늘 무리가 보고 두려워하며 이런 권세를 사람에게 주신 하나님께 영광을 돌리니라."마9:6~8

중풍이 일어나는 과정은 크게 두 가지로 나뉜다. 혈관이 터지면서 출혈이 일어나는 뇌 출혈성 중풍과 혈관이 막혀서 일어나는 혈전성 중풍이 그것이다. 어느 것이든 간에 중풍으로 마비가 오거나 장애가 생기면 물리 치료나 재활 치료를 받는 것 외에 현대의학에서 해 줄 수 있는 치료는 없다.

한번 죽은 뇌신경 세포는 다시 살아나지 않는다는 것이 정설이기 때문이다. 그러기 때문에 현대의학에서 중풍은 절대로 완치될 수 없는 병이라고 본다. 그저 마비된 몸을 지속적으로 풀어주고 움직여서 더 이상의 마비를 막는 것이 최선의 방책이고, 예방만이 가장 확실한 치료법이라는 것이다.

이와 같이 현대 의학에서는 중풍을 치료할 수 없기 때문에 우리나라에서는 중풍은 침으로만 고칠 수 있다고 믿는 사람들이 많다. 실제로 침으로 효과를 보는 사람들도 적지 않은 것으로 알고 있다. 침은 막힌 혈을 뚫는 역할을 함으로 경미한 마비 증세를 푸는 데는 효과를 발휘할 수 있다. 그러나 혈관에 쌓인 콜레스테롤을 제거하고 혈관을 유연하게 만들지 않는 이상 중풍은 반드시 재발한다. 그래서 침으로 중풍을 고쳤다는 사람들이 2~3번씩 풍을 맞기도 하고 몇 년 후 더 심한 중풍에 걸리기도 하는 것이다.

지금까지 뇌신경 세포는 한 번 죽으면 그것으로 끝이라고 알려져 있었다. 그러나 최근에 와서 혈관이 막히거나 터져서 죽은 뇌신경 세포는 반드시 재생할 수 있다는 사실이 연구 결과 밝혀졌다. 뇌신경 세포도 세포인 이상 세포들이 건강하게 살 수 있고 재생할 수 있는 환경만 만들어 주면 얼마든지 재생이 가능하다는 것이다. 그럼에도 불구하고 오늘날 많은 중풍 환자들이 완치가 되지 않는 이유는 중풍은 절대로 고칠 수 없다.

한번 죽은 뇌 세포는 절대로 재생되지 않는다는 생각으로 완치를 포기 한 채 살고 있기 때문이다. 그러기 때문에 중풍은 반드시 완치가 된다는 믿음을 가지고 하나님의 천연법칙을 지키고 잘못된 식생활을 고치면 반드시 고쳐진다는 것을 알아야 한다.

부곡 온천에서 요단식 교육을 할 때였다. 김해 큰 교회 담임 목사의 장모님[86세]이 휠체어에 탄 채로 9박 10일 교육을 받고 있었다. 6년간 수족을 움직이지 못한 상태였고 말도 어눌하게 했다. 취침 시간이 되어 방바닥에 내려 놓으면, 짐뭉치처럼 그 자세 그대로 계실 정도로 상태는 심각했다. 간병사와 함께 교육을 6일째 받고 있었는데, 그날 저녁 기적이 일어났다.

첫째, 할머니를 휠체어에서 내려 놓으니, 거동도 못하시던 분이 다리를 뻗고 앉으셨다.

둘째, 사지를 움직이지 못했었는데, 나를 보시고는 오른팔을 높이 들면서 "할렐루야!" 하는 것이었다.

셋째, 핸드폰으로 가족들에게 전화를 걸어 내 병이 크게 나아 기분이 좋다며 분명한 말투로 말했다. 그동안 먹어왔던 일체의 약을 끊고 오직 요단식 프로그램 교육만 받으며 기도만 했는데, 이런 기적이 일어났으니 얼마나 감사한 일인가!

골다공증에는 운동이 최고다

"마음의 즐거움은 양약이라도 심령의 근심은 뼈를 마르게 하느니라." 잠17:22

골다공증 치료법으로 흔히 사용되는 것이 칼슘제제와 에스트로젠이다. 골다공증으로 병원을 찾으면 칼슘섭취를 많이 하고 운동을 하라는 처방을 받는 것이 일반적이다. 그러나 대부분의 사람들은 운동에는 관심을 두지 않고 칼슘만 많이 섭취하려고 한다.

칼슘성분만 섭취한다고 해서 골다공증이 예방되거나 치료되는 것은 절대 아니다. 뼈 세포들이 칼슘을 잘 받아 들이도록 해야 하는데, 이것을 돕는 것이 바로 운동이다. 운동은 하지 않은 채 칼슘만 다량 섭취하게 되면 신장과 요로에 결석이 생길 위험이 따른다. 따라서 적은 양의 칼슘을 섭취하더라도 운동을 충분히 해서 섭취된 칼슘이 모두 뼈의 구성성분으로 쓰일 수 있도록 해야 하는 것이다.

칼슘 섭취와 마찬가지로 골다공증 환자들이 특효약이라고 믿고 있는 것이 바로 에스트로젠이다. 에스트로젠은 골다공증과 심장질환, 치매 등의 예방효과가 있는 반면 암, 특히 유방암 유발 가능성이 있다는 사실도 의학적으로 밝혀져 있다. 그러기 때문에 뼈를 튼튼하게 하고 약물의 부작용도 없는 가장 확실한 이 골다공증 치료법이 바로 운동이다. 골다공증이 심해 골절의 위험이 높은 환자라도 조금씩 뼈를 움직일 수 있도록 하고 식생활을 고치면 뼈의 밀도가 점차 높아져서 골다공증은 반드시 낫게 된다.

5년간 골다공증, 관절염으로 고생하던 여의도순복음교회 권사님58세이 있었다. 일체의 먹던 약을 끊고 열흘 동안의 요단식 교육이 끝나자 그동안 환자를 괴롭혔던 통증은 언제 그랬냐는 듯이 정말 신기하게도 사라져 버렸다.

걸음을 못 걷는 것은 물론 손가락 마디마디가 쑤시고 아파서 일체 일을 할 수도 없었는데, 교육 후 통증이 사라지고 걸을 수가 있게 되다니, 필자 또한 믿어지지가 않을 정도였다. 그 후 그 환자는 대체식을 먹고 감잎차와 알칼리염 10g을 매일 먹으면서 풍욕을 열심히 한 결과, 그 퇴행성관절염 증세가 씻은 듯 좋아졌다.

인간이 자연과 하나가 될 때 병은 더 이상 발을 붙이지 못하고 떠나간다는 진리를 필자는 그 환자를 통해 다시 한 번 뼈저리게 느꼈다. 그 분은 퇴행성관절염 때문에 잃어버린 지난 5년을 보상받으려는 듯 직장도 열심히 다니고 있다.

알러지는
체질개선으로 고친다

"열흘 후에 그들의 얼굴이 더욱 아름답고 살이 더욱 윤택하여 왕의 진미를 먹는 모든 소년보다 나아 보인지라."^{단1:15}

알러지는 특정물질에 과민반응을 일으키는 모든 증세를 말한다. 알러지 질환이 생기면 고통을 호소하며 병원이나 약국을 찾는 이들이 많지만 의학적 처방으로 알러지를 근본적으로 치유할 수 있는 방법은 없다. 그래서 알러지는 평생 관리하며 살아야 하는 불치병으로 꼽히고 있다.

알러지 증세로 병원을 찾으면 대개 탈 과립 반응 억제제 투여, 항원 주사, 면역 반응 억제제 등 세 가지 종류의 치료를 받게 된다.

탈 과립 반응 억제제는 마스터 세포에서 히스타민을 방출하지 못하도록 하는 역할을 하는데 이것은 일시적으로 히스타민의 방출을 막아 당장 알러지 증세를 없앨 수는 있지만 약물투여를 중단하면 히스타민은 다시 방출되어 알러지 반응이 재발된다.

항원주사는 환자에게 알러지를 일으키는 특정 물질을 미리 투여해 항체를 형성시키는 방법으로 예방주사를 놓는 원리와 같다고 할 수 있다. 그러나 환자가 알러지 반응을 일으키는 특정 항원이 정해져 있지 않은 이상 이 방법으로 알러지를 근치 시키는 것은 불가능하다. 마지막으로 면역 반응 억제제는 우리 몸의 면역기능을 억제시키는 부신피질 호르몬제를 사용하게 되는데 이 방법 역시 일시적으로 알러지 증상을 완화시키는 효과는 볼 수 있지만 약물을 지속적으로 사용해야 한다는 단점이 있다. 특히 부신 피질 호르몬을 지속적으로 사용하게 되면 약물중독, 위궤양, 고혈압, 당뇨병 등 각종 합병증이 유발되어 알러지를 치료 하려다가 심각한 다른 질병에 걸릴 위험이 높은 것으로 알려져 있다.

따라서 현대의학이 사용하는 약물로는 절대로 알러지를 치료 할 수 없다. 또 알러지 치료를 위해 알러지 반응을 일으키는 면역기능을 약화시키게 되면 몸에 해로운 물질이 침투해도 경고를 보낼 수 없기 때문에 보다 심각한 질병에 걸릴 위험이 높아진다. 그러기 때문에 알러지 질환은 식 생활을 바로잡는 이른바 체질을 바꾸어 주어야 근본적인 치유가 된다.

모 대학 교수님의 딸 아이는 아토피성 피부염으로 8년간 약을 먹고 병원에 다녀도 낫지 않았다. 약을 끊고 요단식을 시켰다. 단식 후 3개월 만에 그 아이는 눈 주위에서부터 새 살이 차 오르기 시작했다. 코끼리 꺼풀 같았던 피부가 깨끗한 피부로 바뀌고 마침내 지긋지긋했던 아토피의 고통에서 해방된 것이다.

냉온 요법은 면역기능을 크게 강화시켜 간암 환자나 당뇨, 천식, 결핵환자들이 병을 이길 수 있게 만든다. 특히, 백혈병 환자에게도 정말 믿기 어려울 정도로 큰 효과를 나타낸다. '백혈병이 불치병인데, 요단식으로 낫겠나?'라고 생각하고 도저히 믿어지지 않는 사람이 많을 것이다. 그러나 요단식의 모든 프로그램은 백혈병을 쉽게 고친다. 뿐만 아니라 현대의학에서 난치병으로 알고 있는 악성 빈혈도 된장찜질 몇 번 만으로 크게 호전된다면 얼마나 신기하고 놀라운 일인가!

비만, 얼마든지 날씬하게 된다

"사람이 떡으로만 살 것이 아니요 하나님의 입으로 나오는 모든 말씀으로 살 것이라" 마4:4

사람의 수명은 허리둘레에 반비례 한다는 말이 있듯이, 비만은 건강 문제와 직결된다. 지방층이 피부 밑 뿐 아니라 몸 속의 장기, 혈관 등에 고루 쌓이기 때문이다. 이렇게 되면 혈관이 좁아져서 고혈압과 뇌졸중의 원인이 되고 심장에도 무리를 가하기 때문에 심장 마비의 위험도 따른다. 또 당뇨병이 유발될 가능성도 높아지고 배 부위에 지방층이 많이 쌓이면 지방층이 장기들을 눌러 모든 장기의 기능이 떨어지게 된다. 그래서 비만을 만병의 온상이라 한다.

특히 여성들의 가장 큰 관심사가 다이어트가 아닌가 생각된다. 식생활 문화가 발달되면서 실제로, 비만해 지는 분 들이 많아지기도 하지만 그 보다도 날씬한 몸매에 집착을 갖는 것이 더 큰 원인이 아닌가 생각된다. 미국에서는 추수 감사절이 있는 달에는 그 날 날씬하게 보이기 위해서 한 달 동안 굶는 습성이 있다고 한다. 그러다가 감사절이 지나면 엄청난 양의 음식을 먹기 마련이다.

굶었다가 많이 먹는 이런 과정을 반복하면 우리 몸은 어떻게 되겠는가? 억지로 다이어트를 하게 되면 이른바 요요 현상이 반복되어 결국 몸은 망가지고 더 뚱뚱해 지게 된다. 다이어트도 하나님의 천연법칙을 무시하고서는 성공할 수가 없다. 다이어트를 할 때는 살이 빠졌다가 조금만 방심해도 다시 살이 찌는 것은 결국 건강에 해로운 방법이다. 다이어트는 실패하고 살은 더 찌게 된다.

대부분의 여성들이 잘못 알고 있는 것은 체중에 관한 상식이다. 체중은 건강과 밀접한 관계가 있다. 진정한 다이어트는 몸무게를 줄이는 것이 아니라 몸의 사이즈를 줄이는 것이다. 다이어트를 하면서 절대로 체중에 연연해서는 안 된다. 날마다 체중계에 올라서서 얼마나 빠졌는지 확인하고 걱정하다 보면 몸은 스트레스를 받아 제 기능을 발휘할 수가 없게 된다. 결코 다이어트는 살을 빼겠다는 개념으로 해서는 안 된다.

그러기 때문에 비만을 예방하고 치료할 수 있는 유일한 방법은 식생활습관을 바꾸는 것 밖에는 없다.

대체식이나 현미잡곡밥을 50번 이상 씹어 먹고 구별된 시간에 물을 따로 마시면서 요요법을 하면 저절로 체중 조절이 된다. 지난 8월, 화명산 기도원에서 9박 10일 요단식 교육을 할 때다. 부산의 D

대학교의 L교수 부부가 교육을 받고 있었다. 교육 5일째, L교수는 체중이 3kg이나 줄면서 몸이 병 없는 건강한 체질로 되는 것을 체험하였다. L교수는 체중 조절이 문제가 아니라 제3의학으로 이 요단식 프로그램을 대학에서 정식으로 학생들에게 가르쳐야 한다고 극찬을 하였다.

자가면역성 질환은 반드시 치유된다

"너희 목마른 자들아 물로 나아오라. 돈 없는 자도 오라. 너희는 와서 사먹되 돈 없이 값 없이 와서 포도주와 젖을 사라. 너희가 어찌하여 양식 아닌 것을 위하여 은을 달아 주며 배부르게 못할 것을 위하여 수고하느냐. 나를 청종하라. 그리하면 너희가 좋은 것을 먹을 것이며 너희 마음이 기름진 것으로 즐거움을 얻으리라."사55:1~2

우리가 흔히 접하는 불·난치병 가운데 "B형 간염, C형 간염, 당뇨병, 류머티스 관절염, 원형 탈모증, 갑상선 염, 폐렴, 신경 염, 루푸스, 만성 신부전증, 치매 등등" 자가 면역성 질환에 속하는 것이 대단히 많다. 자가 면역성 질환이란 내 몸을 지키는 면역 체계가 어떤 원인으로 인해 거꾸로 내 몸을 공격함으로써 생기는 병이다.

자가 면역성 질환 가운데 대표적인 것이 간염이다. 간염 바이러스가 침투해 내 몸의 간세포들을 살짝 변질시키면 T임파구가 간세포 전체를 모두 침입자로 판단해 공격하는 것이 바로 간염이기 때문이다. 당뇨병 가운데 인슐린 의존형으로 분류되는 소아 당뇨병도 자가 면역성 질환의 일종이다. T임파구가 인슐린을 만들어 내는 췌장을 공격해 인슐린 생산을 방해함으로 생기는 병이기 때문이다. 류마티스 관절염과 원형 탈모증도 T임파구 공격을 받아서 생기는 질환이다. T임파구가 자가 면역성을 띄게 되면 내 몸 어느 곳이든 공격해 파괴할 수 있다.

즉 갑상선을 공격하면 자가면역성 갑상선 염, 폐를 공격하면 자가 면역성 폐렴, 신경을 공격하면 자가 면역성 신경 염, 혈관을 공격하면 자가 면역성 혈관 염에 걸리는 식이다. 특히 T임파구가 혈관을 적으로 간주해 공격하게 되면 중세가 혈관이 퍼져 있는 모든 신체 부위에서 나타난다. 피부는 물론이고 혈관이 퍼져 있는 뇌, 콩팥 등 내부 장기 까지 침범을 받게 되는데 이것을 일컬어 루푸스라고 한다.

최근에는 만성 신부전등이나 치매까지도 자가 면역성 질환으로 보는 경향이 있다. 즉 T임파구가 콩팥을 공격해 콩팥의 기능을 떨어뜨리거나 뇌신경 세포를 공격해 치매를 일으킬 수 있다는 주장이다. 그리고 이러한 주장은 의학계에서도 상당히 신빙성이 있는 것으로 받아 들여지고 있다.

현대 의학은 질병의 원인을 치료하기보다 증상을 다스리는데 치중함으로써 자가 면역성 질환 치료에 한계를 스스로 만들고 있다. 잘못된 식 생활을 고치면 자가 면역성 질환은 무엇이든지 반드시 치유된다. 내 몸의 면역기능이 나를 공격하도록 만든 주체가 바로 나 자신이기 때문에 자신의 식 생활을 바로 잡으면 자가 면역성 질환은 다 치유할 수가 있는 것이다.

그렇다면 이러한 자가면역병은 어떻게 고쳐야 하는가? 간장약과 심장약, 혈압강하제 등을 주사하고 복약을 해야 하는가? 아니다! 자가면역병의 원인이 잘못된 식생활 습관에서 왔기 때문에 식생활 습관을 고치면 되는 것이다. 그런데 문제는 식생활 습관병은 현대의학으로는 고칠 수가 없다는 것이다. 약물로 고치려다 그 부작용으로 병을 더 깊게 만들거나 또 다른 병을 불러 올 수 있다. 이것이 현대의학이 갖고 있는 맹점임에도 불구하고, 사람들은 병을 약물로 고치는 것을 당연한 것처럼 받아들이고 있다.

원인이 없이 저절로 생기는 병은 없다. 현대인이 앓고 있는 자가면역질환의 원인은 너무나도 간단하다. 그것은 바로 잘못된 식습관이다. 잘못된 식습관에 의해 변질된 몸을 바꿔주고 올바른 식생활로 바꿔주면 병의 원인이 없어지기 때문에 병을 고칠 수가 있다. 이처럼 간단한 진리를 잊지 말자!

신부전증은 불치병일까?
결코 그렇지 않다

"너희는 네 우물에서 물을 마시며 네 샘에서 흐르는 물을 마시라. 어찌하여 네 샘물을 집 밖으로 넘치게 하겠으며 네 도랑물을 거리로 흘러가게 하겠느냐. 그 물로 네게만 있게 하고 타인으로 더불어 그것을 나누지 말라. 네 샘으로 복되게 하라." 잠5:15~18

신부전증이란 몸 속의 노폐물을 걸러 오줌으로 배출하는 역할을 하는 신장, 즉 콩팥의 기능이 떨어진 상태를 말한다. 콩팥의 기능이 떨어지면 독소가 몸 밖으로 빠져 나가지 못하고 몸 속에 가득 차올라 요독증이 생기고 매일 배출해야 할 몸 속의 수분이 빠져 나가지 못하기 때문에 몸이 부어 오르게 된다.

콩팥의 기능이 떨어져서 노폐물을 걸러 낼 수 없게 되면 의학적으로 우선 접근하는 방법이 콩팥의 기능을 대신 해 줄 수 있는 투석을 하는 것이다.

투석에는 복막 투석과 혈액 투석 두 가지 종류가 있다. 복막 투석은 복막에 가느다란 관을 꽂아 하루 평균 4번씩 독소와 노폐물을 인위적으로 빼 주는 것이다. 복막 투석은 집에서 스스로 간단히 할 수 있는 방법이라 간편하기는 해도 늘 관을 연결할 수 있는 카테타를 꽂고 다녀야 하는 불편이 따른다.

이에 비해 혈액 투석은 인공 신장기를 이용해서 역시 독소와 노폐물을 걸러 주는 방법으로 일주일에 1~2번만 하면 되지만 그 때마다 병원을 찾아야 하는 단점이 있다. 그리고 자각 증세를 느낄 정도로 심하게 망가진 콩팥은 회복이 불가능하기 때문에 일평생 투석 치료를 받아야 한다는 것이 의학적인 상식이다.

투석 치료를 받아도 콩팥의 기능이 계속 망가질 때, 또는 투석 치료를 더 이상 받지 않으려고 할 때 택할 수 있는 방법은 신장 이식밖에 없다.

따라서 현대 의학에서 신장병은 불치의 병이고 한번 망가지면 회복이 불가능 하므로 예방만이 최선이며 이미 콩팥이 망가진 뒤에는 맵고 짠 음식과 고단백질 식품을 피하면서 병의 진행을 늦추는 것밖에 길이 없다는 것이다.

그러나 신부전증이 정말 불치의 병일까? 결코 그렇지가 않다. 모세혈관, 즉 모세혈관을 이루고 있는 모세 혈관 세포들만 재생이 되고 회복이 되면 콩팥의 기능도 반드시 회복된다는 사실이다. 이 사실을 외면한 채 평생 투석 치료에만 의존한다면 내 몸 속의 콩팥은 더 이상 일 할 필요가 없기 때문에 아예 아무런 기능도 하지 않는 죽은 기관으로 변하고 만다.

혈관을 망가뜨리는 원인 중 가장 대표적인 것이 식·생활이다. 그러기 때문에 신부전증이나 신증후군 같은 신장질환은 똑바로 식 생활을 바꾸면 치유가 된다. 평생 괴로운 투석 치료를 받거나 부작용 가능성이 높은 신장이식을 받는 것 보다 식·생활을 바꾸는 것이 훨씬 간편하고 완전한 신장질환의 치유법이라는 사실을 알아야 한다.

신장병엔 된장찜질이 특효다. 된장찜질을 하면 열이 빠지고 변통이 생기며 호흡이 쉬워지고 오줌이 나오고 복수가 빠진다. 그래서 신장염과 복막염, 뇌일혈, 중풍, 폐결핵, 장결핵, 늑막염, 변통불량 등의 증상에 응용하면 탁월한 효과가 있다. 그러나 현대의학은 이를 인정하지 않는다. 그래서 복수가 가득 찬 신장질환 환자들이 신장 투석을 하면서 기약 없이 병상에 누워 죽어가고 있다. 참으로 답답한 일이 아닐 수 없다. 신부전증은 된장찜질을 몇 번만 해도 현저히 좋아진다. 거기에다 현대의학에서는 약이 되는 알칼리염조차 전혀 먹이지 않고 있으니 병이 나을 수가 없는 것이다.

#　5

성서요법으로
암·당뇨·고혈압
고친 사람들

암

● 전립선암 4기, 방광암, 골수암 4개월만에 고치다

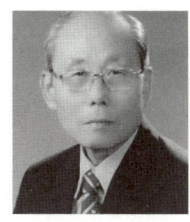

하종섭 (남, 71세)
부산 수영로교회 안수집사
부산시 수영구 광안4동 1269번지

저는 2008년 1월 부산대학교 병원에서 전립선암 4기, 방광, 골수에까지 전이된 말기암 선고를 받았었습니다.

어느 날 갑자기 자꾸만 오줌이 마렵고 오줌을 누어도 뒤가 시원치 않고 불쾌했습니다. 밤 10시쯤 잠을 자게 되면 물도 먹지 않았는데 자꾸만 오줌이 마려워 잠을 잘 수가 없었습니다.

하룻밤에 5~6번을 잠을 깨고 보니 날이 세면 머리가 멍하고 정신이 없었습니다.

아랫배에 무언가 들어있는 것 같고 나중에는 오줌 누기가 힘이 들고 아프기까지 했습니다. 아무래도 무슨 큰 병이 아닌가 싶어 겁이 덜컥 났습니다.

그래서 제가 사는 광안리 동네 K비뇨기과 의원을 찾아 갔습니다. 오줌검사를 하자고 해서 검사를 해 보았더니 내 눈에는 오줌 색깔이 별로 문제가 없는 것 같은데 의사는 오줌에 피가 섞여 나온다고 했습니다.

혈액을 채취해서 검사를 하자고 하길래 또 혈액검사를 한 결과 8이라는 수치가 나왔습니다. 건강한 사람도 검사를 하면 수치가 4까지는 나올 수가 있다고 하면서 나는 보통 사람보다 배가 나왔으니 분명히 몸에 이상이 있다는 것이었습니다.

그래서 의사가 약을 1주일분 주며 먹어보라고 했습니다. 약을 먹으니 오줌이 시원스럽게 나오는가 싶더니 약기운이 떨어지니 예전 증상 그대로 힘이 드는 것이었습니다.

그래서 두 번째 찾아갔더니 의사가 어떠냐고 물었습니다. 1주일간 약을 다 먹고 나니깐 또 그런 증상이 되더라고 했습니다. 의사는 다시 혈액검사를 해 보자고 했습니다.

이번에는 16이라는 수치가 나왔다면서 약을 먹으면 치수가 내려가야 되는데 약 가지고는 해결이 안 되겠다고 했습니다. 그는 소견서를 써주면서 대학병원에 가서 정밀검사를 하고 치료를 받으라고 했습니다.

부산대학교 병원에 갔더니 거기서도 혈액을 채취하여 검사를 하자고 했습니다. 검사결과 수치가 32로 올라가니깐 정밀검사를 해봐야 정확히 병을 알 수 있다고 했습니다. 그래서 정밀검사를 의뢰하고 일주일 만에 다시 대학병원에 갔습니다.

담당진료 과장선생님이 검사결과 전립선암 4기로 방광, 골수에까지 전이되었다고 했습니다. 방사선 치료를 겸해서 항암치료를 받지 않으면 안 된다고 했습니다.

정말 당황이 되었습니다. 항암제는 증암제일 뿐 아니라 의사가 암에 걸리면 그분들은 항암제를 안 맞는다고 했습니다.

그런 독한 항암치료를 내가 받아야 하나 걱정이 태산 같았습니다. 그러다가 이래 죽으나 저래 죽으나 고통 받고 죽을 필요가 없다는 생각이 들었습니다.

저는 십수년을 대수영로교회 사찰집사로 근무했습니다.

10년도 넘게 기독신문을 통하여 김용태 약사님의 지도로 암을 고친 목사님들을 많이 알고 보아왔습니다. 그래서 김용태 약사님께 전화를 했더니 김용태 약국으로 당장 오라는 것이었습니다.

그 다음날 바로 찾아뵈었습니다. 약사님은 내 말을 듣고 하시는 말씀이 자기를 믿고 시키는 대로 할 것 같으면 틀림없이 암을 고쳐줄테니 그리하겠느냐고 물었습니다. 그래서 시키는 대로 하겠다고 약속을 다짐했습니다.

약사님은 하나님께 기도하고 성경 말씀을 들려주심으로 제게 큰 위로와 희망을 불어넣어 주셨습니다.

성서요법은 김용태 약사님이 개발한 에덴대체식품창 1:29을 하루에 2번씩 먹는 것인데, 그 방법이 아주 성경적이었습니다.

각종 대체식을 한 데 섞어서 한 스푼을 입에 넣고 씹는데, 100번 이상 씹어 먹는 것마 4:4이었습니다.

씹어 먹으며 대체식 속에 들어있는 효소와 공기 속의 산소가 결합이 되어 놀라운 효과가 나타난다는 것입니다. 그렇게 대체식을 먹다보면 1시간이 넘게 걸리기도 합니다.

오전에 한 번, 오후에 한 번 대체식을 1일 2식 하였습니다.

저는 오전 식사 전에 차가버섯 달인 물 한 잔과 토마토즙을 마시고 나서 식사를 하였습니다.

율무, 현미, 검은쌀, 검은콩 밥과 나물 종류채소, 버섯, 가지, 검은콩 그리고 매끼마다 마늘 한 통씩 밥에 쪄서 알카리염에 찍어서 같이 씹고 또 씹어 먹었습니다.

각종 채소류에는 일반 음식처럼 고춧가루 같은 양념은 빼고 모든 간은 된장과 청국장을 섞은 것으로 하되 소식으로 하였습니다. 그리고 후식으로는 과일이나 고구마, 감자를 조금 했습니다.

김용태 약사님 말씀대로 에덴대체식품을 먹고 난 후로는 다른 것은 일체 먹지 않고 요요법참 5:15을 여러 번 계속 했으며 저녁 때도 똑같이 그렇게 진행했습니다.

그렇게 꾸준히 4개월 동안 기도하면서 시킨 대로 성실하게 했습니다. 약사님은 주일마다 교회에서 만나 지시한대로 제가 식생활을 잘 하고 있는가 물어보곤 하셨습니다.

지시한대로 하고 있는 것을 확인하시고는 언제나 좋아하면서 저에게 격려를 해주었습니다.

5개월째 되는 날 김용태 약사님께서 저를 부르시더니 이제 대학병원에 가서 결과가 어떤지 한 번 검사를 해 보라고 했습니다. 그래서 대학병원에 찾아 갔더니 의사가 퉁명스럽게 치료를 하러 오라고 하니깐 오지도 않고 그동안 뭘 했냐고 하면서 호통을 치는 것이었습니다. 그리고 다시 검사를 해 보자고 하면서 혈액채취를 하고 3일 후에 결과를 보러 오라고 했습니다.

그래서 3일 후 결과를 보러 대학병원에 갔습니다. 정밀검사표를 보더니 담당의사가 깜짝 놀라는 것이었습니다.

  도대체 어떻게 했길래 4개월 만에 이렇게 치수가 정상으로 내려갔느냐고 하면서 나보고 대단하다고 하였습니다.

  검사결과를 말씀하시는데 4개월 전에 처음 병원에 왔을 때 수치가 32로 말기암으로 상태가 절망적이었는데 불과 4개월 만에 수치가 3.8로 내려갔다면서 크게 놀라는 표정으로 그 비결에 대해 궁금해 하면서 꼬치꼬치 물어 보는 것이었습니다.

  그러면서 여지껏 하던 그대로 식생활을 하면 앞으로 아무런 문제가 없을 것이라고 했습니다. 그래서 나는 마음 속으로 이제는 살았구나 생각하고 안도의 한숨을 쉬었습니다.

  만약 4개월 전에 김용태 약사님을 만나지 않고 병원에서 항암치료를 받았다면 지금쯤 내가 어떻게 되었겠나 생각하니 너무너무 감사했습니다.

  먼저 저의 암을 고쳐주신 하나님께 감사를 드립니다. 그리고 현대의학으로도 고칠 수 없는 저의 말기 전립선암, 방광암, 골수암을 그것도 4개월 만에 고쳐주신 김용태 약사님께 진심으로 감사를 드립니다.

● 간암, 간경화, 당뇨병을 고치고

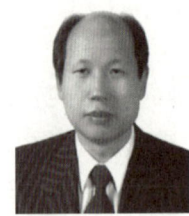

하수현 (남, 60세)

감사교회 담임목사

울산시 남구 신정4동 940-22

전화 : 052) 211-5970, 010-7486-9191

저는 지금부터 20년 전에 목욕탕에 들어가서 목욕을 하려는데, 갑자기 두 다리가 무용수처럼 옆으로 벌어지면서 쓰러지고 말았습니다. 인근 모 병원에 갔습니다. 특별한 치료 없이, 한 주간을 누워만 있고 링게루를 계속 맞았으나 전혀 차도가 없었습니다. 일주일이 지나도 병이 낫지를 않으니 몹시 불안했습니다.

그러던 어느날, 성도 한 분이 병원을 찾아와서는 암일지도 모르니 부산에서 암을 잘 보는 고신의료원에 가자고 제의를 했습니다. 그래서 가족들과 함께 송도에 있는 그 병원에 입원을 했습니다. 여러 가지 자세한 검사를 해 보고 MRI특수촬영도 해 보았습니다.

병원에서는 몸에 C형간염이 보균되어 있고 그로 인해서 간경화가 진행되고 있을 뿐, 암은 발견이 되지 않았습니다. 그리고 오른쪽 다리 관절 부분에 다리쪽 관절이 다 삭아서 하나도 없다고 했습니다. 그러나 C형간염이 오래 가면 간경화가 되고, 간경화가 오래 가면 암이 된다는 말을 듣고 저는 정말 크게 낙심하게 되었습니다. 설상가상으로 다리 관절까지 다 삭아 없어졌다고 하니 눈 앞이 깜깜했습니다.

내 몸이 이렇게 된 원인을 생각해보니, 그 전에 기사와 동승하여 승용차로 서울에서 내려오다가 대전 판암동 고속도로에서 기사가 졸다가 전복사고가 난 적이 있었습니다. 그 뒤에 기사는 하늘나라에 가고 저만 살아나게 되었습니다. 그 후에 간경화가 악화되어 간암이 되고 다리 관절병이 재발되어 목욕탕에서 변을 당하게 된 것 같았습니다.

고신의료원에서 18시간 동안 대수술을 받았습니다. 퇴원한 후에도 계속 건강이 좋지 않아서 울산대학병원에 가서 검사를 또 하게 되었습니다. 수술 후에 저는 사정이 여의치 않아서 지하에 개척교회를 하면서 말할 수 없는 스트레스를 많이 받았습니다. 그로 인해 간경화, 간암, 당뇨병까지 얻게 되었습니다. 이것을 확인하게 된 곳은 울산의 법원 옆에 있는 모 병원이었습니다. 여기서는 또한 식도도 좋지 않다고 했습니다. 엎친 데 덮친 격으로 건강이 더욱 악화되고 있어서 이 병원, 저 약국을 많이 다녀보았습니다.

그러다가 '성서요법 암, 당뇨, 비만을 고친 사람들' 책을 보게 되었습니다. 많은 목사님들께서 암, 당뇨, 불·난치병을 고친 사례를 보고 김용태 약사님을 찾게 되었습니다.

부산역 옆에 있는 김용태 약국에 와서 약사님이 처방해 주는 에덴대체식을 먹기 시작했습니다. 특히, 부곡온천에서 개최되는 김용태 성서건강연수원에서 9박 10일 동안의 요단식 프로그램을 수련하고 모든 병을 고치게 되었습니다.

지금은 기도하는 가운데 말씀과 신유 은사 아니 모든 은사를 저에게 주셨다고 주 예수님께서 말씀하셨습니다.

저는 믿습니다. 하나님께서 저희 사람을 친히 지으셨기 때문에 하나님만이 모든 병을 근본적으로 고칠 수 있다는 것을 확신합니다.

오늘의 이 영광을 하나님께 돌리고 김용태 약사님께 감사드립니다. 지금도 김용태 약국을 찾는 분들은 먼저 하나님 앞에 꼭 치유된다는 확신을 갖고 임하시기를 바랍니다. 꼭 치료가 됩니다. 할렐루야!

● 갑상선암, 전신마비, 뇌종양, 위염 완치

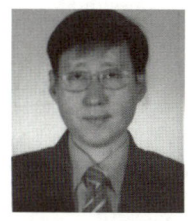

김현열 (남, 43세)
실로암교회 협동목사
부산시 서구 남부민1동 650 천주교 아파트 304호
전화 : 051)-255-8178,011)9533-8178

할렐루야!

저는 총신대학을 졸업하고 1999년 10월 목사안수를 받고 부산 성광교회를 섬기는 목사입니다.

20여 년전 고등학교 시절부터 갑상선암을 진단받고 몸이 좋지 않았으나 가정형편이 너무나 어려워 병원에도 제대로 가지 못하고 약물치료도 계속해서 받지 못하였습니다.

그런 가운데 향학열에 불타 공부를 너무 무리하게 하다가 어느 날 그만 쓰러져 전신에 마비가 오고 경련을 일으키게 되었습니다.

응급조치로 이웃 약국과 동네 의원을 다니면서 치료를 받기도 하고, 온갖 보조식품을 먹고, 민간요법 등을 해보았으나 백약이 무효였습니다.

송도아리랑고개 낭떠러지에 가서 자살을 시도하다가 가롯유다 생각이 나서 돌아오기도 하였습니다.

전신이 무력해서 어지럽고, 화장실을 출입하기조차 힘들 정도였습니다. 할 수 없이 복음병원에 입원하였으나 별 다른 효과를 보지 못하고 퇴원하였습니다.

오히려 경련증세와 어지럽고 피곤한 증세가 더욱 심해져갔습니다. 그래서 저는 기도원에 들어가서 1년간 하나님께 매달려 기도하며 지냈습니다.

그래도 몸이 낫지 않아 기도원에서 내려와 다시 복음병원에 가서 진찰을 받았더니 내 몸에 간질병이 있다는 것이었습니다. 그래서 침례 병원에 가서 다시 진찰을 받아 보았더니 뇌종양이 있다는 것을 알게 되었습니다.

그런 후에 집에 와서 몸저 누워 지내게 되었는데 갑자기 혼수상태가 되었습니다.

2001년 10월 31일은 아침부터 이러다가 죽는 것이 아닌가 겁이 덜컥 났습니다. 너무나 황급한 나머지 119소방 구조대를 불러 종합병원이 아닌 김용태 약국으로 갔습니다.

하나님의 종이 될 것을 믿고 기도해 왔는데 병세가 이렇게 악화되다보니 믿음마저도 흔들리는 것 같았습니다.

심신이 극도로 쇠약해지고 저의 영혼도 흐려지면서 삶의 소망이 사라지는 것 같았습니다. 병은 잘못된 식습관에서 온다.

내 병은 습관병이다. 그렇기 때문에 자신의 병을 자신이 고쳐야 한다라고 말씀하시면서 김용태 약사님은 설명해주었습니다.

말씀을 듣고 식생활 상담을 하는 도중에 내 인생이 끝나는 줄만 알았던 자신이 이제 하나님의 건강법칙을 지키면 고칠 수 있겠구나 하는 확신이 왔습니다.

제가 깜짝 놀란 것은 한달 간 대체식을 먹고 오줌요법을 부지런히 하였더니 정말 놀랍게 모든 병세가 호전되었습니다. 저는 약사님의 지시대로 1년 반 동안 철저하게 성서 건강수칙을 지키면서 대체식과 오줌요법을 한 결과 갑상선암, 전신마비, 간암, 뇌종양과 위염을 위시한 모든 병이 깨끗이 사라졌습니다.

● 현대의학에선 대책이 없는 말기 간암이 완전 회복되고

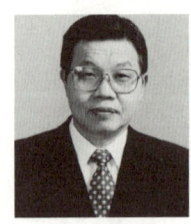

최임경 목사 (남, 60세)
진주교회 담임목사
경남 진주시 금산면 장사리 1000번지
금산골든빌 114동 503호

작년 1월 12일 자꾸 피곤한 증상이 의심되어 서울중앙병원에서 검진을 받았는데, 간암이라는 결과가 나왔습니다. 이미 혹이 4~6cm 정도 자랐다고 했습니다. 위험하다고 했습니다. 도무지 믿을 수 없어 가족 모두가 깊은 슬픔에 잠겼습니다. 그러나 이내 기운을 차리고 가족 모두가 하나님께 기도를 올렸고, 교회 신도들도 금식기도를 올리는 등 많은 정성을 기울이셨습니다.

저는 간동맥색전술을 받기로 하고 1월17일 수술대에 누웠습니다. 그때 하나님의 음성이 들렸습니다. '다 치료되었으니 걱정할 것 없다'라고 분명히 말씀하셨습니다.

수술은 마쳤습니다. 서울의 모교회 목사님도 수술을 2번하고도 고생하고 있습니다. 간암은 이런 수술로는 결코 완치할 수 없다는 것을 잘 알고 있었습니다.

처음, 저의 병을 알고 계셨던 한 자매님이 올 2월초에 김용태 약사님을 소개해 주셨습니다. 부산으로 찾아가 김 약사님과 상담을 했는데, 저에게 에덴대체식과 오줌요법을 권해주셨습니다. 그런데 김용태 약사님이 지시해 주는 에덴대체식 오줌요법은 하나님의 섭리가 있는 것 같아 특이하게 달랐습니다. 즉 대체식을 반드시 먹고 체내에서 1급수 오줌을 만들어서 먹는데 이른바 비법이 있는 것 같았습니다. 예전에는 미처 몰랐지만 성서에 있는 식이요법과 오줌요법이 참으로 대단한 치료제라는 것을 깨닫게 되었습니다. 그래서 친구인 강 교수가 '참 좋은 일을 하고 있었구나' 생각하고, 에덴대체식을 성실하게 챙겨 먹었습니다. 간암 치유의 비결은 에덴대체식을 먹고 오줌요법을 하는 데 있다는 것을 깨달았습니다.

그러나 막상 오줌을 마신다는 것은 쉬운 일이 아니었습니다. 처음에는 아침에 두 모금 정도만 마시며 오줌으로 세수를 하고 눈을 씻었습니다. 며칠 지나면서부터 피부가 좋아지고, 눈에 눈꼽이 끼던 증상들이 없어졌습니다.

에덴대체식을 꼭꼭 챙겨 먹으면서 하루 세 번씩 오줌을 받아 그대로 마시기 시작했습니다. 얼마의 시간이 흐르자 몸이 가벼워지면서 혈색이 눈에 띄게 좋아졌습니다. 더 놀라운 것은 말기 간암증세가 완전히 회복된 것이었습니다. 저는 전적으로 에덴대체식과 오줌요법 덕분으로 확신하고 있습니다. 그래서 김용태 약사님이 나가는 부산수영로교회 담임목사 정필도에 가서 "김용태 집사가 생명의 은인"이라고 2시간 간증설교를 했습니다. 앞으로 건강에 더 주의해야겠지만 꾸준히 성서요법을 실천한다면 문제없이 무병장수하리라고 생각합니다.

이제는 신도들이나 주위 사람들에게 자신있게 성서요법에 대한 효능을 알리고 있습니다. 또 오줌은 더러운 혐오식품이 아니라 하나님이 주신 생명수라는 것도 말입니다.

저의 아내와 장모님, 작은 조카도 성서요법을 실천해 그 효과를 톡톡히 보고 있습니다. 이 모든 것이 하나님의 은혜입니다.

● 위암, 비만, 고혈압이 완치되고

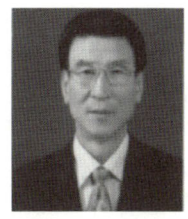

노명철 (남, 62세)
구천성은교회 원로목사
경북 의성군 구천면 소보안개로 1636-1
전화 : 054)861-3234,011) 9041-2035

저는 경북의성군 구천면에 있는 성은교회 담임목사입니다.

그런데 2002년 11월경 경북 의성공생병원에서 위암진단을 받았습니다.

그동안 위장이 나빠 식사를 제대로 못해 목회 활동을 하기가 힘이 들어 고생을 말할 수 없이 많이 하였습니다.

그러던중에 모 기독교 교단신문에서 김용태 약사님의 '암, 당뇨, 비만을 고친 사람들'이란 책자를 보게 되었습니다.

특별히 관심과 주목을 끈 것은 '성서요법'이었습니다.

성경대로 식생활을 개선하는 것을 말합니다.

목사는 성경을 정확무오한 하나님의 말씀으로 믿습니다.

우리가 성경대로 살지 못하기 때문에 온갖 질병에 시달린다고 봅니다.

흔히 사람들은 말하기를 도무지 세상을 믿을 수 없다고 합니다. 진실도 믿을 수 없고, 사실도 믿을 수 없다는 것입니다. 그러나 저는 성서요법이라면 틀림없다고 믿었습니다.

왜냐하면 하나님은 썩은 살에도 생살이 돋게 하시며 죽은 자도 살리시는 전지전능한 분인데 암 아니라 그보다 더한 것이라 할 지라도 얼마든지 치유할 수 있다고 믿기 때문입니다.

저는 즉시 책을 구입했습니다. 그리고 차근차근 읽기 시작했습니다. 그리고 집사람을 불러서 부산의 김용태 약사님을 만나서 건강 상담을 하고 싶다고 했습니다.

집사람도 쾌히 승낙하자 즉시 전화로 예약했습니다. 그리고 저희 부부는 예약 날짜에 가서 신세기 한의원에서 검사도 하고 상담도 했습니다.

저희 집사람도 비만과 고혈압에 관절염도 중증이라 함께 상담하고 저희 부부가 같이 대체식 처방을 받았습니다.

저희 부부는 그 날부터 성서요법과 요료법을 그대로 실천했는데 약 몇 달 동안 감사하는 마음으로 실천했습니다 사람의 경우는 빠진 날도 있음. 신기한 것은 실천한 즉시 호전반응이 일어났는데 지금은 위암이 완치되고 건강을 회복하게 되었습니다. 불쾌한 증상들이 깨끗하게 없어졌고, 수면도 잘 하게 되었으며, 피곤한 증세도 완전히 없어졌고, 입맛도 아주 좋아졌습니다.

저희 집사람도 8년 동안 복용해 오던 혈압약을 그 날로부터 끊었는데 고혈압이 없어졌습니다.

그리고 심한 관절증세도 없어졌습니다. 요즈음은 운동도 잘하고, 뛰기도 잘합니다.

참으로 기적 같은 일이 아닐 수 없는 것입니다. 사람들 중에는 성서요법을 모르고, 오줌요법을 비 과학이나 비 의학으로 취급하는 사람들이 있습니다. 그러나 몽땅 오해입니다. 성서요법이야말로 하나님이 주신 최고의 선물이요, 보약 중에 보약으로 믿습니다.

이 글을 읽는 여러분들에게 권합니다. 병만 고칠 수 있다면 무엇인들 못하겠습니까? 불치의 병으로 고민하거나, 망설이지만 말고 겸손한 마음으로 하나님의 말씀에 귀를 기울이시고 특별한 은사를 받은 김용태 약사님을 찾아가서 상담하십시오. 그리고 그분의 처방대로 실천하십시오. 그러면 놀라운 기적을 체험하게 될 것입니다.

끝으로 지금까지 받은 하나님의 모든 은혜에 감사를 드립니다. 그리고 친절하게 치유를 위해 힘쓰시는 김용태 약사님과 직원들에게 감사 드립니다. 그리고 저를 위해 기도해 주신 교회에 감사 드립니다.

특히 몸이 불편한데도 불구하고 헌신적으로 내조한 집사람에게 감사하고, 내 아들, 며느리, 손자에게도 감사함의 뜻을 전합니다.

● 위암·당뇨병·심장병·비염·치질을 고침 받고

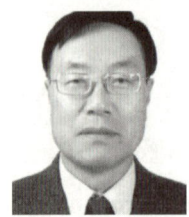

이성복 (남, 60세)

상주 도남교회 담임목사

경북 상주시 도남동 484-1

전화 : 054) 382-3205, 011-804-2431

할렐루야! 치료의 광선을 발하여 주신 주님을 찬양합니다. 저는 55년 세월을 건강 하나만을 자신하고 살아왔습니다. 그러던 어느 날부터 속이 편하지 않고 머리가 아프고, 그렇게 괴로운 시간을 보내게 되었습니다.

머리 염색만 해도 가려움 때문에 염색을 포기해야 할 정도로 몸이 허약하여 알레르기 체질로 괴로운 나날을 보내고 있었습니다. 이 병원, 저 약국에 가서 약을 수없이 많이 먹어 보았으나 한 때 임시조치일 뿐, 백약이 무효하였습니다. 그리고 변을 볼 때도 토끼 변과 같이 보고 또 뒤도 시원치 않을 뿐 아니라 출혈이 섞여 나오기도 했습니다. 그 동안 치질치료를 해 봐도 고치지 못하고 있던 중, 1997년 교통사고 이후 당뇨 때문에 수술도 못하게 되었습니다. 그리고 2002년 전국 교역자 연합 보험이 있어 기쁜 마음으로 보험계약을 했습니다. 2004년 5월에는 또 급성심근경색증으로 엎친 데 덮친 격으로 수술을 받았습니다.

또 오래 전부터 가래 같은 것을 뱉어 내고 속이 좋지 않아서 의료보험공단에서 시행하는 건강검진을 받게 되었습니다. 2005년 5월에 상주 모 종합병원에서 위 내시경 검사를 받은 결과, 청천벽력 같은 위암 선고를 받게 되었습니다.

담당의사 선생님께서는 위암이 악성이라서 빠른 속도로 확장될 수 있기 때문에 즉각 큰 병원에 가서 수술을 받으라고 권고했습니다. 그러나 저에게는 지병인 당뇨로 인해서 이러지도 저러지도 못하는 어려운 상태에 있었습니다.

그 때, 김용태 약사님의 '암, 당뇨, 비만을 고친 사람들' 책을 보게 되었습니다. 약을 쓰지 않고 하나님의 자연치유력으로 고칠 수 있겠다는 확신이 섰습니다. 김 약사님께서 가르쳐 주신대로 하루 세 번 씩 에덴대체식을 복용하고 그 날부터 바로 요요법을 하기 시작했습니다. 6개월을 복용하면서 열심히 했었지만 눈에 띌 만한 큰 진전은 없었습니다.

약사님과 상담을 꾸준히 하면서 또 다시 3개월 후 위 내시경 검사를 하였습니다. 담당의사 선생님은 수술이나 항암제를 하지 않았기 때문에 결과는 검사해 볼 것도 없이 위암이 악화되어 있을 것이라고 했습니다. 그런데 내시경 검사 결과, 암은 더 퍼지지 않았습니다.

저는 용기를 얻고 요요법과 통마늘을 구워서 알칼리염에 씩어 먹는 일을 더욱 열심히 했었습니다. 그러던 어느 날부터 객혈하던 것도 멈추고 피곤이 사라지며 몸이 컨디션이 좋아지기 시작했습니다.

소화도 잘 되고 몸에서 힘이 났으며 얼굴도 좋아지기 시작했습니다. 암에 걸려서 병원에 가지 않고 수술도 하지 않고 약도 먹지 않은 채 에덴대체식을 먹으며 몇달을 보내게 되었습니다. 그 결과, 지금은 300가까이 올라가던 혈당이 지금은 당뇨약을 먹지 않고도 140으로 잡히고 일을 아무리 해도 피곤치 않았습니다. 그동안 저를 그렇게도 괴롭히던 저혈당 현상도 사라졌습니다. 심심찮게 통증으로 나를 놀라게 하던 심근경색증, 비염, 치질도 없어졌습니다.

생명을 위협하던 위암이 깨끗이 고침 받았을 뿐 아니라 전에는 암으로 혈전이 얽혀 있었지만 지금은 피가 너무 맑아져 혈액 순환이 잘 되고 요요법을 병행함으로써 눈도 밝아지고 피부도 얼마나 좋아졌는지 모른답니다. 요마사지를 통해서 피부 알러지도 깨끗이 고치고 요요법으로 비염도 고침 받게 되었습니다. 금상첨화 격으로 저는 나이를 먹어가면서 머리가 많이 벗겨졌는데 지금은 머리숱이 많아져서 굉장히 젊어지게 되었습니다.

저는 목사입니다만은 이 모두가 김용태 약사님의 지도와 성서요법을 잘 따른 결과라고 확신합니다. 이 영광 하나님께 돌리며 모든 병에서 놓임을 받고 기뻐 뛰며 감사할 따름입니다.

과거에는 하룻밤에 오줌을 시간마다 보게 되어 요강을 머리맡에 대기시키기도 했지만 이제는 밤에 한 번 정도로 소변을 보며 깊은 잠에 빠져 새벽을 너무 빨리 맞게 된답니다. 약사님 말씀대로 성경에 있는 천연 법칙을 지켜서 믿음으로 기도하고 꾸준히 한다는 것이 얼마나 소중한 것인가를 새삼 깨닫게 되었습니다.

이번 건강 회복을 통하여 믿음을 가지고 사랑하며 이해하고 저를 격려해 주신 성도 분들에게 감사를 드리며 특히, 사랑하는 아들과 며느리를 위시한 가족들에게도 감사를 드리고 꾸준히 도움을 주었던 대구 한라어린이집 원장님에게도 깊은 감사를 드립니다.

여생이 얼마가 되었든 나는 목회자의 길을 걸으며 하나님께 찬송하고 기쁜 마음으로 살아갈 것을 확신합니다.

● 수술 거부, 허리디스크도 고쳤습니다

할렐루야! 오늘도 통증이 없는 하루를 시작하기에 감사를 드리며 지난 2006년 12월 초 책장에 있는 책들을 정리하며 대형 텔레비전을 옮기던 중허리를 다치게 되어 상주 시내 통증 의학을 통해 치료를 하였지만 일시적인 현상 뿐 효염을 보지 못하고 한방쪽으로도 치료를 해 보았지만 별 진전을 보지 못하고 생활에 말로 할 수 없는 어려움을 겪게 되었습니다. 심지어 예배를 인도하는 것 마저 너무 힘이 들어 장로님과 분담하여 예배를 인도하였습니다. 고통이 없는 시간을 간절히 바라며 드디어 상주 성모병원 외과 선생님을 찾아가서 상담 후 MRI 사진을 찍어 보니 4-5번 허리쪽에 이상 징후를 발견하고 디스크 진단과 함께 대구 보강병원에 찾아가서 상담을 하였고 보강병원은 허리디스크에 유명한 병원으로 이름난 이병원에서 이상을 발견하여 내시경 수술을 권장 받고 고민을 하게 되었습니다.

수술날짜는 다가오고 고민 중에 암도 멈추게 한 에덴대체식 식사법에 더욱 관심을 가지고 김용태 약사님께 호소를 하게 되었습니다. 김 약사님은 아주 친절하게 에덴 대체식 먹는 요령을 설명을 해 주셨고 꼭 시행하면 좋은 반응을 보게 될 것이라고 가르쳐 주셨습니다. 저는 하루에 2-3회를 전적으로 식사 대신으로 먹으며 계속 요요법을 시행하게 되었습니다.

이렇게 하다 보니 두어 달 동안의 고통의 통증이 사라지고 병원을 찾거나 수술을 할 필요가 없어지게 되었습니다. 약을 먹는 것에서 해방을 받게 되어 하나님께 영광을 돌립니다.

에덴대체식 식사법이 이렇게 효염이 있다는 사실을 다시 한 번 체험하게 되었고 특별히 약사님의 말씀대로 따라 시행함이 얼마나 중요한가를 다시 한 번 체험하게 되었습니다. 지금은 아주 정상적인 일상생활에 하고 있으며 아무런 염려 없이 맡은 일에 열심을 다하고 있으며 김 약사님을 만나게 해 주신 하나님께 늘 감사를 드리며 기쁘게 살고 있습니다.

하나님의 은혜가 김 약사님과 관계되는 모든 분들 위에 하나님의 영광이 함께 하기를 기도드립니다.

● 대장암, 늑막염, 치질 완치

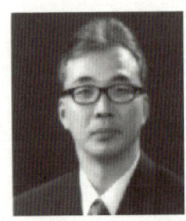

김태주 (남, 45세)

순복음광민교회 담임목사

부산 광역시 수영구 민락동 18-8 장미빌라 302호

전화 : 070) 7694-1427, 010) 5533-1427

저는 부산 광안동에서 에벤에셀 기독서점을 경영했으며 수영로교회담임목사 정필도의 안수집사로서 그동안 신학대학을 졸업하고 필리핀 선교사로 파송준비를 하다가 지금은 교회담임목사를 하고 있습니다.

2001년 1월 27일 밤에 용변을 보다가 갑자기 정신을 잃고 쓰러졌습니다. 화장실 바닥이 온통 피로 물들고 한쪽 눈은 부어 올라 보이지도 않고 이마에도 탁구공 만한 혹이 났습니다.

119를 부르려다가 겨우 정신을 차려 승용차로 K종합병원으로 가게 되었습니다. 입원을 하여 이틀 동안 정밀검사를 해보았더니 말기 대장암 진단이 나왔습니다.

초음파 모니터에 이상한 물체가 보여서 CT촬영을 한 결과 20cm 가량 되어 보이는 물체가 있다고 하면서 주치의사는 그것이 대장암이라고 진단하였습니다. 때문에 화장실 바닥에 피를 쏟게 되었으며 말기 암이기 때문에 수술을 해도 6개월, 하지 않아도 6개월을 넘길 수 없다고 했습니다.

절박한 마음으로 암에 관련된 책을 찾아보게 되었습니다. 마침

같은 교회에 나오시는 김용태 약사님이 지으신 '성서요법 암, 당뇨, 비만을 고친 사람들' 책을 보게 되었습니다.

성서에 있는 식생활 개선법을 따라서 약사님께서 지시하는 대로 에덴 대체식을 하루 3번씩 먹고 생수를 한되 이상 매일 먹었습니다. 일체의 탄산음료, 종류는 먹지 않고 현미 잡곡밥을 먹었습니다.

고기와 인스턴트 제품을 가려서 생체식, 과일 등을 먹기 시작했습니다. 그리고 누우면 죽고 걸으면 산다는 정신으로 매일같이 열심히 운동을 하였습니다.

잠언 5장 15절 말씀에 "네 샘에서 나는 물을 마셔라." 이 물이 히브리 원어로 오줌이라는 사실을 알고 크게 놀라고 기뻤습니다.

하나님께서 사랑하는 자녀들을 위하여 건강하게 사는 길을 열어 두었으며 병이 났을 때 창조주 하나님의 섭리대로 살면 어떤 병도 고칠 수 있다는 것을 확인하고 소망을 갖게 되었습니다. 김 약사님의 오줌요법 암 당뇨 비만을 고친 사람들 책도 읽고 또 읽고 하면서 오줌요법을 열심히 하였습니다.

에덴 대체식을 먹고 나오는 오줌은 다다익선으로 많이 먹으면 먹을수록 좋다고 하셨습니다. 저는 될 수 있는 대로 오줌을 버리지 않고 다 먹으려고 노력하였으며 오줌 맛사지도 열심히 하였습니다. 그리고 암 치료의 제1장 1절이라는 "범사에 감사하라"는 하나님 말씀을 따라 기도하고 또 기도하였습니다.

명현현상으로 뱃속이 더부룩하고 가스가 나오기도 했습니다.

며칠 간은 설사가 나오고 힘이 없는 증세가 몇 번 나타나더니 그 다음부터는 그런 증세는 사라졌습니다. 한 달 한 달 지날 때마다 기적적으로 건강이 회복되고 컨디션이 좋아져 갔습니다.

현대의학으로는 항암제, 방사선, 수술을 해도 5년 간 사는 사람이 20%이며 말기 암인 경우 5년 생존율이 1%도 안 된다는데 저는 김용태 약사님의 지도로 1년 만에 대장암이 완치가 되었습니다. 뿐만 아니라 내게 오랫동안 고통을 주었던 늑막염과 치질도 고쳤습니다.

저는 얼마나 기쁜지 모릅니다. 이 기쁜 소식이 암으로 고통 받는 환우들에게 희망이 되고 병원에 가지 않고 집에서 스스로 잘못된 식생활을 고침으로 대장암, 늑막염, 치질 등 몸에 있는 모든 병을 한꺼번에 고치고 건강을 회복하는 진리가 실천되어 우리의 이웃과 사회가 다같이 행복해 질 수 있기를 진심으로 바랍니다.

저는 성서에 있는 건강법을 체득하였으므로 필리핀 선교 현장에 가서 영육 간에 필리핀 선교사로서 하나님께서 주신 소임을 유감없이 감당할 수 있게 된 것을 하나님께 영광을 돌리고 감사하는 바입니다.

할렐루야!

● 에덴대체식과 오줌요법으로 6개월 만에 위암 회복

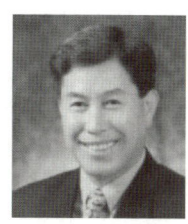

정상환 (남, 50세)

횡성감리교회 장로 (요양원 원장)

강원도 원주시 일산동 161-13

전화 : 033) 748-3232, 011) 364-0303

메일 : smile500@netsgo.com

먼저 저를 이끌어 주시고 사랑해 주시고 택하여 주신 하나님께 깊은 감사를 드립니다.

평소에도 가끔씩 위의 상태가 좋지 않아 원주기독병원에서 약을 타 먹긴 했지만, 전혀 예상치 못했던 일이 일어났습니다. 담당의사로부터 위암이라는 진단을 받은 것입니다. 그 후 병원 약을 복용하면서 '이렇게 생을 마감하는 것인가'하며 괴로운 시간들을 보냈습니다. 가족들은 수술을 권했지만 모든 것이 두렵고 견디기 힘들었습니다.

그러던 중 2000년 1월 말에 건강신문사에서 출간된〈당뇨, 암, 비만을 고친 사람들〉이라는 책을 읽고 저자인 김용태 약사님을 만나게 되었습니다. 그 분은 제게 에덴대체식과 UT요법을 권해 주셨습니다. 저는 에덴대체식을 먹으면서 모든 식사를 건강식사로 바꾸었습니다. 김용태 약사님께서 오줌요법을 여러 번 권해 주셨지만 도저히 용기가 나지 않았습니다. 그러나 그분의 간곡한 권유로 생각을 바꾸고 나니 병을 고칠 수만 있다면 무엇을 못하겠느냐는 마음이 들었습니다.

저녁은 에덴대체식과 물만 마시고, 아침에 일어나자마자 에덴대체식의 성분이 녹아있는 오줌을 마셨습니다. 처음에는 역했지만 3개월 정도가 지나면서 증상에 차도가 보이기 시작하더니 6개월 정도 후에는 거의 완치되는 기분이었습니다. 실제로 4개월 만에 82kg이던 몸무게가 68kg이 되었고, 콜레스테롤과 지방간 수치도 정상으로 돌아왔습니다.

피부 또한 어린아이처럼 부드러워졌고, 정신력이 강해져 매사에 의욕이 넘치게 되었습니다. 특히 졸음 운전 때문에 늘 가족들에게 불안감을 주었었는데, 정신이 맑아져 장거리 운전 중에도 전혀 피곤함을 느끼지 않게 되었습니다.

그리고 아침, 저녁에 오줌으로 눈을 씻었더니 늘 충혈되었던 눈의 피로가 해소되고 항상 맑고 건강한 눈을 갖게 되었습니다. 무엇보다 김용태 약사님께서 옆 병원에서 넘어온 검사 결과를 보시고 위암이 고쳐졌다고 말씀을 하셨을 때는 고통의 늪에서 빠져나온 감격의 순간이었습니다.

지금은 뒤늦게 사회복지에 관한 공부를 하며 다른 사람들의 건강에도 관심을 가지며 생활하고 있습니다. 참으로 감사한 것은 성서요법을 실천한 이후로 아직까지 단 한 알의 약도 먹지 않았으며 병원에도 가보지 않았다는 것입니다.

올해 87세이신 아버지와 74세의 장인어른께도 권해 드렸더니, 그 즉시 시작하시어 눈은 물론 여러모로 건강해지셨다는 인사를 하십니다.

　제 주변에도 당뇨병, 고혈압, 비만 등으로 고생하는 분들이 많은데, 증상이 호전된 저의 사례를 전해 듣고 상담을 해오는 사람들이 꾸준히 늘고 있습니다. 저는 그분들에게 희망과 용기를 주며 병을 완치할 수 있도록 최선을 다해 돕고 있습니다. 특히 저는 불치의 병으로 고생하시는 분들에게 에덴대체식 성서요법을 권해드리고 싶습니다. 이제는 제가 이렇게 확신을 가지고 권하는데도 받아들이지 못하는 형제, 자매들이 안타까울 뿐입니다.

　저는 제 자신의 경험을 통해 에덴대체식 성분이 녹아 있는 오줌으로 모든 생활습관병을 치유시킬 수 있다는 확신을 갖고 있습니다.
　저에게 새로운 삶을 허락하신 하나님께 감사드리고, 생명의 은인이신 김용태 약사님, 항상 저의 건강을 위해 기도해 주시는 원종국 목사님, 저를 이 자리까지 길러주신 부모님, 작은 아버지이신 정계항 장로 내외분 그리고 형제들과 투병 중에 애써준 사랑하는 아내와 유미, 규황이에게 감사하는 마음을 전합니다.
　하나님의 크신 사랑이 여러분에게 넘치시기를 기도 드립니다.

● 20년 두통, 불면증, 뇌종양 이기고 새 삶 찾아

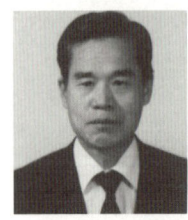

권재오 (남, 72세)

거제 연구교회 은퇴목사

경남 거제시 하청면 연구리 972

전화 : 055)633-9146, 010-2007-9146

    저는 늦은 나이에 신학공부를 마치고 목사가 되어 거제도 섬에서 연구교회를 담임하고 있는 목사입니다. 20년 전부터 몸이 쉽게 피로하고 두통이 심해 때로는 오래도록 먹던 진통제 양을 늘려 복용하기도 했습니다.

    용하다는 병원, 약국을 두루 돌아다니면서 온갖 처방을 다 받아 보았지만 병명을 찾지 못했을 뿐 아니라 특별한 치료법도 없었습니다. 설상가상으로 불면증까지 겹쳐 잠을 이루지 못하게 되자 나이든 사람이 정말 죽을 지경이 되었습니다. 그대로 포기할 수 없어 침도 맞아 보았지만 그야말로 백약이 무효였습니다. 그러던 중에 건강신문사에서 발간한 김용태 약사의 <당뇨, 암, 비만을 고친 사람들>이라는 책을 보고 김 약사님을 찾아가게 되었습니다.

    그 분은 성경적으로 여러 가지 희망을 주시며 함께 운영하시는 한 의원에서 정밀 검사를 받도록 하셨습니다. 검사 결과 뇌종양이라는 진단이 나왔습니다.

    뇌종양이라는 것은 5년 내지 20년 정도 자라 1cm 이상이 되어야만 종합병원에서 찾을 수 있다고 합니다. 그 동안 병명도 모르고 죽을 고생을 한 것도, 잠을 이루지 못해 죽을 지경이었던 것도 모두 뇌종양이 원인이었던 것입니다.

김 약사님께서는 에덴대체식과 본인이 10여 년간 성서에 있는 건강비법으로 실천하고 있다는 오줌요법을 권해 주셨습니다.

병만 나을 수 있다면 무엇이든 못하랴 싶었습니다. 저는 거제도로 돌아와서 그날 저녁부터 에덴대체식을 먹고 일급수 오줌을 만들어 먹기 시작했습니다. 예배 시간과 외출할 때를 제외하고는 제 몸에서 나오는 오줌을 거의 다 마셨습니다. 음식을 싱겁게 먹으면서 물을 달게 해 마셨더니 오줌의 맛이 좋아져 먹기가 훨씬 수월했습니다.

며칠 후부터 차츰 차도를 보이기 시작하더니 그렇게 나를 괴롭히던 두통이 감쪽같이 사라졌습니다. 참으로 신기한 일이었습니다. 잠이 잘 올 뿐 아니라 혈색이 좋아지고 70이 된 나이인데도 스테미너가 좋아졌습니다. 할렐루야! 이 어찌 하나님의 은혜가 아니겠습니까! 뇌종양을 고치는 데는 에덴대체식과 오줌요법이 최고의 명약이라는 것을 저는 감히 확신합니다. 나중에 알고 보니 잠언 5장15절 말씀에 나오는 물이 히브리어로 '오줌'이었습니다.

저는 남은 여생 동안 하나님이 주신 성서요법으로 건강을 관리할 생각입니다. 20년간 고통의 세월을 보내게 했던 뇌종양과 불면증을 고쳐주신 하나님과 김용태 약사님께 감사드립니다. 난 불치병으로 고생하는 사람들이 성서에 있는 식이요법과 오줌요법으로 건강을 되찾을 수 있도록 성서요법이 보다 널리 알려지기를 간절히 바랍니다.

할렐루야!

● 위암, 당뇨병이 회복되고

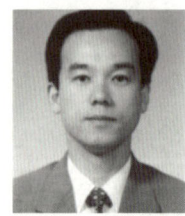

강태복 (남, 43세)
예전교회 담임목사
여수시 여서동 부영아파트 506동 305호
전화 : 061)651-6123, 010) 9886-9945

저는 작년 8월에 위암이라는 진단을 받고, 위의 75%를 잘라내는 대수술을 했습니다. 지금 생각해도 가족 모두에게 고통스럽고 불안한 날들이었습니다.

저의 건강을 염려하던 처제가 우연히 김용태 약사님의 〈당뇨, 암, 비만을 고친 사람들〉이라는 책을 읽고 제게 김 약사님의 에덴대체식과 책을 선물해 주었습니다. 저는 그 책에서 에덴대체식과 오줌요법에 관한 내용을 보고 호기심을 느껴 부산의 김 약사님을 찾아갔습니다. 김 약사님께서는 반갑게 맞아 주시며 에덴대체식을 권하면서 오줌요법의 효능을 자세히 설명해 주셨습니다. 저는 그 날부터 당장 에덴대체식과 오줌요법을 시작했습니다. 유리병을 들고 다니며 하루에 세 번씩 빠짐없이 오줌을 마시고, 저녁마다 오줌으로 눈을 씻으며 하루의 피로를 풀었습니다.

그러던 올 2월에 갑자기 장에 마비가 와 서울의 종합병원에 입원을 하게 되었습니다. 혹시나 싶어 위 내시경을 받았는데 수술 후 생기는 염증까지 깨끗이 치유돼 있었습니다. 병원에서는 극히 드문 일이라며 무척 놀라워했습니다.

위 절단 수술을 받으면 후에 장 마비, 유착 증세가 올 가능성이 많다고 했는데, 성서요법을 계속 실천하면서 숙변이 제거되는 등 장이 점차 좋아져 건강을 되찾아 가고 있습니다. 또 오래 전부터 무좀으로 뒤꿈치가 항상 가렵고 갈라져 신경이 많이 쓰였는데, 1주일에 한 번씩 오줌에 발을 담갔더니 말끔히 해소되었습니다. 더 이상 발이 가렵지 않을 뿐 아니라 발뒤꿈치가 놀랄 만큼 부드러워졌습니다.

현재 저는 광신대학교 신학대학원3학년 재학중을 다니면서 어느 때 보다도 활기차게 생활하고 있습니다.

최근에 즐거운 일이 또 있습니다.

오랫동안 당뇨병으로 고생을 하신 교회 집사님께 성서요법을 권해 드렸는데, 몇 주만에 300이던 혈당치가 110으로 떨어졌습니다. 또한 일어설 수 없을 정도로 심했던 좌골신경통이 호전되어 날아갈 듯이 몸이 가볍다는 것이었습니다. 그 분은 호전반응을 심하게 겪기도 했는데, 꾸준히 계속했더니 고질병인 비염까지 말끔히 해소되었다고 무척 즐거워했습니다.

지난 3월25일 주일날 아내와 함께 집사님을 다시 만났는데, 성서요법 덕에 살았다고 거듭 감사의 인사를 하셨습니다.

제 아내홍명숙, 40세도 처음에는 선입견 때문에 망설였는데, 성서요법을 실천한 후로 쉽게 피로하지 않고 매사에 활력이 생겼다며 매우 즐겁게 생활하고 있습니다.

저와 아내는 친지나 이웃에게 성서요법을 알리고, 그들이 건강을 회복해 가는 모습을 지켜보며 큰 보람을 느끼고 있습니다. 오줌요법은 돈 한 푼 들이지 않고 예방, 치료가 가능한 최고의 건강법이라고 확신합니다. 성서요법을 알게 해 주신 하나님과 김용태 약사님께 진심으로 감사드립니다.

● 사경을 헤메던 신장암에서 회복되고

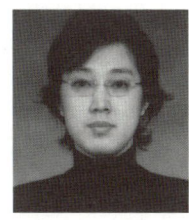

김현우 (남, 31세)
수영로교회 집사
부산시 기장군 기장읍 서부리 이진아파트 101동 1409호
전화 : 051)721-0622

저는 고등학교 때부터 패션모델 직업을 갖고 있었습니다. 그러다보니 술, 담배를 위시한 불규칙한 생활에다가 무리를 해서 병을 앓게 되었습니다.

오랫동안 병원 신세를 지면서 스테로이드 약과 이뇨제 등을 먹지 않을 수가 없었습니다.

몸이 좋아지면 퇴원하고 몸이 나빠지면 또 동아대 병원에 입원하는 일을 몇차례 되풀이 하게 되었습니다. 그러다보니 신장은 망가질대로 망가져서 얼굴이 붓고 힘이 없어 일어나지 못할 때도 많았습니다. 어떤 때는 응급실에 실려 가기도 했고, 한때는 동아 대학병원에서도 포기를 하는 바람에 저와 가족들이 낭패를 느낀 적도 있었습니다.

누님의 권유로 수영로 교회를 나가게 되면서 하나님께 매달리는 수 밖에 없었습니다. 나중에 알고 보니 사실 내병은 신장에 암이 있었는데 그것을 신증후군으로 알고 고생하다가 현대의학으로는 치유할 수 없는 절망상태에 빠져 있었습니다.

2000년 1월이었습니다. 추운 날씨에 급속도로 악화되는 저의 건강상태를 보시고 이웃 교인이 같은 교회에 나가시는 김용태 집사님을 만나게 해 주셨습니다.

성서에 있는 식·생활 개선법을 가르쳐 주시면서 김 집사님은 차가운 제 가슴속에 하나님의 믿음과 소망과 사랑을 불어 넣어 주셨습니다.

이 병으로 인해서 세 번이나 병원을 드나 들면서 호흡이 곤란하고 전신에 힘이 빠지면서 합병증이 생겨 목숨을 잃어버릴 뻔한 위험한 고비를 세 번이나 넘겼기 때문에 제게는 김용태 약사님이 하나님께서 보내 주신 천사로 보였습니다.

약사님의 에덴 대체식을 먹을 때마다 기도하고 오줌요법을 할 때마다 하나님께 감사하지 않을 수가 없었습니다. 그런데 기적 같은 현실이 나타났습니다. 병이 거의 다 나아 가족들과 함께 교회에 나가 은혜를 받고 병원 신세를 지지 않아도 되니 얼마나 좋은지 모릅니다. 가정 형편도 어렵고 병원 신세도 많이 졌지만 병은 악화되고 희망을 잃고 있던 터에 교회에 나가게 되었고 기도하다 보니 약사님을 만나게 되었으니 하나님의 역사라 생각하지 않을 수가 없습니다. 몸에서 힘이 나고 얼굴이 좋아지면서 병이 확실하게 낫게 되었다는 사실입니다.

2년 동안 김용태 집사님께서는 물심양면으로 정말로 저를 도와 주시고 기도해 주셨습니다. 덕분에 지금도 저는 에덴대체식을 먹고 1급수가 된 오줌요법을 하고 있습니다.

하나님앞에 교인들 앞에 감사를 드립니다. 할렐루야!

● 말기암과 당뇨병이 치유되다

이종창 (남, 49세)

의성 단북교회 담임목사

경북 의성군 단북면 이연리 866번지

저는 평소 시골교회에서 목회를 하면서 건강하게 살아왔었습니다. 2003년 12월 22일 안동에 있는 성소병원에 가서 암 검진을 받은 결과, 위암 판정을 받게 되었습니다.

암은 5~20년 간 자라나서 그 크기가 1㎝ 이상 될 때 검사결과가 나타난다고 하는데, 그동안 위장이 시름시름 이상했었던 것이 위암이었단 말인가! 생각하니 정말 눈앞이 캄캄했었습니다.

하나님께 기도 드리고 2004년 1월 5일 서울에 있는 신촌 세브란스 병원에 가서 정밀 검진을 다시 받아 보았습니다. 검사 결과는 급성 진행성 말기 위암과 중증 당뇨병이었습니다. 청천 벽력같은 사형선고를 받고 보니 아차! 드디어 올 것이 왔구나! 하는 생각이 들었습니다. 별수 없이 병원에서 시키는 데로 2월 2일 입원하여 혈당이 300이상 올라가는 깃을 조질하였습니다.

그리고 2월 6일 드디어 위를 몽땅 절제하는 대수술을 하였습니다. 50평생 사용하던 위를 드러내고 2월 13일 퇴원해 집으로 돌아오는 발걸음은 천근 만근 더 무거웠습니다. 위는 다 들어내도 말기 암은 그대로 있다고 하니 저는 참으로 암담했습니다.

그러나 그냥 있을 수만 없어서 13일 후에 세브란스 병원에 다시 입원하였습니다. 간이나 폐에 암이 전이되었는지, CT 사진을 찍어보고 항암 치료를 다시 받아보기로 하였습니다. 그런데 기도 끝에 '성서요법 암, 당뇨 비만을 고친 사람들'이란 김용태 약사님의 책을 접하게 되었습니다. 그래서 저는 180도 방향을 돌려 당장 김용태 약국을 찾아갔었습니다. 지금 생각하니 그때 저의 행동이 100% 성령님의 인도하심임을 확실하게 알게 되었습니다.

약사님께서는 약이 없는 약국을 경영하시면서 오직 말씀과 찬양과 기도로 내 마음속에 평안과 확신을 주셨습니다. 주안에서 성서요법으로 대체식과 오줌요법을 열심히 하였었습니다. 정말 신기하고 놀라운 것은 대체식을 먹고 오줌만 마셔도 배가 고프지 않고, 얼굴이 좋아지며 피로가 없고, 몸이 회복되는 것을 확실하게 알 수가 있었습니다. 물론 성서요법으로 개선하면서부터 그 동안 먹어왔던 당뇨약을 위시한 모든 약을 일체 먹지 아니하였습니다.

한달 후 병원에 가서 정밀검사를 받아보았더니 혈당이 정상화되고 혈액이 크게 맑아졌으며 병세가 호전되어 기분이 아주 좋았습니다.

내 병은 이렇게 해서 확실하게 치유할 수 있구나! 하는 확신을 더욱 갖게 되었습니다.

저는 약사님과 함께 하나님께서 치유해 주셔서 기적같은 일이 일어났다고 감사와 영광의 박수를 치기도 했었답니다. 정말 감사한 것이 아닐 수가 없습니다.

위를 다 끊어내는 대 수술을 하고도 암이 낫지 않았는데 일체의 항암치료나 당뇨약 등 현대의술을 외면하고 오직 성서에 있는 올바른 식생활을 통하여 10년이 지나도록 더욱 건강하게 목회를 하고 있으니 얼마나 감사한지 모르겠습니다.

말기 암과 당뇨병으로 사경을 헤매던 저를 구해주신 하나님께 감사를 드리고, 누가 뭐라 해도 사랑하는 김용태 약사님은 저의 영원한 생명의 은인이 아닐 수가 없습니다. 정말 감사합니다.

할렐루야!

● 위암 초기증상, 악성 견비통증에서 회복

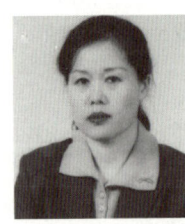

김영아 (여, 45세)

중학교 영어교사

부산시 연제구 연산5동 705-21

전화 : 051)863-2389

저는 현재 중학교 영어교사로 21년째 근무하고 있습니다. 직무상 하루 평균 4시간 이상 오른손으로 칠판 글씨를 써야 하기 때문에 항상 오른쪽 어깨가 결렸는데, 마침내는 이러한 현상이 심해져 고질적인 견비통을 앓게 되었습니다.

더구나 평소 물을 적게 마시는 데다가 체질적으로 위와 장의 기능이 매우 허약해 항상 소화가 잘 되지 않았고 변통이 시원하지 않아 오랜 세월동안 고생을 해 왔습니다. 거기에 신경성 체질까지 더해져 조금만 스트레스를 받아도 이러한 증상들이 더 심해졌는데, 그저 병약한 체질이 저의 숙명이려니 하고 체념했었습니다.

그런데 남편이 오줌을 마시고 놀라운 효험을 보게 되면서부터 저에게도 오줌을 마시도록 강하게 권했습니다. 하지만 저 역시 여느 분들과 마찬가지로 '아무리 답답하기로서니 어찌 오줌을 먹을까!' 하고 부부지간이지만 한사코 남편의 권유를 거부해 왔습니다.

그러던 중 2000년에 접어들어 위장의 기능이 급격히 떨어지면서 위가 돌같이 딱딱하게 굳어져 거의 음식을 먹지 못할 정도로 나날이 상태가 악화되어 갔습니다.

생각다 못한 남편은 2월 하순 '오줌은 죽어도 마시지 못하겠다'는 저를 김용태 회장님께 데려갔습니다. 차례를 기다리는 동안 환자 및 그 보호자들로부터 "김용태 약사님께서 권하시는 에덴대체식은 일반적인 유기농법 생식제품들과는 전혀 차원이 다르다"는 말을 듣고는 매우 놀랐습니다.

김용태 약사님이 개발하신 에덴대체식은 그 특유의 효능이 온갖 난치병, 고질병에 탁월한 효과를 보이는 사례가 속출하여 이미 해외에까지 널리 알려져 있었습니다.

김용태 회장님은 환자들의 전인치유를 위해 충분한 휴식과 명상, 믿음 및 적당한 운동을 당부함은 물론 빠른 쾌유를 위해 반드시 오줌을 마실 것을 적극 권한다는 것입니다.

그래서 김용태 약사님은 '대체식 오줌약사'로도 소문이 자자했습니다. 저는 많은 환자들을 목격하고 에덴대체식 요법 등 전인치유법의 탁월함을 전해들은 것만으로도 저의 병이 조만간 쾌유될 것이라는 기대로 가슴이 벅차 올랐습니다.

그 이후로 저는 김 약사님이 주시는 에덴대체식을 먹고 오줌도 먹었습니다. 그러나 교직생활이란 것이 저의 뜻대로만 되는 것이 아니라서 김 약사님의 지시사항을 제대로 지키는 것 자체가 난감할 때가 많았습니다. 물론 학교 점심시간에는 저만 혼자서 에넨대제식과 과일 몇 개로 요기를 하고, 항상 좋은 물을 많이 마시려고 노력했습니다.

만약 제가 김 약사님의 지시사항을 제대로만 따랐다면 지금보다 훨씬 건강상태가 좋아졌을 테지만, 부득이 올바로 준수하지 못하는 실정이어서 거의 차도를 보지 못한 채 넉 달을 보냈습니다. 남편에게 미안하고 김 약사님을 찾아뵙기도 정말 송구스러웠습니다.

그러던 중에 가장 먼저 좋아지고 있다는 기분을 느낀 것은 어깨 통증이었습니다. 위와 장은 여름방학이 시작될 무렵에서야 '이제 조금씩 좋아지려나 보다' 하는 느낌을 받았습니다.

제가 오줌을 마시게 된 것은, 남편의 성화와 김 약사님의 적극적인 권유가 가장 큰 힘이었습니다.

더구나 2000년 여름부터 시작된 의사들의 파업사태와 의료비 급상승도 심리적으로 크게 영향을 미쳤습니다. 하루 빨리 낫지 않아 혹시나 잘못되면 제대로 병원 치료도 받을 수 없겠고, 천정부지로 치솟는 의료비 부담 또한 여간 걱정거리가 아니었습니다.

남편은 이러한 의료환경의 변화를 강조하면서 "우리같은 서민 가정에 누구라도 큰 병에 걸리면 어떻게 되겠느냐"라며, "가족 모두 건강유지와 유행성 홍역, 이질 등의 질병을 예방하기 위해 반드시 오줌을 마셔야만 한다"고 가족 모두에게 거듭 설득했습니다.

2학기 개학과 더불어 갑작스레 학교를 옮기고, 더욱이 3학년 담임을 맡게 되어 경황이 없는 와중에 9월 17일 일요일 아침, 처음으로 오줌을 받아 마셨습니다. '세상에! 오줌 맛이란 게 이런 것이구나' 하고 한 순간 토할 것 같은 역함을 느꼈습니다만, 코를 잡고는 꾹 참고 견뎌냈습니다.

오줌요법을 권유 받은지 오랜 시간이 흐르는 동안 많은 우여곡절 끝에 역사적인(?) 쾌거를 단행한 것입니다. 이후 저는 가족들의 격려를 받으면서 하루에도 두세 번 오줌을 마시게 되었으며, 학교 근무 중에도 한 번 정도는 화장실에서 오줌을 받아 마시는 것을 습관화했습니다.

오줌을 마신 지 처음 10일 정도까지는 아무런 변화가 없어 무척 실망했습니다. 남편은 제가 장 기능이 좋지 않아 숙변이 지나치게 많이 고여 있는 데다가 한번에 마시는 오줌의 양이 너무 적어 위와 장에 큰 영향을 미치지 못하는 상태라고 했습니다.

그러면서 물을 될수록 많이 마시고 오줌을 가능한 한 참았다가 누면 양이 많이 나온다며 하루에도 여러 번 마시도록 권유했습니다. 그렇게 하자 정말 신통하게도 차츰 변통이 시원하게 뚫리기 시작해 저는 믿음을 갖고 더 열심히 마시게 되었습니다.

저의 경우 남들처럼 불과 1~2일만에 변통이 시원하게 뚫리는 상쾌함을 맛보지는 못했지만, 지금은 매일 화장실 가는 것이 즐겁고 나올때는 그렇게 시원할 수가 없습니다.

항상 아랫배가 묵직하고 변비 때문에 이루 말할 수 없는 고생을 했는데, 지금은 아랫배가 제법 훌쭉하게 들어갔으며, 아침 오줌을 마신 20~30분 후에는 바로 화장실로 달려가야 하는 즐거움이 계속되고 있습니다.

숙변이 완전히 제거됨으로써 비용 한 푼 들이지 않고 저절로 다이어트에 성공한 것입니다.

10월 이후에는 음식도 이것저것 먹어보는 등 위와 장의 기능이 훨씬 더 좋아지고 있음을 느꼈습니다. 그리고 에덴대체식을 먹으면서 점차 풀려가던 어깨근육의 통증이 오줌요법 실천 후에는 움직이기에 수월할 정도로 현저히 감소했습니다.

이처럼 효과 만점인 오줌을 왜 이제야 마시게 되었는지 정말 아쉽습니다. 진작 시작했더라면 지금은 몸이 날아갈 듯이 건강해졌을 테니까요. '시작이 반'이라는 격언이 있듯이 지금부터라도 결코 중단없이 더욱 열심히 마시고, 남편처럼 조만간 얼굴 등 신체 곳곳에 바르고 씻고 넣는 등 총체적인 오줌요법을 실천해야겠다고 다짐해봅니다.

저는 비록 오줌 경력 4개월 여에 불과하지만, 제 경험상 수많은 오줌체험담이 하나도 틀리지 않는다 확신하고 있습니다. 오줌은 정말 정직합니다. 물론 오줌이 항상 똑같을 수는 없습니다.

바로 직전에 먹은 음식물의 맛과 성질이 즉각적으로 오줌에 반영되기 때문입니다. 음식을 짜게 먹으면 오줌이 짜고, 물을 많이 마시거나 야채나 과일을 많이 먹으면 오줌이 아무런 맛이 없고 싱거워져 김 빠진 맥주 맛과 같습니다. 약을 복용하고 있으면 오줌에 약품 냄새가 진동하여 오줌을 마시기가 참으로 거북합니다.

오줌은 우리 인체가 지닌 정보를 고스란히 담아냅니다. 자기 오줌은 이 세상에 자신에게만 안성맞춤인 유일한 완친이라고 할 수 있습니다.

자신이 비록 암환자, 당뇨병환자라고 하더라도, 설령 에이즈환자라도 자신에게는 에덴대체식과 자기 오줌이 가장 뛰어난 특효약이며 산삼, 녹용을 능가하는 유일무이한 보약입니다.

저에게 에덴대체식과 오줌요법을 권해 재생의 기쁨을 안겨주신 김약사님께 다시 한 번 감사를 드립니다.

● 주먹만한 유방암이 낫는답니다

이윤자 (여, 51세)
염창감리교회 권사
서울시 강서우 염창동 롯데캐슬A 105-301

존경하는 약사님께,

영적치유와 불치병을 치료하시는 약사님께 하나님의 은혜가 충만하시리라 믿습니다. 모든 암은 5년이 지나면 안심이라고들 합니다. 그러나 늘 함께하시는 하나님의 은혜로 주 안에서 평안하게 잘 지내고 있습니다. 4년 6개월 동안 대체식을 복용하면서 느끼고 체험한 몇 가지를 적고 싶어 펜을 들었습니다.

대체식을 먹으면서 어떤 때는 이제 그만 먹고 끊어도 되지 않나 해서 며칠씩 대체식 대신 일반 식사를 했었습니다. 결과는 온 몸에 기운이 없어 꼼짝도 하기 싫어서 집안일조차 할 수가 없었습니다. 깜짝 놀라 정신을 차리고 다시 아침 식사 전, 저녁 식사 전 꼭꼭 씹어서 먹었습니다. 그랬더니 엄청난 에너지가 다시금 생겼습니다.

에덴 대체식은 참으로 불치병을 지료하는 고에니지 식품으로, 하나님이 주신 '만나'라고 저는 믿고 또 믿습니다.

또한 '오줌을 안마시면 어떻겠나?' 하는 생각을 할 때가 많았습니다. 그러나 오줌을 적어도 하루에 두 번 마시는 것만으로 피곤도 없어지고 원기가 나며 얼굴에 생기가 나는 체험을 하고는 한 순간의 의심이 사라졌습니다.

제가 비염이 심해 감기가 들면 콧물과 재채기로 고통이 심했습니다. 제가 암 진단을 받은 이후에는 약사님의 대체씩 덕분에 사실 병원에 가 본 적도 없고 약국에서 약을 사 먹은 적도 없습니다. '하나님이 하셨어요.'하는 고백을 하고 싶은 믿음에서 그렇게 했습니다. 콧물과 재채기가 시작되면 컵에 오줌을 받아 헹궈냈습니다. 먹는 것 빼고 한 번도 오줌을 흘러 보내지 않고 사용하고 있습니다.

'아! 바로 이거다. 암 덩어리로 돌같이 굳어진 곳에 오줌으로 독을 빼어내는 것이다.' 라고 생각했습니다. 제 가슴은 유방암으로 잘 익은 석류가 벌어진 것과 같은 모양과 색깔이었습니다. 상상이 가시나요? 벌겋게 달궈진 곳에서 한번 피가 터져 나오면 한 없이 뚝뚝 떨어집니다. 저는 어느 날인가부터 일회용 플라스틱 컵에 오줌을 받아 석류처럼 벌어진 성난 가슴을 담급니다.

약사님! 요즘 저는 참으로 재미가 꼴꼴 난답니다. 벌겋게 벌어진 석류 같은 유방암은 조금씩 누런 고름이 되어 쭉쭉 빠져 나오고 있답니다. 현대의학으로는 치유가 불가능하다던 주먹만 한 암 덩어리는 주먹 반 정도로 줄었습니다. 한 달 정도만 그렇게 하면 아주 많이 작아질 것 같습니다. 확실하게 저의 유방암은 병원치료를 안 받고 근본 치유가 될 것을 확신합니다.

지난여름은 죽음을 넘나드는 고비였습니다. 이유는 대체식을 대충 먹다가 말다가 했었습니다. 오줌도 잘 안 먹고, 물도 조금 먹고, 알칼리염도 먹지 않고 그랬습니다. 그 때, 심야에 통증이 오는데 죽을 것만 같았습니다. 지금은 신 바람나게 에덴대체식을 꼭꼭 챙겨 먹고, 오줌도 물 먹는 시간에 잘 마시고, 알칼리염도 먹음으로 혈액을 소독하고, 너무나 잘 지내고 있습니다. 성령의 인도하심과 도우심으로 감사 또 감사합니다.

  참으로 신기합니다. 유방암으로 인해, 저는 그동안 온갖 방법을 다 동원해 살고자 노력을 해 보았으나 효과가 없었습니다. 그런데 에덴대체식과 오줌과 알칼리염을 먹음으로서 분화구같이 뒤집혀진 저의 유방암이 작아지면서 치유가 잘 되고 있었습니다. 저같이 그렇게 심한 말기 유방암도 치유가 되는데 다른 암은 낫지 않겠습니까? 성령님의 도우심이 아니고는 불가능한 일로 믿고 하나님께 정말 감사드리지 않을 수 없습니다.

● 심근경색, 불면증, 전립선, 허리통증 완치

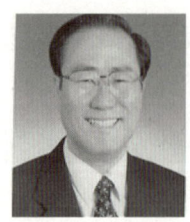

김인호(남, 77세)

동광교회 원로목사

경기도 용인시 기흥구 마북동 우림@ 104동 502호

전화 : 031)285-1093. 010-8630-8842

얼마 전에 용인 수지에서 목회하고 있는 조래홍 목사님을 만나게 되었습니다. 조 목사님은 '암, 당뇨, 비만을 고친 사람들'이라는 책을 저에게 주시면서 자기 교회 집사님 중에 간암말기으로 서울 모 대학 병원에서 사형선고를 받았는데 에덴 대체식과 오줌 요법으로 완전히 고침을 받았다고 하시면서 부산에 계시는 김용태 약사님을 소개해 주셨습니다.

그 후 우리 두 내외는 김용태 약사님을 찾아가게 되었습니다. 우리 두 내외는 약사님을 만나는 순간, '바로 이 분이다!'라는 생각이 들었습니다. 김용태 안수집사님을 보는 순간 마치 하늘에서 보내주신 천사처럼 느꼈습니다. 그의 얼굴에는 미소가 가득 차 있었고, 그 분의 말씀 한 마디, 한 마디가 말씀과 은혜로 충만한 성령에 붙들린 분이었습니다. 저는 그의 겸손한 자세와 믿음으로 충만한 모습에서 신뢰가 싹 트고 많은 감동을 받았으며 모든 질병이 물러가리라는 확신을 가지고 돌아오게 되었습니다.

그 후, 저는 열심히 기도하면서 에덴 대체식을 먹게 되었고 1년 후에 그렇게도 고통을 했든 불면증, 이루지 못했던 잠에서 해방을 받게 되었습니다. 그동안 저는 잠을 자지 못함으로 매일 저녁 안정제를 먹어야만 했고 저녁이면 평안하게 쉬는 밤이 아니라 매우 고통스러운 밤이었습니다. 그런데 지금은 자리에 누우면 잠이 잘 오기 때문에 평안하고 숙면을 취하니 모든 일에 의욕에 찬 삶을 살고 있습니다. 그 후, 저를 또 괴롭혔던 전립선, 허리통증, 심근경색 등 이러한 질병들도 고침을 받게 되었고 건강을 다시 찾음으로 매사에 의욕을 다시 찾아 주님의 일에 기쁜 마음으로 매진하고 있습니다. 할렐루야!

그 후로 저는 누가 시키지도 않았는데 질병에서 고통을 당하고 있는 분들에게 김용태 약사님께서 펴내신 책을 사서 나누어 주면서 제가 체험한 사실을 전해 주고, 마치 제게 주어진 사명인양 김용태 약사님을 열심히 소개하고 있습니다.

제게 건강을 찾게 해 주신 하나님과 김용태 약사님께 진심으로 감사를 드리면서 하나님께서 김용태 약사님께 누구나 받을 수 없는, 큰 은사를 주셨는데 수 많은 병든 심령들을 위해서 더욱 최선을 다 해 주시기 바라면서 하나님의 은총과 능력이 더욱 함께 하시기를 기원합니다.

● 간암, 위암을 고치고

정영섭 (남, 52세)
믿음교회 담임목사
울산광역시 중구 서동 67-7

저는 2000년 8월에 부산 복음병원에서 간암, 위암 진단을 받고 사경을 헤매게 되었습니다.

암은 항암제, 방사선, 수술로는 완전히 고칠 수 없다는 것을 알고 있었기 때문에 저에게는 청천벽력과도 같은 사형선고로만 느껴졌습니다.

수술·항암제·방사선 요법이 암치료를 위한 현대의학의 3대 요법이라고 하지만 이같은 방법을 통해 암을 완치한다는 것은 사실상 쉽지않다는 것을 주변을 통해서도 많이 보아왔었습니다. 그래서 저는 더욱 절박한 심정으로 부전기도원에 들어가 집중적인 기도를 하기 시작했습니다.

하나님은 전지전능하시고 무한하신 사랑으로 우리를 창조하실 때 자녀들이 암으로 죽어가게 하려는 것은 아니었을 것입니다.

그래서 저는 하나님께 기도하고 또 기도했습니다.

하나님은 인간을 가엾게 여기시고 병으로부터 인간을 구원할 수 있는 무언가를 주실 거라고 굳게 믿었습니다.

이런 식으로 죽을 수는 없었습니다.

하나님께 간청했습니다. "아버지 살려주십시오! 저는 하나님의 이름으로 해야 할 일들이 너무도 많습니다." 이렇게 2주 동안 기도를 하고 암에 관련된 서적들을 읽으면서 성서에 있는 창세기 1장 29절에서 얻은 에덴 대체식사요법과 오줌요법이 성경의 하나님 말씀에 일맥상통하는 부분을 찾은 것입니다.

성경에서 하나님은 '네 샘에서 흐르는 물을 마시라.'고 하는 메시지를 남기셨습니다. 김용태 약사님으로부터 처음 오줌요법에 대해 들었을 때 사실은 받아들일 마음이 없었습니다. 노폐물이라는 인식과 더럽고 불결하고 구역질나는 찌꺼기라는 선입관때문에 도저히 오줌을 마실 수가 없었습니다.

그런데 기도를 하는 과정에서 하나님 은혜로 에덴 대체식을 먹고 오줌요법을 하는 의미를 깨닫게 된 것입니다.

기도원에서 나오자마자 저는 곧바로 에덴 대체식과 오줌요법을 실천했습니다.

오줌은 하루에 여러 번 마셨습니다. 오줌이 정말 노폐물이고 독이라면 그렇게 여러번 마셨다면 제 몸에 분명 이상반응이 일어났을 것입니다.

노폐물이니 독이 체내에 쌓여 큰 문제를 일으켰어야 되었겠지요. 그러나 그렇게 하루에 여러번 오줌을 마셔도 제몸에 노폐물이나 독이 쌓이지 않았습니다. 오히려 몇 달이 지나자 약간의 차도가 보이기 시작하였습니다. 정신이 맑아지고 몸에 기운이 생기면서 이제 살 수 있겠구나 하는 자신감이 생겼습니다.

그렇게 에덴대체식을 먹으면서 성서요법을 실천하고 오줌을 마신 지 3년이 지난 현재, 저는 놀라운 체험을 하고 있습니다.

병원에 가서 검사를 해보니 몸의 면역체계가 완전히 되살아나 위와 간에 전이된 암의 뿌리가 없어졌으며 10cm나 된다던 암이 완치가 되었습니다.

뿐만 아니라 지난 세월 고통 받던 치질과 기침 증상도 함께 호전되었습니다.

15년 전 심한 독감으로 인하여 앓고 있었던 기관지 천식이 완전히 나은 것입니다. 그리고 직업상 자리에 앉아있는 경우가 많다보니 치질이 심했습니다. 변을 볼 때마다 자주 피를 쏟았고 통증도 심했습니다.

그러나 에덴대체식을 통한 성서요법을 실천한 뒤 위암, 간암이 나았을 뿐 아니라 치질과 기관지 천식이 없어졌으며 건강 상태가 병을 앓기 전보다도 더 좋아진 것 같습니다.

처음 김 약사님의 성서요법에 대해 선입견을 갖고 불신을 갖던 제가 관련서적을 읽고 연구하면서 그 체계적인 과학성에 정말 놀라움을 금치 못했습니다.

하나님이 우리에게 주신 최고의 선물이라는 확신을 얻게 되었습니다. 하나님은 돈이 전혀 안 드는 치유법을 인간에게 주서서 세상의 모든 인간들이 자신의 건강을 스스로 지키며 살 수 있는 길을 마련해 놓은 것입니다.

성서요법만 있다면 앞으로의 남은 삶도 걱정할 필요가 없을 것 같습니다.

저는 만병 통치약이라고 해도 과언이 아닐 만큼 우수한 효능을 지니고 있는 성서요법에 깊은 감명을 받았습니다.

저의 이러한 경험은 주위 사람들에게도 많은 영향을 끼쳤습니다. 일가 친척은 물론 교회의 성도들, 그 외에도 많은 분들이 저와 뜻을 같이 하며 성서요법을 실천하고 있습니다.

하나님이 인간에게 질병을 주셨다면 그 질병을 치료하고 이길 수 있는 방법도 반드시 주셨을 것이라는 확신을 갖게 되었습니다.

인체의 놀라운 자연치유력과 이 자연치유력의 극대화를 위한 성서요법의 원리와 실천하신 분들의 치유사례는 할렐루야! 바로 하나님의 성령이었습니다. 무지와 편견에서 벗어날 수 있게 해주신 김용태 약사와 하나님 은혜에 진심으로 감사를 드립니다.

● 간암, 간경화를 고치고

김종주 (남, 64세)

영도중앙교회 안수집사

부산시 영도구 동삼3동 227-62, 4/4

저는 해병대 출신으로 다른 것은 잘 모르지만 건강 하나만은 자신하고 살아온 사람입니다. 그런데 지금부터 8년 전이었습니다. 1998년 어느 날, 무단히 몸에 힘이 빠지면서 식욕이 없고 때로는 잠을 잘 수가 없었습니다.

저는 하나님 은혜로 교회에서 찬양대원으로 열심히 섬기고 있었는데 목소리가 제대로 나오지 않아서 찬양을 하지 못하니 실망이 이만 저만이 아니였습니다. 몸에 이상이 온 것이 아닌가 해서 겁이 덜컥 났습니다.

그래서 제가 사는 이 곳 영도에서 병을 가장 잘 본다는 모 종합병원에 가서 정밀검사와 진단을 받아보았습니다. B형간염에, 간경화가 80%나 진행이 된 상태라 간암 말기로 선고를 받았습니다.

하늘이 무너지고 땅이 꺼지는 것 같았습니다. 나가던 직장을 그만두고 본격적으로 하나님에게 매달리기로 하였습니다. 지나온 날을 생각하니 바보같이 살아온 내 자신이 밉기도 하고 병원에 다니면서 건강이 좋아질꺼라고 믿었던 것이 억울하기도 하고 후회스러운 생각도 들었습니다.

왜냐하면 저는 현대의학만 믿고 병원에서 의사 선생님이 처방해 주시는 약으로 시키는 대로 열심히 했기 때문입니다. 누구든지 몸이 아프면 병원에 가고 의사의 처방대로 약을 먹으면 병이 낫는 걸로 알고 있지요.

어느 날, 킨제이보고서를 보고 저는 깜짝 놀랐습니다. 암은 5년 ~20년 동안 자라나서 1cm이상 될 때 암 진단을 받게 되고, 그리하여 항암제, 방사선 수술을 받는다고 합니다. 그런데 제가 진짜 놀란 것은 현대의학에서는 5년간 살아 있으면 완치되었다고 하는데, 5년 생존율이 불과 20%라는 것입니다.

'이런 것을 모르고 나는 병원치료만 받아왔구나, 내가 여태껏 현대의학에 속아온 것 아닌가?' 하는 온갖 잡생각이 들었습니다. 내 병을 고쳐주실 걸로 믿고 다니던 그 병원 담당 주치의사 선생님께서 "이제 현대의학으로는 치료가 불가능합니다. 간이식 수술을 한 번 시도해 보는 것 밖에는 길이 없습니다." 라고 말씀하셨습니다.

그래서 만사를 제치고 이제 하나님 앞에 엎드릴 수 밖에 없다고 생각하면서 기도하기 시작했습니다. 그러던 중에 수영로교회에 나가시는 김용태 집사님의 '성서요법 암 당뇨 비만을 고친 사람들' 책을 보게 되었습니다.

그 닐 아침 세숫내야에 잔물을 담아 세수를 하려는데 하나님께서 김용태 약사님의 얼굴을 보여 주셨습니다. 하나님의 응답이 틀림없다고 확신하게 되었습니다.

김용태 약국을 가족과 함께 찾아갔습니다. 상담 끝에 처방해 주신 에덴대체식을 받아와서 1달 동안 열심히 약사님께서 시키는 대로 한 가지도 빠지지 않고 잘 했습니다.

솔직히 말씀드려서 저는 죽는 줄로만 알았었는데 저의 건강이 이상하게도 1달 정도가 되니 효과가 나기 시작하였습니다. 몸에서 힘이 생기고 얼굴이 좋아지며 식욕이 돌아오기 시작했습니다.

그래서 전에 들었던 요금식 프로그램이 생각이 나서 두 번째 약국에 가서 약사님에게 물었습니다. "김용태 성서 건강 연수회를 언제부터 합니까?" 물었더니 그 때가 11시 쯤이었는데, "오늘 오후 2시부터 부곡 온천에서 9박 10일 연수회를 시작합니다." 라고 말씀하셨습니다. 속으로 저는 '아! 이것이다' 싶어서 집에 가지 않고 바로 그 길로 부곡 온천에서 시작하는 9박 10일 요금식 프로그램에 참여하였습니다.

늦게 갔더니 다른 사람들은 이미 된장찜질, 관장을 하고 있었습니다. 저는 정말 일사 각오로 금식 프로그램에 참여하였습니다. 기도하면서 남다른 열심으로 참여한 결과, 역시 뿌린 대로 거둔다더니 다른 사람들보다 더 빨리 기쁜 소식이 오는 것이었습니다.

모든 회원들이 다 자고 있는 밤중에 저는 2번, 3번 화장실을 가게 되었습니다. 병의 근원이라는 숙변이란 것이 바가지, 바가지 쏟아져 나왔습니다. 토끼똥처럼 나쁜 것들이 쏟아져 나오니깐 내 몸이 날아갈 듯이 가볍고 좋았습니다.

얼마나 신기했으면 우리를 지도해 주시는 허수복 장로님을 깨워서라도 그 숙변을 보여드리고 싶었습니다. '이 나쁜 것들이 나를 그렇게 괴롭혀 왔었구나' 라고 생각하니 얼마나 감사한지 모릅니다.

연수를 다 마치는 날 하나님 앞에 울며 기도하고 생각하니 심신이 내 평생에 이렇게 행복한 때가 있었겠나 할 정도로 평안했습니다.

  저는 집에 가서 보식하는 과정을 잘 마치고 에덴대체식으로 건강을 회복하면서 궁금한 생각이 들어서, 8년간 다니던 그 병원을 다시 찾아가게 되었습니다.
  정밀검사를 다시 해 보니, 간 이식 외에는 고칠 수 없다던 간경화, 간암이 호전되고 항체가 생겨났다고 하였습니다. 얼마나 감사한지 모르겠습니다. 그 후 1달이 지난 뒤에 다시 그 병원에 가서 또 검사를 하게 되었습니다. 드디어 현대의학으로는 치료가 불가능하다던 제 몸은 정상판정을 받았습니다.
  김용태 약사님을 통하여 저의 병을 고쳐주신 하나님께 진심으로 감사를 드립니다. 할렐루야!

당뇨

● **10년간 앓던 당뇨병 6달 복용에 뿌리가 빠져**

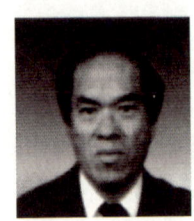

강정웅 (남, 58세)

사상교회 집사

부산시 사상구 삼락동 동양한신아파트101동 1207호

전화 : 051) 303-2286

할렐루야!

먼저 저를 당뇨병에서 해방시켜 주신 하나님께 감사와 영광을 돌려드립니다.

저는 부산의 당뇨 클리닉이 있는 복음 종합병원에 근무하는 사람입니다.

현재 58세로 제가 당뇨병을 얻은 때는 10여 년쯤 전인 1987년 여름이었습니다.

당시 저는 나이 50에 들어서는 문턱에 서서 여러 가지 걱정이 많았습니다. 아직 끝나지 않은 세 아이의 교육 문제, 완전히 해결되지 않은 집 문제, 미래를 확신할 수 없는 나 자신의 장래 문제 등으로 인해 심한 스트레스를 받고 있었습니다. 이런 이중 삼중의 정신적인 스트레스는 인체에도 영향을 미쳐 당뇨병을 얻게 되었습니다.

어느 때부터인가 목이 심하게 마르고 수시로 많은 물을 먹게 되었습니다. 자연히 소변도 굉장히 자주 보게 되어 화장실에 들락거리는 횟수와 시간도 많아졌습니다. 그러는 사이에 몸은 점점 허약해져서 기운을 차릴 수가 없었습니다.

그리고 그보다 심각한 것은 매사에 의욕이 없어지고 어떤 것에도 흥미를 붙이지 못하는 증상이 나타난 것이었습니다. 이렇게 지내다가는 곧 아무것도 할 수 없게 될 것만 같았습니다.

제 건강에 이상이 생겼다는 것을 알게 된 가족들도 걱정으로 불안한 나날을 보냈습니다. 저 자신이 근무하는 곳이 이름만 대면 알 만한 큰 종합병원이었지만 선뜻 검사를 받아보고 싶은 마음은 생기지 않았습니다. 처음에는 별 병이 아니라고 생각했고, 나중에는 중병에 걸린 것은 아닌가 싶어 겁이 났기 때문이었습니다. 결국 나 자신을 위해서나 가족들을 위해서나 더 이상 방치할 수 없게 되었다는 판단이 들어서야 내과를 찾아가 검사를 받았습니다.

검사 결과는 당뇨병이었습니다. 그나마 인슐린 의존형 당뇨가 아니라는 것이 다행이었습니다. 저는 당뇨 클리닉 전문의사의 처방에 따라 '디아미크론'이란 알약과 '네타메진'이라는 캡슐약을 복용하면서 치료에 들어갔습니다. 그렇지만 겉으로 드러나는 증상만 좀 호전되었을 뿐 근본적인 병세에는 전혀 진전이 없었습니다.

생활이 넉넉하지 않다 보니 많은 치료비를 들이면서 제 병 치료에만 매달릴 수도 없었습니다. 그로 인해 저의 고민은 더욱 커졌고 자신도 모르는 사이에 병세는 점점 더 악화되어, 1995년 5월 초순에는 결국 제가 근무하는 복음병원에 입원을 하게 되었습니다. 당뇨 악화에 의한 합병증으로 폐결핵까지 생겨 여러 가지 치료를 병행하게 되었습니다. 매일 혈당검사를 하면서 식사량을 조절해 보기도

하고, 좋다는 식품들도 먹어 보았으나 별 효과가 없었습니다.

그 해 9월엔 당뇨로 인한 초자체 출혈이 있었습니다. 그로 인해 오른쪽 눈이 전혀 보이지 않아 안과에 입원하여 초자체 출혈 제거수술을 받았고, 1997년 1월엔 또다시 왼쪽 눈까지 보이지 않게 되어 같은 수술을 받았습니다.

몇 번에 걸친 수술과 병의 악화로 인해 경제적인 것도 문제지만 심적으로 너무나 힘들고 지친 상태가 되었습니다.

세상 사는 것 자체가 귀찮고 절망스럽기만 했던 저는 교회 성가대 봉사뿐 아니라 모든 활동을 포기하고 그냥 이대로 살다 죽자는 심정으로 지냈습니다.

그러던 중 미국에 이민 가 계시던 큰 형님께서 오랜 병환으로 고생하시다가 돌아가셨다는 소식을 들었습니다. 저는 '아하, 이제 다음 차례는 나로구나' 생각하고 죽음을 맞을 준비를 해야겠다는 생각으로 영정에 필요한 사진까지 준비해 놓기도 했습니다. 그러나 하나님은 아직은 저를 지상의 목자로 쓰실 생각이셨던 모양입니다.

1997년 11월 큰형님의 1주기 추도예배로 가족들이 모였을 때 조카사위가 저에게 이 책의 저자이신 약사님 이야기를 하며 한번 찾아가 보라고 말해 주었습니다. 그 분을 찾아가서 처방을 받으면 당뇨병을 고칠 수 있다는 것이었습니다.

결국 저는 조카사위의 적극적인 권면에 힘을 얻어 약국을 찾게 되었습니다. 제 이야기를 들은 약사님께선 반드시 건강해질 수 있다며 힘과 용기와 믿음을 저에게 주셨습니다.

약사님에 대한 믿음이 생긴 저는 에덴대체식을 충실하게 복용했습니다. 아침, 저녁으로 대체식을 복용했고, 점심은 종전대로 식사를 했습니다. 이렇게 한 달 정도 복용하는 중에 몸이 점점 좋아진다는 것이 느껴졌습니다.

혈당검사를 한 결과, 놀랍게도 그렇게 높았던 당뇨 수치가 정상으로, 어떤 때는 정상치 이하로 내려가기도 했습니다. 저는 혈당수치를 정상으로 올리기 위해 생고구마, 생밤, 과일 등을 간식으로 먹으면서 혈당을 조절하였습니다.

표정이 늘 어둡고 얼굴에 핏기가 없던 제가 대체식을 복용하면서부터는 혈색이 돌아오고 서서히 웃음을 찾게 되었습니다. 병원 사무실에서 제 얼굴을 보는 사람들마다 '얼굴이 훤해지셨습니다', '혈색이 좋습니다'라는 말을 자주 했습니다. 그러자 더 자신감이 생기고 곧 병세를 회복해서 건강을 되찾게 되었습니다.

몸과 마음이 건강해지자 병이 난 후 오랫동안 쉬었던 교회 성가대에서도 다시 봉사하기 시작했습니다.

지금은 체중도 52kg으로 적정한 상태를 유지하고 있으며, 금상첨화격으로 정력까지 회복되어 참으로 행복합니다.

저는 모든 것이 약사님의 정신적인 배려와 주신 대체식 덕분이라고 생각합니다. 그 고마운 마음은 어떻게 말로 표현할 수가 없습니다.

끝으로 저처럼 당뇨로 고생하시는 많은 분들께 한 말씀 올리겠습니다. 당뇨병은 결코 불치의 병이 아닙니다. 우리 몸의 여러 가지 증상들 중의 하나일 뿐입니다. 희망과 용기를 가지고, 이 책의 저자이신 김 약사님을 꼭 찾아 뵈올 것을 간곡히 권유드립니다. 꼭 낫게 해드릴 것입니다.

● 당뇨병도 고치고 간염항체도 생겨

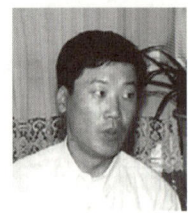

서상돈 (남, 41세)

지입 차량 사업

경남 양산시 삼호동 857번지 유승한내들아파트 103동 301호

전화 : 070) 8131-0845, 010) 3554-0899

회사에 지입 차량을 운영하는 사람입니다.

누구든 사업이라고 하면 술과 담배는 보통 사람보다 많이 하게 되지요. 저도 마찬가지로 그 동안 술과 담배를 많이 했습니다.

거기에다 피부 알레르기까지 겹쳐 늘 만성피로에 시달리고 혈색도 나빴습니다. 알레르기 체질로 늘 가려움에 시달려 저로서는 백방으로 약을 다 써 보았지만 별 효력이 없었습니다.

다른 약국에서 구입한 항히스타민제를 구해 복용하기 시작했습니다. 만병통치약처럼 몸에 와 닿았습니다. 그러나 저에게는 치명적인 병이 나타나고야 말았습니다. 저의 체중은 65kg에서 85kg으로 늘어났고 그 때문에 많이 먹게 되었습니다. 그랬더니 이번에는 췌장에 이상이 온 것이었습니다. 당뇨병 진단을 받았습니다.

여기에 술과 담배로 인해 알콜성 지방간에 혈중 콜레스테롤 치수 과다증으로 변했습니다. 몸은 만신창이가 되다시피 되었습니다. '아하, 나의 인생은 여기서 끝나나 보다' 체념하고 보니 오히려 담담했습니다.

병원에서의 일이었습니다. 담당의사의 말씀이 치료는 할 수 있어도 완치는 안 된다고 했습니다. 그 동안 병원생활을 하면서 이책 저책을 접하다 건강신문을 본 순간 나의 눈은 집중이 되었습니다. '아하 여기다! 이번만큼은 확실히 치료를 해보자'하고 마음 먹었습니다.

그 길로 김용태 약국에서 에덴대체식을 가지고 와 복용을 한 후 나의 몸에 변화가 생기기 시작했습니다. 처음부터 비만인 저의 체중을 조절하게 되었습니다.

그랬더니 어지러움과 피부각질에 시달려야 했습니다. 2개월간의 고통이었습니다. 그 동안 체중은 70kg으로 감량됐고 피부는 각질이 벗겨져 나가기 시작했습니다. 3개월이 지나자 체중은 65kg으로 떨어졌고 피부의 각질도 없어졌습니다. 그렇게 저를 괴롭혀왔던 알레르기는 3개월 만에 사라졌습니다. 그러다 보니 당뇨도 많이 좋아지게 되었습니다. 병원에 가서 검사를 했더니 결과는 좋았습니다. 알콜성 지방간도 지방간으로 한등급 아래로 간염도 항체가 생겼다는 것이었습니다. 당뇨수치는 97이었습니다. 꾸준히 치료하면 되겠구나 생각했습니다.

약사님의 말씀이 생각났습니다. "의사는 병을 고치는 것이 아니라 치료를 도와준다.

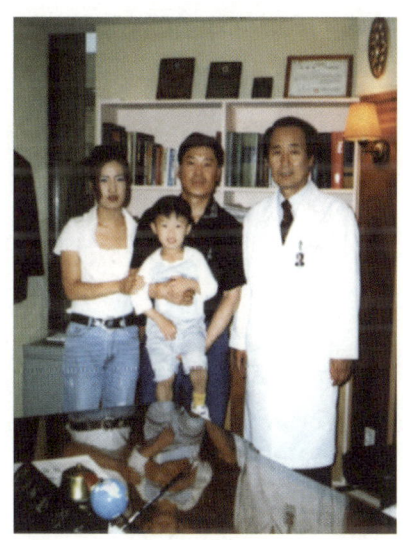

병을 고친 서상돈씨의 가족이 인사차 필자를 찾아와 함께 사진 촬영을 했다.

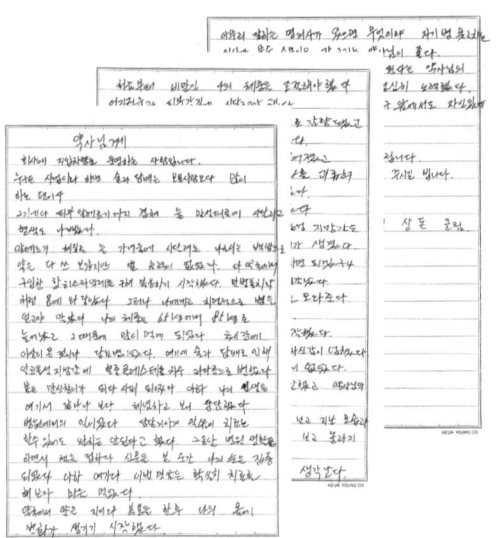

자신이 병을 고쳐야 한다"는 말씀이었습니다.

4개월이 지나자 예전처럼 일을 하기 시작했습니다. 그렇게 피곤하게 느꼈던 몸이 일에 자신감이 넘쳤습니다. 오랫동안 지긋지긋한 알레르기도 별 반응이 없었습니다.

그러니 몸도 마음도 자연히 즐거움에 충만했고 약사님의 대체식이 주효했습니다.

4개월이 지난 지금은 다른 사람이 나를 보고 지난 모습과 달라진 모습과 윤이 흐르는 저의 얼굴을 보고 놀라지 않는 사람이 없을 정도입니다.

백문이 불여일견이라는 고사성어가 생각났습니다. 아무리 잘하는 명의사가 있으면 무엇이랴, 자기 병 못 고치는 의사가 무슨 소용이요.

저는 병을 잘 고치게 해 주시는 약사님이 좋습니다.

처음부터 제 병은 꼭 치료가 된다는 약사님의 말씀에 용기를 얻어 처방대로 열심히 노력했습니다. 좋은 결과를 얻은 지금은 어느 누구 앞에서도 자신있게 이야기 할 수 있습니다.

약사님께 다시 한번 감사드립니다. 앞으로 많은 분들을 고쳐 주시길 빕니다.

● 당뇨병, 협심증, 부정맥, 전립선 비대증 모두를 고치고

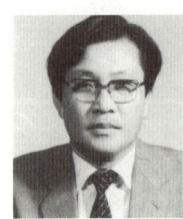

김정계 (남, 75세)

전직 초등학교 교장

서울시 강남구 도곡1동 934-10 우성아파트 1동 1105호

전화 : 02) 3462-4843

저는 현재 초등학교 교장으로 봉직하다가 정년이 되어 집에서 쉬고 있는 사람입니다. 오랜 기간동안 당뇨, 협심증, 전립선 비대증 환자로서 배뇨가 불편하고 통증이 심했으며 밤에도 몇 번이나 일어나고 불면증을 부채질하여 깊은 잠을 이루지 못하고 몸부림쳤습니다.

부정맥으로 가슴을 압박하여 호흡이 곤란한 때도 한 두 번이 아니었고, 앉았다 일어나면 어지러워 한참동안 벽을 잡고 서 있어야 정신을 차렸을 정도로 몸이 쇠약했었습니다. 당뇨병으로 인한 합병증으로 시력이 나빠져 독서도, TV 시청도 자제해야 했고, 악성 변비로 약이 아니면 배변이 불가능하여 약에 의존할 수 밖에 없는 극한 상황까지 이르게 되었습니다.

이러고 보니 생활 전반에 활력을 찾을 수가 없고 오직 절망상태에서 약을 구해 여러 가지 투약을 해 보았으나 큰 효과를 보지 못했습니다. 제 사위를 통해 김용태 약사님을 알게 되었고 에덴대체식을 먹게 되었습니다. 처음에는 하루에 3번씩 먹었습니다. 한달 한달 지나자 이상할 정도로 몸이 좋아지고 병이 없어지기 시작해서 인생을 새로 태어난 것 같은 기분이 들기도 했답니다.

오줌요법도 겸했더니 급속도로 건강이 회복되어 혈당의 수치가 정상치에 가까워지고 부정맥도 없어져 맥박이 제대로 뛰고 가슴을 죄는 압박감도 없어졌습니다. 지금은 노경에 오랜 기간 나를 괴롭혔던 당뇨병, 협심증, 부정맥, 전립선 비대증이 씻은 듯이 사라지고 활기차고 희망적인 생활을 하고 있습니다. 오직 이런 신기한 것을 만들어 낸 개발자 김용태 선생님에게 감사를 드리고 나 같은 환자에게 권하고 소개하고 싶습니다.

● 당뇨병도 고치고 목회활동도 하고

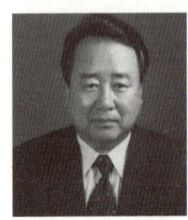

이태완 (남, 65세)

청도대남병원 원목

경북 청도군 청도읍 고수리 146 노도빌라 철쭉동 301호

전화 : 054) 373-1954, 019-533-6021

저는 오래 전 부터 농촌교회에서 목회하는 목사입니다. 약 2년 전부터 수영로교회담임목사 정필도에 안수집사로 계시는 김용태 약사님을 알게 되었습니다.

당뇨병으로 고생하다가 성서에 있는 식이요법과 건강요법으로 약사님께서 개발한 에덴대체식을 먹고 건강을 완전하게 회복하게 되었습니다. 사실 농촌교회의 어려움은 이루 다 말할 수가 없습니다. 하나님의 은혜로 열심히 목회를 하다 보니 본의 아니게 무리하게 되어 언제부터인가 기력이 빠지고 피로가 겹쳐서 종합병원에 가서 검사를 해 보았더니 당뇨병이라는 것이었습니다.

불치병의 대명사라는 당뇨병을 만나고 보니 걱정이 되었습니다. 죽을 때까지 짊어지고 간다는 병이라는데, 어디 가서 병을 치료해 보아야겠다고 생각하고 기도하며 당뇨병을 잘 고치는 데를 수소문하게 되었습니다. 시력은 점점 더 나빠지는 것 같고 정력이 쇠잔해 지고 매사에 의욕이 없어 날이 갈수록 더욱 걱정이 되었습니다.

하나님께서 저에게 전파할 말씀과 타고 다닐 육신을 주셨는데 특히나 목회자의 건강은 더 없이 중요하지 않을 수 없습니다. 동료 목사 한 분은 당뇨병이 악화되어 굉장한 고생을 하고 있었는데, 그러다 보니 목회에 지장이 있어 굉장한 어려움을 당하고 있는 것을 알게 되었습니다. 목회자의 건강은 성도들의 사표가 될 뿐 아니라 당장 몸이 건강하지 못 하고는 목회를 제대로 할 수 없기 때문에 당뇨병이라는 것이 여간 불편한 것이 아니었습니다.

하나님께서 김 약사님을 저에게 붙여 주셔서 몇 달 동안 대체식을 먹으면서 성서요법으로 건강을 되찾게 되었습니다. 에덴대체식이 신기한 것은 계속해서 먹으면 먹을수록 피로가 없어지고 눈이 밝아지고 매사에 의욕이 생길 뿐 아니라 얼굴이 좋아지고 스테미너까지 젊은 사람 못지 않게 되다 보니 에덴대체식이야 말로 하나님께서 특별히 먹는 자에게 주신 만나가 아닌가 생각이 되어 감사하기 짝이 없습니다. 지금은 당뇨병도 깨끗이 나았을 뿐 아니라 완전한 건강을 되찾아 활기찬 모습으로 목회를 할 수 있게 되었습니다.

하나님께 영광을 돌립니다. 할렐루야!

● 당뇨병(420), 고혈압(180) 치료

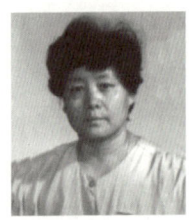

왕애매 (여, 53세)

중국 하북성 장가구시 제5중학(고교) 교사

중국 하북성 교동구 5-1로 97호 5단원 101실

전화 : 086-313-206-2394

저는 중국 하북성 장가구시에 있는 한 고등학교에서 교사생활을 하고 있습니다.

그런데 반년 전 온몸이 무겁고 불편하여 중국장가구시에 있는 의과대학 부속병원에서 종합건강진단을 받았습니다. 그 결과 최고 혈당치가 420까지 올라가는 당뇨병에다 혈압도 180이나 되는 고혈압으로 진단했습니다. 그러나 병원에서 주는 약과 중국에 있는 약국에서도 약을 사서 많이 먹었는데 전혀 효과가 없었습니다.

저의 생각에는 아무런 효과가 없어서 난치병이 아닌가 하고 걱정을 하였는데 마침 일본에 있는 딸의 친구 소개로 한국의 부산역 옆에 있는 김용태 약사님을 알게 돼 약사님의 도움을 받게 되었습니다.

약사님을 만나고 나서는 다른 약은 일체 끊고 금년 3월부터 약사님의 에덴대체식을 식사 대신에 먹었습니다.

한달 복용 후 병원에 가서 검사를 했더니 놀랍게도 당뇨 수치가 내려갔습니다.

혈당치는 85~116, 혈압은 90~120으로 완전 정상이 되었습니다.

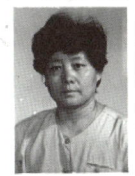

王愛梅. 女　1947年 5月 19日
出生于 河北省 張家口市
现住于: 張家口市 橘東区 五一路 97号 5号楼
　　　　 5单元 101室. (中国)
電話: 08-206-2394. (086-313-206-2394)
职业: 中国 河北省 張家口市 第五中学 (高校) 教师

半年多以前. 由于身体的各种不适. 到張家口市医科大学附属医院做了一次全面的身体检查. 结果是糖尿病、高血压. 从医院拿到的药和自己买的一些药. 一直喝了几饲. 也不见多大效果. 自己感觉. 既然得了这种难治的病.肯定是好不了的.

我在日本生活的大女儿 (張学敏). 通过 她朋友的介绍. 得知在韩国釜山市电车站前. 有一所专门治疗糖尿病的药局. 叫金溶台药局.　我本着试一看的心情. 从今年的3月份开始. 停止了一切药物. 服用了这种叫做 (OKH代糖) 的健康食品.

一个月以后. 到医院做了一次全面检查. 结果另人惊奇. 尿糖值从 7.8度. 转为正常值 (4.5度). 而且血压经_____症状况也有所改善. 就这样又继续喝_____都非常另我高兴. 非常感谢金溶台_____ (OKH代糖) 使我现在能够健康地生活和工作_____来表示对他的感谢之情.

중국인 여교사 왕애매씨의 딸이(일본 거주) 자신의 어머니의 당뇨를 고쳐준데 대해 고맙다며 필자를 방문, 도자기를 선물했다.

● 당뇨, 고혈압, 비만까지 완치, 눈도 좋아지고 정력도 회복돼

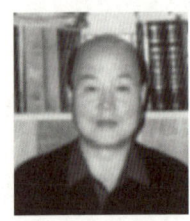

윤충일 (남, 55세)

자영 사업

부산시 동구 좌천4동 890-3(9/2)

어느날 오후 서면 지하상가 가게에서 별로 할 일이 없어 무료하게 앉아 있는데 누군가가 건강신문을 보라면서 주길래 신문을 대충 보고 있다 보니, 김용태 약국에서 비만, 당뇨, 초기 암을 고칠 수 있다는 기사를 읽어보고 곧바로 약국으로 전화를 해 예약을 했습니다.

1998년 9월 13일 오후 약국에 가서 약사님을 만나서 상담을 했습니다. 저는 13년 동안 고혈압약을 장복하고 있었습니다. 특히, 비만을 고치려고 별의별 한약도 많이 복용했고 침도 맞았지만 별 효과가 없었습니다. 또 심장이 별로 좋지 않아서 좋아하는 등산도 제대로 할 수가 없었습니다. 약사님의 확실히 고칠 수도 있고 등산도 할 수 있다는 말씀에 용기를 얻었습니다.

대체식을 한 달분 가지고 와서도 처음에는 선뜻 용기가 나지 않아서 늦은 여름 휴가를 집사람과 1박2일 보내고, 9월 18일부터 본격적으로 아침에 대체식을 두유에 타서 먹고, 또 감자 삶은 것 1개 먹고, 점심은 밥을 조금 먹고, 저녁은 역시 대체식과 감자를 먹고 하루 생수 한 되를 별탈 없이 먹었는데 7일~8일쯤 경과하니 피곤하고 힘이 없고 어지럼증, 졸음이 쏟아지고 또 나른하고 잠이 자꾸 와서 오히려 활동하기가 힘이 들었습니다.

그런데 10일이 지나니 그 같은 모든 증상이 깨끗이 사라지고 정상인과 똑같이 생활할 수가 있었습니다. 약사님의 말씀대로 철저하게 지키고 실천하기로 다짐을 하면서 계속 실행했습니다.

20일을 경과하니 체중이 1kg 빠지기 시작했습니다. 마침 서울에 살고 계시던 작은 아버지상을 당해서도 역시 처방받은 대체식과 물을 먹고 5일간 있으니까 2kg 빠졌는데 생각보다는 체중이 잘 빠지지 않았습니다. 크게 불편한 것이 없는 가운데 한 달이 지났습니다.

그런데 그때부터 이번에는 몸이 가려워서 미칠 지경이었습니다. 온 몸에 땀띠 같은 것이 생기고 온 몸이 홍조를 띄고 해서 목욕탕에 가면 피부병이라고 사람들이 외면을 할 정도였습니다. 이러는 사이 허리, 팔, 다리, 온 몸이 몸살 같이 쑤시고 아파서 미칠 지경이었습니다.

놀라서 약사님께 문의하니 명현현상이 심각하다고 했습니다. 아프다가도 언제 아팠나 하는 식으로 며칠 내로 나았습니다.

이러는 중에 혈압도 내려가고 당뇨 수치가 점점 낮아지고 몸무게도 6개월 동안 12kg나 빠져 82kg 나가던 체중이 69kg까지 내려갔습니다. 게다가 허리도 40인치이던 것이 지금은 35인치나 되고 앞으로 체중도 67kg까지 낮추려고 노력할 생각입니다.

지금은 날씬한 몸매이며 또 거친 피부가 이제는 고운 피부, 매끄러운 피부로 변하고 체질도 이제는 알카리 체질로 바꿨으며 저는 약사님 은혜에 감사하고 보답하고자 어느 누구한테도 자신있게 건강 이야기를 할 수 있고 소개도 할 수 있습니다.

저는 뱃살을 빼려고 그 동안 온갖 노력을 다했지만 실패를 했었는데 약사님의 말씀을 철저히 지킨 결과, 제 주위에서는 달라진 몸매를 보고 많은 사람들이 놀라고 있습니다.

이제 저는 몇 달 동안 약사님이 권하는 에덴대체식을 먹는 동안 체질이 개선되고 이제는 20대 피부가 다 됐다고 농담을 할 정도이기도 합니다.

또 신기한 것은 대머리인 저의 머리가 약사님이 준 헤어토닉을 아침, 저녁으로 바르고 있는데, 한 2달 발랐는데 머리도 새롭게 나고 있는 것입니다. 또 있지요. 턱밑 목쪽에 붉은 부분이 있었는데 사람들은 주독이라고 합니다 지금은 정상피부와 같은 색깔로 변하고 있습니다. 이것뿐이 아닙니다.

그 동안 눈도 멀리 보는 것을 잘 못보고 아주 작은 글씨도 못 봤는데, 야간 운전 중에는 안경을 끼지만 이제는 안경을 안 껴도 되고 잔 글씨도 볼 수 있으니 얼마나 좋습니까.

정말 신기한 것은 예전에는 힘이 좀 없었는데 이제는 새롭게 힘이 살아나는 것을 느낄 수가 있다는 것입니다.

앞으로도 저의 건강을 약사님께서 확실히 지켜준다고 하시고 저는 약사님께 감사하는 마음에서 저의 건강을 되찾을 수 있도록 하겠습니다.

약사님께 다시 한번 감사 드리며 지금은 한 10년은 더 젊어졌다는 자부심을 가지고 있습니다.

저와 같이 비만, 고혈압으로 고생하시는 모든 분들께 한번 찾아 뵙고 지도를 받을 것을 권하고 싶습니다.

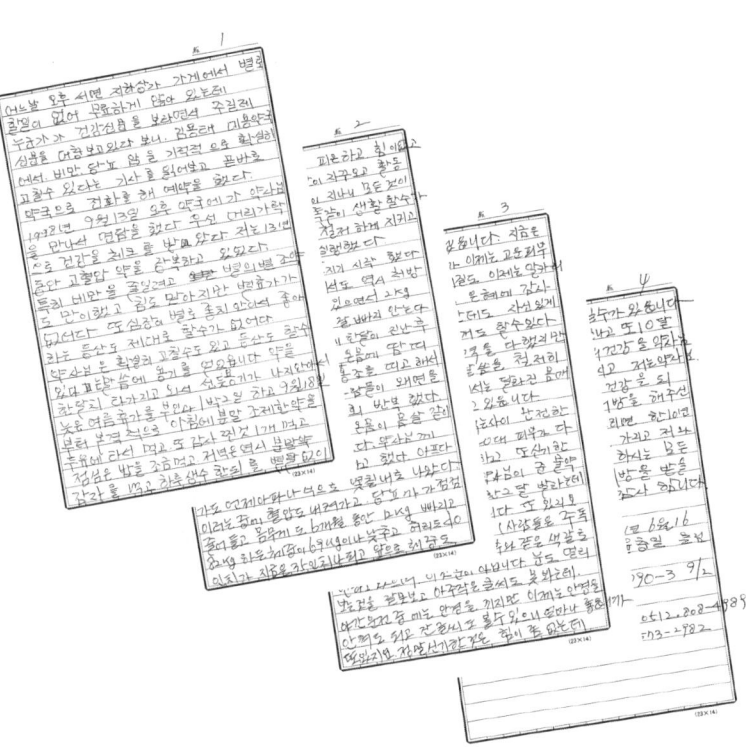

● 당뇨 고치고 피부도 고와지고 머리까지

박남미 (여, 63세)

가정주부

부산시 해운대구 좌동 1348 코오롱아파트 107동 602호

　저는 남편되는 정종기 할아버지와 함께 김용태 약국을 찾아가서 당뇨병을 6~7개월동안 부부가 에덴대체식을 먹고 똑같이 당뇨병을 고친 사람입니다.

　처음에는 혈당이 300 가까이 올라가고 남편과 같이 전신에 힘이 없고 피부가 가려웠으며 다리가 시리고 눈이 점점 흐려지면서 걱정을 많이 했습니다. 그럼에도 남편을 따라서 꾸준히 치료를 받았더니 거짓말같이 저희 내외가 불치병이라던 당뇨병을 완전히 고치게 되어서 정말 기쁩니다.

　60대의 할머니이지만 덕분에 피부가 고와지고 얼굴이 좋아졌으며 기운도 나고 신명이 납니다. 신기하게도 머리카락도 한웅큼이나 나서 퍼머를 하기도 했으며 앞이마에 또 다시 머리가 까맣게 돋아납니다. 너무나 고마운 생각이 들어 병원에 가서 당뇨병이 완치된 것을 검사하고 시장에 가서 김용태 선생님의 넥타이와 선물을 사서 김 선생님께 전달하고 기념으로 저희 부부와 함께 당뇨병완치 사진촬영도 하였습니다. 정말 정말 고맙습니다.

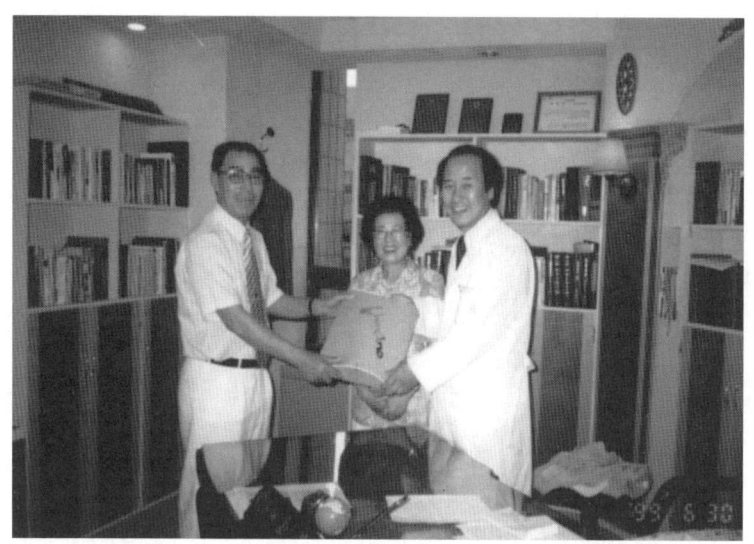
정종기, 박남미씨 부부가 당뇨병을 함께 고친 후 필자에게 고맙다며 선물을 주고있다.

● 10년 된 당뇨병에서 벗어나

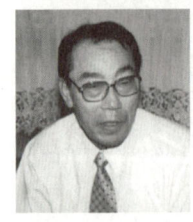

정종기 (남, 68세)

전직 선장

부산시 해운대구 좌동 1348 코오롱아파트 107동 602호

본인은 수리남국 해상에서 틀로 어선 선장으로 승선하고 있었습니다.

1981년 3월경 당시 저의 나이 50살이었는데 하루는 조업 중에 잠을 자고 아침에 일어나 밖으로 나오니까 갑자기 눈이 잘 안보여 깜짝 놀라 즉시 입항하여 안과병원으로 가서 진단을 받아보니 당뇨병으로 판명되었습니다.

혈당치를 재어보니 의사선생님 말씀이 혈당이 높으니 먼저 당뇨병 치료를 한 후에 백내장 수술을 하라고 하셨습니다.

당뇨병 합병증으로 백내장이 발병돼 눈이 멀게 된 것이었습니다. 그래서 혈당치를 150까지 내린 다음 수술을 하였습니다.

수술 결과는 양호하였습니다. 병원에서 퇴원한 후 당뇨병 치료에 전념하였습니다. 좋다는 한약양약을 많이 복용했습니다만 별 차도는 없었습니다.

브라질의 아마존강에서 나오는 타히보라는 약을 사용해 보기도 하였습니다만 큰 차도는 없었습니다.

그러던 차 지난 8월에 건강신문을 보고 김 약사님을 상담하게 되었습니다. 상봉하고 보니 당뇨병이라면 걱정하지 마시라고 말씀하셨습니다. 그래서 약사 선생님 말씀대로 에덴대체식을 꾸준히 복용하였더니 몸도 건강하고 다들 얼굴빛도 좋다 하니 약사 선생님에 대한 감사함을 마음속 깊이 천번, 만번 간직하면서 열심히 살아가겠습니다.

    차후라도 연락 드리며 종종 찾아 뵙겠습니다.

● 당뇨뿐만 아니라 합병증까지도 없어져

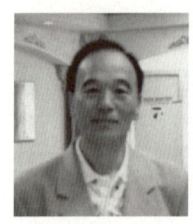

김종호 (남, 63세)

자영업

부산시 수영구 광안1동 718-10(22/1)

    1998년 9월 25일, 김용태 약국을 찾아가서 당뇨병을 치료받기 시작한지 3개월 만에 혈당이 정상화되고 당뇨병이 완치되었습니다.
    그 동안 당뇨병은 못 고친다고 하지만 저는 살기 위해서 누에 가루를 위시해서 온갖 약물을 다 먹어보고 병원에도 가 보았으나 별 효험이 없었습니다. 갈수록 몸에는 힘이 빠지고 눈이 침침하고 물도 많이 먹혀지고 화장실에도 자주 가게 되었습니다. 처음에는 약국에서 권하는 대체식으로 당뇨병을 고친다기에 믿어지지 않았습니다. 그러나 사람을 만나보니 거짓말을 할 사람이 아닌 것 같아서 믿고 시키는 대로 에덴대체식을 먹어 보았습니다.
    먹기도 괜찮고 한달 한달 지날수록 얼굴이 좋아지고 몸에서 힘이 났습니다. '아! 이런 식으로 하면 당뇨는 낫겠고 오래 걸린다 하더라도 건강이 날로 좋아지고 있으니 괜찮겠구나'하는 생각이 들었습니다. 혈당이 95~130 전후로 정상화되고 그 동안 나를 오랜 기간 괴롭혀왔던 시력을 위시한 모든 합병증이 완전히 없어졌습니다.

Royal Flower Farm

김 종 호 (남, 63세)
부산광역시 남구 광안1동 718-10 (22/1)
051-758-0396

98년 9월 2누일 김용태약국을 찾아가서 당뇨병을 치료받기 시작한지 3개월안에 혈당이 정상화되고 당뇨병이 완치되었다는 판정을 받게 되었습니다.

그동안 당뇨병은 못 고친다고 하지만 저는 살기 위해서 누에가루를 부셔해서 온갖 약들을 다 먹어보고 병원에도 가 보았으나 별 효험이 없었습니다. 갈수록 몸에는 힘이 빠지고 눈이 침침하고 물도 많이 먹혀지고 화장실에도 자주 가게 되었습니다. 처음에는 약국에서 당뇨병을 고친다기에 믿어지지가 않았습니다. 그러나 사장을 만나보니 거짓말을 할 사람이 아닌 것 같아서 믿고 시키는대로 약을 먹어 보았습니다. 먹기도 괜찮고 한달 한달 지날수록 얼굴이 좋아지고 몸에서 힘이 났습니다. 아! 이런 약으로 하면 당뇨는 낫겠고 오래 걸린다 하더라도 건강이 날로 좋아지고 있으니 괜찮다는 생각이 들었습니다. 혈당이 95~130 전후로 정상화되고 그 동안 나를 오랜 기간 괴롭혔던 시력을 위시한 모든 합병증이 완전히 없어졌습니다.

©1999 ORANGE STORY ITEM NO:903-LS24

● 당뇨 고혈압 백내장 류머티스 관절염까지 고쳐

남정기 (남, 51세)

한약방 경영

전북 순창군 적성면 고원리 350-1

저는 한약방을 오래도록 경영하고 있습니다만 혈압이 높고 류머티스 관절염이 있으며 백내장에 당뇨병까지 있어서 남 모르는 고민을 하고 있었습니다. 그러던 차에 부산에 있는 김용태 약국에서 당뇨병을 고친 사람들이 많다는 사실을 알게 됐습니다.

1998년 10월 22일, 한약방을 쉬고 부산으로 찾아갔습니다. 여러 가지 이야기를 들어보니 현대의학으로는 고치지 못하지만 선생님께서 개발하신 에덴대체식으로 치유가 되겠구나 하는 생각이 들었습니다.

먹기도 괜찮고 해서 몇 달 동안 한 달에 한 번씩 꼭꼭 부산에 가서 병이 좋아지는 것을 확인하고 대체식을 타다가 먹었습니다.

혈당이 120으로 떨어지고 신기하게도 류머티스, 백내장이 낫고 불치병이라던 고혈압, 당뇨병이 낫게 되었습니다. 김용태 선생님께서는 제가 한약방을 한다니까 처방을 가르쳐 줄 터이니 제 업소에서 환자들을 도와주라고까지 친절하게 말씀도 하셨습니다.

몇 년간 남모르게 앓아오던 당뇨병을 고치고 보니 정말 기분이 좋고 감사합니다. 당뇨병은 결코 불치병이 아니라는 것을 깨달았습니다.

남 정 기 (남, 61세)
전남 나주시 경찬면 고원리 350-1
한약방 경영

저는 한약방을 오래도록 경영하고 있습니다. 안 혈압이 높고 류마치스 관절염이 있으며 백내장에 당뇨병이 있어서 남모르는 고민을 하고 있었습니다. 그러던 차에 신문에 보니 부산에 있는 김웅태약국에서 당뇨병을 고친 사람들의 수기를 접하게 되었습니다. 98년 10월 22일 한약방을 쉬고 부산을 찾아갔습니다. 여러가지 이야기를 들어보니 현대의학으로는 고치지 못하지만, 선생님께서 개발하신 처방으로는 치료가 되겠구나 하는 생각이 들었습니다. 먹기도 괜찮고 해서 6개월동안 한달에 한 번씩 꼭꼭 부산에 가서 병이 좋아지는 것을 확인하고 약을 타다가 먹었습니다. 혈압이 120으로 떨어지고 신기하게도 류마치스, 백내장이 낫고 불치병 이라던 고혈압, 당뇨병이 낫게 되었습니다. 김웅태선생님께서는 한약방을 하시는만큼 제 업소에서 처방을 가르쳐 줄테니깐 환자들을 도와주시라고 까지 친절하게 말씀도 하셨습니다. 몇년간 남모르게 앓아오던 당뇨병을 고치고 보니 정말 기분이 좋고 감사합니다. 당뇨병은 결코 불치병이 아니라는 것을 깨달았습니다.

● 현대의학의 불치라던 당뇨병, 4개월 만에 완치

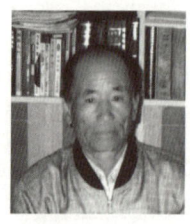

이사형 (남, 68세)

전직 여중교사

경남 고성군 고성읍 수남리 240 광천맨션빌라 301호

전화 : 055) 674-4531, 010-9507-2204

저는 고성여중에서 교편을 잡고 있던 중 당뇨병과 고혈압 때문에 학교를 퇴직해야 했습니다. 특히 당뇨병은 고성병원에서 치료받을 때 혈당수치가 심하면 400 가까이 오를 만큼 심각했습니다.

눈이 침침하고 어지러울 뿐 아니라 다리까지 저려 도저히 학생들을 가르칠 수 없었습니다.

고성병원과 고성보건소를 다니며 치료를 받았지만 별다른 차도가 없던 중 아는 사람으로부터 김용태 약국을 소개 받았습니다.

그리고 선생님이 시키는 대로 하루 3번씩 에덴대체식을 먹기 시작했습니다.

에덴대체식을 먹는 것 외에는 아무런 치료도 하지 않았는데 몸에 점점 활력이 생기고 혈색도 좋아지기 시작했습니다. 건강에 자신이 생기자 정말 내 건강이 좋아졌는지 확인하고 싶은 생각이 들었습니다. 아마 에덴대체식을 먹기 시작한지 4개월쯤 지나서 였을 것입니다.

그래서 고성보건소에 가서 검진을 받았습니다. 그랬더니 놀랍게도 혈당수치가 98~102 사이를 오가는 정상이라는 것이 아니겠습니까?

현대의학에서는 불치병이라던 당뇨병을 고작 4개월 만에, 그것도 간단하게 먹으면 되는 에덴대체식으로 고친 것입니다. 병이 낫고 나니 정말 날아갈 것처럼 기쁘고 새로 생명을 얻은 것 같았습니다.

저를 이렇게 고쳐주신 약사님이 얼마나 고마운지 당장 부산으로 달려가 거듭 고맙다는 인사를 하고 기념사진까지 찍었습니다.

● 시력까지 앗아갈 뻔한 당뇨병, 10개월 만에 완치

최복순 (여, 73세)

전직 전도사

대구시 동구 신천3동 194-6

오랫동안 심한 당뇨병으로 고생해 왔습니다. 한번은 혈당이 653까지 올라서 병원에 입원했었는데 성경책을 펼쳤더니 글자가 뿌옇기만 할 뿐 한자도 읽을 수가 없었습니다. 병원에서는 당뇨 합병증으로 망막에 이상이 생겼다고 하더군요. 이젠 성경책조차 읽지 못하는 신세가 되는구나 생각하니 기가 막혔습니다.

제 주변에도 당뇨병으로 소경이 된 사람이 있어서 그 고통이 어떤지 아주 잘 알고 있었기 때문입니다. 그러다가 문득 예전에 서울 대길교회에서 전도사로 일할 때 부흥사 박용묵 목사님이 당뇨병으로 수십 년간 고생하시다가 돌아가셨던 기억이 떠올랐습니다.

그 사모님이 심정숙 전도사였는데 병으로 인한 고통이라도 나눌까 싶어 전화를 드렸습니다.

그랬더니 심 전도사님이 반갑게 전화를 받으며 그렇지 않아도 예감이 이상해 저한테 전화를 계속 하고 있으나 연결이 되지 않더라고 했습니다. 그러면서 제게 당뇨병을 깨끗하게 고칠 수 있으니 부산에 있는 김용태 약사님을 찾아가라며 전화번호를 알려 주셨습니다.

당뇨병에 걸리면 죽는 길 밖에 치료법이 없다고 생각했는데 깨끗이 고칠 수 있다니 믿어지지 않았습니다.

그래도 지푸라기라도 잡는 심정으로 병원에서 당장 전화를 걸어 예약을 했습니다. 그리고 일주일 후에 찾아가 김 약사님과 상담을 했는데 당뇨병도 깨끗이 고쳐주고 눈도 낫게 해주겠다고 해서서 얼마나 고마웠는지 모릅니다. 병원에서는 당뇨도 심하고 나이도 많아서 치료할 수 없다고 했는데 말만이라도 그렇게 하시니 금방이라도 병이 나을 것 같았습니다.

그리고 에덴대체식이라는 것을 받아서 먹기 시작했는데 첫날부터 효험이 나타나기 시작했습니다. 한 봉지를 두유에 타서 먹고 집으로 돌아가는데 평소 그렇게 힘들어하던 지하도를 가뿐히 건널 수 있었습니다. 몸의 균형도 딱 잡히고 힘도 솟는 기분이 들더군요.

저는 당뇨병 진단을 받기 훨씬 전부터 이미 몸에 기운이 없고 어지럼증도 심했는데 지방간에 고지혈까지 있다는 얘기를 들었습니다.

저는 평소 하루라도 고기를 안 먹으면 안 되는 체질이어서 하루에 고기 500g은 먹어야 기운을 차릴 수 있었습니다.

어쩌다가 고기를 거르면 입에서 침이 질질 흐르고 속이 메스꺼워 견딜 수 없었지요. 그런데 에덴대체식을 먹고부터는 고기를 먹고싶다는 생각이 사라졌습니다.

에덴대체식을 먹고 한 달쯤 후부터는 고기를 완전히 끊었는데 건강이 아주 좋아졌습니다. 그 후 밀양 제일병원에서 검사를 받았는데 30년간 저를 괴롭히던 당뇨병은 물론 지방간과 고지혈까지 말끔히 나아 있었습니다. 김 약사님은 제 모든 병이 평생 고기를 너무 많이 먹어 생긴 병이기 때문에 고기를 끊는 것으로 나을 수 있었다고 했습니다.

그리고 에덴대체식이 고기를 끊을 수 있도록 도운 것이라고 하더군요. 그때부터 저는 대체식 전도사가 되었습니다. 제게 김 약사님을 소개한 심 전도사님이 남편을 당뇨병으로 잃은 안타까움 때문에 전도하는 마음으로 김 약사님을 소개하고 있다고 하셨는데 저도 병을 고친 후부터 전도하는 마음으로 주변의 당뇨병 환자들에게 김 약사님을 소개하고 있습니다.

등산할 때도 반드시 대체식 봉지와 김 약사님의 책을 들고 다니고 보건소와 은행에도 책을 한 권씩 꽂아두곤 합니다.

현대중공업에 다니는 제 아들과 며느리도 당뇨 환자만 보면 "우리 어머니가 당뇨병을 고쳤다"면서 김용태 약사님을 소개하고 있다고 합니다.

김용태 약사님께 어떻게 감사의 마음을 전해야 할지 글로서는 차마 표현이 안됩니다.

● 혈당수치 560이던 당뇨병 완치

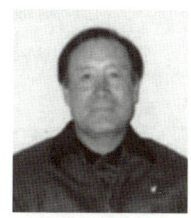

김만억 (남, 53세)

회사원

부산시 동구 초량6동 754-912(9/4)

저는 7년 전 몸이 좋지 않아 병원을 찾았다가 당뇨병이라는 진단을 받았습니다. 그렇지만 암처럼 큰 병이 아니라는 생각으로 대수롭지 않게 여겼습니다.

진단을 받은 후에도 아무런 조치도 취하지 않고 지내다가 결국 병을 키우고 말았습니다. 어느날부터 몸에 기운이 하나도 없고 세상만사가 다 귀찮고 싫어지기 시작했습니다. 그때서야 '아차' 싶었지요.

집사람이 어떤 신문을 보고는 김용태 약국으로 가보자고 하더군요. 별 망설임 없이 예약을 하고 약국을 찾았습니다. 당시 혈당수치가 무려 500이나 나왔습니다.

약사님이 깜짝 놀랄 정도였지요.

그런데 약국에서 지어준 에덴대체식이라는 것을 먹고 한 달쯤 지나자 혈당수치가 점점 떨어지기 시작했습니다. 정말 신기했습니다. 그 후 몇 년이 지난 지금은 혈당수치가 정상을 유지하고 있습니다.

병원처방도 받은 일이 없고 다른 당뇨약을 복용한 일도 없는데 에덴대체식만으로 당뇨병을 고친 것입니다.

  약사님은 에덴대체식을 먹는 것도 중요하지만 환자 자신이 음식을 조절하고 가벼운 운동도 해야 한다고 했습니다.

  그 말씀에 충실히 따랐더니 정말 몸이 완쾌됐습니다.

  이렇게 글로나마 약사님께 고마운 마음을 전합니다.

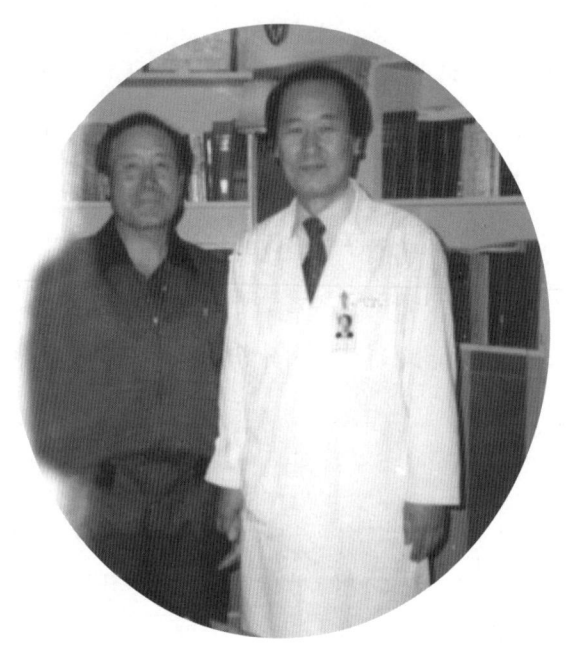

● 에덴대체식으로 당뇨병과 간질환 모두 완치

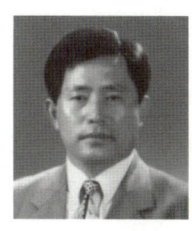

정일근 (남, 51세)

회사원

부산시 사하구 하단2동 SK뷰아파트 101동 2003호

전화 : 051) 205-8685

저는 1997년 9월 교통사고로 부산대학병원에 4개월 간 입원한 일이 있었습니다. 그런데 퇴원 후 몸이 이상할 정도로 피곤하고 기운이 없었습니다.

처음에는 교통사고 후유증이려니 여기고 대수롭지 않게 생각했는데 물을 아무리 많이 마셔도 갈증이 가시지 않고 만사가 귀찮고 짜증스러워지니까 뭔가 다른 병이 있는 것은 아닌지 의심스러웠습니다.

그런데 다음 해 7월, 2년에 한번씩 받는 의료보험 정기종합검진 결과 혈당수치가 280이나 되는 당뇨환자로 판정됐습니다. 또 간기능 검사결과 G.O.T수치가 150으로 간기능도 많이 떨어진 사실도 확인했습니다.

교통사고로 입원했을 때 의사 선생님이 일시적으로 혈당이 높으니 혈당수치가 떨어지면 수술을 하자고 하셨는데 교통사고 이전에는 당뇨병이 없었으므로 그저 일시적인 것으로 여겼습니다. 그런데 당뇨병환자로 판정된 것입니다.

이후 저는 한의원에서 한약으로 조제한 당뇨약과 병원에서 지어

준 혈당강하제를 복용하기 시작했습니다. 그런데 약을 복용하면 식전 혈당수치가 110~130으로 정상수치를 유지하다가 약을 먹지 않고 20여 일이 흐른 후 혈당을 재어보면 다시 200 내외로 높아지곤 했습니다.

결국 혈당강하제나 한의원의 당뇨약 모두 치료효과가 없는 것이었습니다. 저처럼 당뇨병 환자인 친구에게 물었더니 친구가 당뇨병은 평생 당뇨약을 먹으며 혈당수치를 적정한 수준으로 관리하며 사는 병이라고 했습니다. 그리고 현대의학으로는 절대로 완치할 수 없다고 설명해 주더군요.

저는 당뇨병도 약만 먹으면 고칠 수 있다고 믿었기 때문에 친구의 설명에 크게 낙심하고 아예 체념상태에 빠졌습니다.

그런데 어느날, 우연히 서점에서 『당뇨, 암, 비만을 고친 사람들』이라는 책을 발견했습니다.

눈이 번쩍 뜨이더군요. 책을 읽고 난 후 반신반의하는 마음으로 저자인 김용태 약사님을 찾아갔습니다.

김 약사님은 특이하게도 옆에 있는 체인 신세기의원에서 머리카락으로 건강상태를 검사하게 했습니다. 그리고는 당뇨가 심하고 간도 많이 나쁘다고 차트에 나와 있다고 설명하셨습니다. 병원에서 진단 받은 그대로였습니다.

약사님은 잘못된 식생활을 고치면 당뇨와 간질환 등은 물론 몸에 있는 모든 병을 근본적으로 치유할 수 있다고 했습니다.

그리고 병원약과 달리 계속 복용하거나 많이 복용해도 부작용이 없다고 했습니다.

평소 당뇨약을 복용하며 독한 약 때문에 몸이 더 망가지는 것은 아닌지 염려스러웠기 때문에 부작용이 없다는 말에 저는 안심하고 에덴대체식을 복용하기 시작했습니다.

매끼 식사 전에 에덴대체식을 먹으면서 식사량을 줄이는 방법이었습니다.

대체식을 복용한 후 가장 먼저 나타난 효과가 머리의 비듬이 없어지고 5~6개나 되던 겨드랑이의 검은 반점이 사라진 것이었습니다.

그리고 몇 달 후 병원에서 더 이상 당뇨병 환자도 아니며 간도 정상이라는 판정을 받았습니다. 정말 꿈만 같고 믿어지지 않았습니다. 그렇지만 건강을 되찾은 제 몸이 에덴대체식의 효능을 증명하고 있습니다.

저처럼 당뇨병으로 고생하고 있는 모든 분들에게 에덴대체 처방식과 당뇨병은 결코 불치병이 아니라는 사실을 알리고 싶습니다. 제게 이처럼 귀한 사실을 깨닫게 해준 김용태 약사님께 감사드립니다.

● 당뇨병에 합병증까지 100% 완치

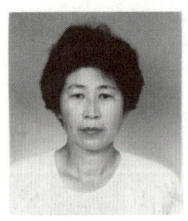

김금식 (여, 64세)
대구 하원교회 집사
대구시 달성군 하원읍 천내1리 806

저는 지난 13년 간 당뇨병을 앓으며 몸에 좋다는 약은 다 먹어 보았지만 별다른 차도가 보이지 않았습니다. 항상 갈증이 나고 조금만 활동을 해도 피로가 몰려 왔으며 음식을 먹어도 이내 배가 고파 자주 과식을 하게 되었습니다. 설상가상으로 합병증인 관절염까지 겹쳤고, 눈에는 망막증이 생겨 한 쪽 눈이 거의 실명의 위기에 놓여 있었습니다. 취미로 등산을 즐기는 편이어서 가끔 산에 오르곤 했는데, 그때마다 다리의 마디 마디가 쑤시고 살갗이 아파 밤에 자다가도 깰 정도였습니다.

그러던 어느날 우연히 기독신문에서 김용태 약사님에 대한 기사를 읽고 부산으로 그 분을 찾아갔습니다. 그때가 2000년 2월이었습니다. 김 약사님은 에덴대체식과 오줌요법을 권하시면서 그 효능에 대해 자세히 설명해 주셨습니다. 제가 혹시 거부감을 느끼지 않을까 염려되셨는지 오줌은 불결한 것이 아니라 깨끗하고 귀한 생명수라는 것을 몇 번씩 강조하셨습니다 저는 그분의 권유에 따라 매일 대체식을 먹으면서 하루에 4~5번 정도 200ml씩 오줌을 마셨습니다.

지금 저는 매우 건강한 상태입니다. 한 쪽 눈이 실명 위기에 놓일 만큼 두 눈 모두 안 좋은 상태였지만 차츰 좋아지기 시작해 이제는 양 쪽 눈은 완전히 회복되었습니다. 혈당 또한 정상으로 돌아왔고, 피곤을 전혀 느끼지 않으며 등산도 마음껏 즐기고 있습니다. 뿐만 아니라 피부에 윤기가 흐르고 부드러워져 나이보다 훨씬 젊어 보인다는 얘기를 많이 듣습니다. 이 모든 것이 하나님과 김용태 약사님 덕택으로 생각하고 항상 감사하게 생활하고 있습니다.

● 당뇨병 치료하고, 헤어젤 대신 오줌 사용

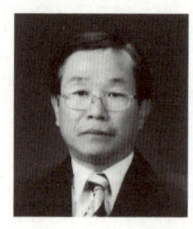

신성태 (남, 53세)
임마누엘교회 장로
전남 여수시 학동 신동아파밀리에 아파트 101동 1302호
전화 : 061) 651-5687

　김용태 약사님을 통해 성서에 있는 에덴대체식과 오줌요법을 만난 것은 진정 하나님의 축복이라고 생각합니다. 지난 12년 동안 고질병인 당뇨를 앓으면서 여기 저기 병원도 많이 다녀 봤지만 별다른 효과를 보지 못했습니다. 증상이 심해져 몹시 피곤하고 무기력 할 때마다 일반 약을 복용하기도 했는데, 일시적인 차도만 보일 뿐 쉽게 회복되지 않았습니다.

　그러던 중에 친분이 있는 장로님으로부터 김용태 약사님의 〈당뇨, 암, 비만을 고친 사람들〉이라는 책을 소개받았습니다. 책을 읽고 감명을 받아 평소 건강이 좋지 않았던 아내부터 김용태 약사님의 에덴대체식을 먹었습니다. 이 후 저의 당뇨병을 치료하기 위해 작년 12월 23일 김용태 약사님께 첫 상담을 받았습니다. 저의 증상을 말씀드리자 그 분은 오줌요법도 권하셨습니다. 오줌을 마시고, 눈을 씻고, 세수하고 양치질까지 여러 가지 방법을 일러주셨습니다. 김용태 약사님의 생기 있는 혈색과 부드러운 피부, 그리고 의욕적인 생활을 보면서 저도 오줌을 마셔야겠다는 확신을 갖게 되었습니다.

그 날 부터 아침, 저녁으로 오줌을 받아 마시기 시작했습니다.

　대체식을 먹으면서 오줌으로 눈을 씻은 후부터는 눈이 맑아지고 피곤을 덜 느끼게 되었으며, 세수를 한 후에는 얼굴이 한결 부드러워졌습니다. 그리고 예전에는 이가 많이 시리고 잇몸이 안 좋았는데, 치약 대신 오줌으로 양치질을 한 후 부터는 이와 잇몸이 튼튼해지는 기분이 들었습니다. 김용태 약사님의 말씀에 따라 헤어젤 대신 오줌을 머리에 바르고 외출하기도 했습니다. 혹시 냄새가 나지 않을까 우려하기도 했지만, 제가 오줌을 바른다는 것을 아무도 눈치 채지 못할 만큼 냄새 같은 것은 전혀 없었습니다.

　덕분에 머릿결이 훨씬 부드러워지고 항상 윤기가 흘렀습니다. 뿐만 아니라 배변이 부드러워지고, 매사에 의욕이 넘쳤습니다.

　무엇보다 당뇨병이 좋아졌고 몸에서 힘이 치솟았습니다. 자신이 생겼습니다. 할렐루야. 저는 당뇨병이 완전히 회복되었습니다.

● 혈당 500이었던 말기 당뇨병이 낫고

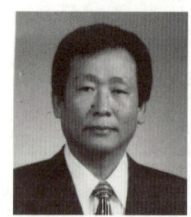

조성열 (남, 59세)

월평교회 담임목사

전북 진안군 정천면 월평리 12

전화 : 063) 432-6097, 010-9652-0908

　제가 성서요법을 실천하게 된 지는 이제 서너 달 정도 되었습니다. 짧다면 짧은 시간동안 놀라운 효과를 보게 되어 기쁘기 그지없습니다.

　저는 교직에 몸 담았던 총각시절부터 당뇨병이 있어 오랫동안 많은 고통을 겪었습니다. 눈에 실핏줄이 터지고 항상 기운이 없었으며 걸핏하면 현기증이 일었고, 살이 계속 빠져 그냥 보기에도 안 돼 보일 정도였습니다. 혈당 수치가 500이 넘어가는 것도 예사였습니다.

　그러던 중 주변 분의 소개로 김용태 약사님을 알게 되었습니다. 저는 그분의 권유로 에덴대체식을 먹으면서 오줌요법을 실천하게 되었습니다. 처음에는 오줌이 불결하다는 생각 때문에 오줌을 마신다는 것을 상상할 수가 없었습니다. 그런데 김 약사님으로부터 오줌의 기적 같은 효과와 오줌이 깨끗하다는 확신을 얻고 나서는 누구보다 열심히 실천했습니다.

　며칠이 지나자 온 몸에 알레르기처럼 가려운 증상이 일어났습니다. 그게 바로 호전 반응이었습니다. 좀 곤혹스럽긴 했지만 그럴

수록 더 철저히 오줌을 마시고 가려운 부분에 마사지를 해 주었습니다.

현재는 당뇨병이 완전히 완치된 상태입니다. 이제는 병원에도 가지 않고 약도 복용하지 않으며 오직 성서요법만을 꾸준히 실천하고 있습니다.

제가 건강한 생활을 할 수 있도록 이끌어 주신 하나님과 김용태 약사님께 감사를 드립니다.

할렐루야!

● 당뇨병 호전되면서 몸의 기능 정상화

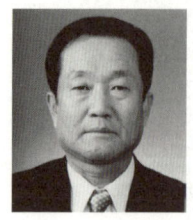

우상걸 (남, 61세)

구미시민교회 집사

경북 구미시 신평동 150-23 미림아파트 203호

전화 : 054) 463-6145

저는 당뇨병으로 오랫동안 고생을 해왔습니다. 특별한 일을 하지 않아도 항상 피곤하고 무기력해 병원 약을 달고 살면서 증상이 심해지면 입원 치료를 받기도 했습니다. 그러던 중에 『당뇨, 암, 비만을 고친 사람들』이라는 책을 읽고, 필자이신 김용태 약사님을 찾아뵙게 되었습니다. 김 약사님은 에덴대체식과 함께 오줌요법을 권해 주셨습니다.

저는 대체식을 복용하면서 4~5개월 정도 망설인 끝에 오줌을 마시기 시작했습니다. 오줌이 노폐물이 아니라는 것을 알면서도 비위가 상하기도 하고 거부감이 생겨 쉽게 용기를 내지 못했습니다.

정확히 작년 10월 4일부터 하루 2~3차례 오줌을 마시고, 저녁마다 눈에 넣으며 얼굴에 마사지도 해 주었습니다. 먼저 눈의 피로가 씻은 듯 풀리면서 얼굴에는 광택이 나기 시작했습니다.

그리고 전에는 400~500정도 올라가던 혈당이 저혈당으로 돌아와 230~250으로 내렸습니다. 심할 땐 병원에 입원하기도 했는데, 대체식을 먹고 오줌요법을 실천한 지 3개월 후부터는 병원 약과 인슐린 주사를 끊고, 성서요법으로만 치료를 해도 될 만큼 호전되었습니다.

지금은 하루에 서너 번씩 오줌을 마시면서 기회가 될 때 48시간의 요단식을 실천하고 있습니다. 두 번 정도 해 봤는데, 몸이 가볍고 뱃살이 자연스럽게 빠지면서 몸의 기능이 정상화 되어 주위 사람들이 신기해 할 정도였습니다.

요즘 들어 만나는 사람마다 저에게 나이보다 10년 이상 젊어 보인다는 말을 합니다. 젊어지고 건강해지고 싶으신 분들에게 대체식과 오줌요법만큼 탁월한 건강법은 없다고 생각합니다. 더구나 자신의 몸에서 나오므로 돈이 전혀 들지 않는다는 큰 장점이 있습니다. 저와 더불어 많은 분들이 오줌요법으로 건강한 생활을 하시기 바랍니다.

● 신기하게도 2개월 만에 당뇨 치료

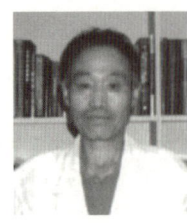

김주배 (남, 62세)
부산시 남구 대연2동
1216-138(22/4)
전화 : 051) 645-4820

저는 부산서 조그마한 사업을 하다가 어려움이 있어서 3년 전에 혈당이 310이고 눈이 어두워지는 심한 당뇨병에 걸렸습니다. 다리가 시리고 전신에 힘이 빠지고 정력도 떨어졌습니다.

조약도 해먹어보고 인슐린도 맞았으나 다 허사였습니다. 백약이 무효였습니다.

인근에 있는 대연동의 S병원에 가서 당뇨병이 심하다는 판정을 받고 당뇨병 전문가라는 김용태 약사님을 찾아갔습니다.

신기하게도 꼭 2개월동안 약국에서 권하는 에덴대체식을 먹었더니 혈당이 116을 넘지 않으면서 불치병이라던 그 당뇨병이 깨끗이 나은 것이었습니다.

고혈압

● 중풍, 고혈압 30일만에 정상으로

김병목 (남, 68세)

평화교회 담임목사

서울시 서초구 서초4동 1681 삼익상가 194-2

현재 서초동 평화교회에 시무하는 목사입니다.

저는 지난 9월 25일 중풍, 즉 고혈압으로 정신을 잃고 쓰러졌습니다. 눈을 떠보니 종합병원 응급실이었는데 눈이 초점 없이 흐트러져 앞이 잘 보이지 않았습니다.

입은 찌그러지고 말을 하려고 해도 안 나오고 이미 혀가 굳어져 있었습니다. 일어나 소변을 보기 위해 화장실에 가려고 하니 발이 마음대로 움직이지 않고 비틀비틀하여 바로 걸을 수도 없었습니다. 중환자가 되고 만 것입니다.

혈압은 23:160, 완전 고혈압 환자가 되고 말았습니다.

병원측에서는 CT촬영, MRI촬영, 혈류검사, 초음파 검사를 연이어 했습니다.

고혈압은 오래 가는 병이라고 해서 우선 집에서 다니기로 하고 퇴원을 했습니다. 퇴원수속을 마친 후 집으로 오는 길에 교회의 집사님이 대체식을 소개하면서 나를 병원으로 데리고 갔습니다.

그곳에서 피검사를 했는데, 피가 엉켜 있고 찌꺼기가 많고 에너지는 하나도 없는 병약한 상태라는 결과가 뚜렷이 나타났습니다.

그 후 집사님은 김용태 에덴대체식을 먹으라고 권해 주셨습니다.

복용 후 80분이 지난 다음 다시 검사해본 결과 혁혁한 변화가 생긴 것을 내 눈으로 확인할 수 있었습니다.

김용태 약사님에 대한 믿음이 생기자 에덴대체식을 복용하기 시작했습니다.

일주일 후 다시 검사를 했습니다.

피는 깨끗해졌고 에너지는 하늘의 별과 같이 반짝반짝 빛나고 적혈구는 동그란 모양으로 진하게 독립되어 한눈에 봐도 크게 호전된 것을 알 수 있었습니다. 그 후 혈압은 하루가 다르게 내려가서 20일째 되는 날 혈압이 210:75, 30일째는 115:72로 정상이 되었습니다. 또 굳었던 혀가 풀리기 시작, 지금은 설교도 하고 찬송도 우렁차게 부르게 되었습니다.

눈의 초점도 마치 언제 그랬냐는 듯이 정상으로 돌아왔습니다. 지금은 조깅코스가 3km나 되며 100개의 계단을 단숨에 오르내리는 등 아주 건강한 몸이 되었습니다.

이 놀라운 기적과 같은 사실을 만천하에 알려서 생활습관병으로 고생하는 분들에게 기쁨을 주고 싶습니다.

현대의학을 대체해 주는 에덴대체식이야말로 국민 보건에 매우 도움이 되는 식품임을 믿어 의심치 않습니다.

김용태 약사님께 감사를 드립니다.

● 27년간 먹던 약을 끊고 고혈압, 극심한 기관지 천식, 성생활까지 좋아져

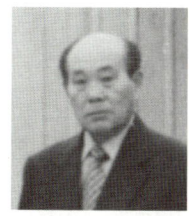

임홍식 (남, 67세)
고사도교회 담임목사
전북 순창군 적정면 내월리 513 로뎀의 집
전화 : 063) 652-4412, 010-9979-7727

목포에서 배로 2시간 정도 들어오면 작은 섬 고사도가 있습니다.

저는 그 곳 주민 20여 명과 함께 낮에는 농사를 지으며 살고 있는데, 아직 문명의 혜택이 완전하지 않아 밤 11시면 모든 전기가 끊길 뿐 아니라 의료시설도 턱없이 부족한 상태입니다.

그래서 김용태 약사님과의 만남은 제게 더 큰 의미가 되고 있습니다. 에덴대체식과 오줌요법은 결과적으로 비용이 적게 들고 가난한 사람들도 쉽게 병을 치유할 수 있게 되었으며, 무엇보다 효과가 빠르고 우수해 많은 사람들에게 새 생명을 얻은 듯한 기쁨을 주고 있습니다.

저는 오래 전부터 기관지 천식을 앓아온 사람입니다. 전국의 용하다는 병원, 한의원을 다 찾아다녔는데, 가는 곳마다 치료가 어렵겠다는 진단을 내릴 뿐이었습니다.

그 와중에도 천식에 좋다면 무엇이든 다 먹어 보았지만 별다른 효과를 보지 못했습니다.

그러던 중 기독교신보에서 김용태 약사님에 관한 글을 읽게 되었습니다. 그 당시는 대체식과 오줌을 마셔서 질병을 치유한다는 것이 믿어지지 않았습니다. 그러다가 김 약사님이 독실한 기독교인이시고, 또 기독교신보에 대한 신뢰감 때문에 그 분을 찾아가게 되었습니다.

김 약사님은 에덴대체식을 권해 주시면서 제게 건강신문사에서 출간된 오줌요법에 관한 책을 선물해 주셨습니다. 아내와 저는 그 책을 읽으면서 깊은 감명을 받고, 바로 실천에 들어갔습니다. 저는 작년 6월 25일부터 하루에 4컵~6컵 정도, 아내이정자, 61세는 7월 2일부터 2컵~3컵씩 꾸준히 오줌을 마시기 시작했습니다.

아내는 지난 27여년 동안 고혈압을 앓으며 항상 혈압약을 달고 살았습니다. 평상시에도 혈압이 240을 넘었는데, 오줌요법을 실천한 지 3~4개월 만에 혈압이 정상으로 돌아와 더 이상 혈압약을 먹지 않아도 될 만큼 건강해졌습니다.

그리고 20여년 전, 자궁의 혹을 제거하기 위해 서울의 모병원에서 수술을 받은 적이 있었습니다. 그 이후로 어떤 이유에서인지 성욕이 급격히 줄어들고 즐거움을 느끼지 못해 15년 이상 만족스러운 성생활을 하지 못했습니다. 그런데 성서요법을 한 이후로 나이에 맞지 않을 만큼 성욕이 왕성해지고 절정에도 쉽게 오르는 등 모든 면에서 활력이 넘쳤습니다.

또한 무릎 관절이 약해서 밭에서 일을 하기가 어려웠는데, 대체식을 먹고 오줌을 마시고 오줌습포를 해준 후로는 빠른 속도로 호전되었습니다.

예전에는 자주 피곤해하고 이런 저런 잔병치레도 많았는데, 그건 증상까지 말끔히 해소된 것입니다.

저의 경우도 마찬가지입니다. 예전에는 숨이 차서 흡입기를 항상 가지고 다녀야 했고, 좋아하는 등산도 엄두를 내지 못했는데 성서요법을 시작한 후로는 뛰어다녀도 될 만큼 증상이 호전되었습니다.

정확히 지난해 12월 5일부터 천식약을 끊었습니다. 그 이후 극심한 추위로 목감기에 걸려 약간의 호전반응도 경험했지만, 이내 건강을 되찾았습니다. 여러 의사들의 소견처럼 치료가 불가능하다고 생각했던 저로서는 참으로 기적적인 일을 경험한 것입니다.

또 하나, 저는 오줌을 마시는데 그치지 않고 오줌으로 눈을 씻고, 이를 닦고, 세수를 했습니다. 그 후 제 나이에 걸맞지 않을 만큼 눈이 맑아지고, 치아가 튼튼해지고, 피부도 몰라보게 부드러워졌습니다. 제 아내도 마찬가지 효과를 보았습니다.

지금 저희 부부는 이렇게 훌륭한 영약을 지금에라도 만나게 된 것을 모두 하나님의 은총으로 생각하고 항상 감사하면서 살고 있습니다. 아울러 이러한 은총을 알리기 위해 목사님들, 신도들, 그리고 이웃 주민들에게 성서요법 책을 선물하면서 그 탁월한 효과를 알리는 데 힘쓰고 있습니다.

김용태 약사님이 주신 한 권의 책이 저의 남은 인생을 바꾸어 놓았습니다. 대단히 감사합니다.

간질환

● **3개월을 넘기지 못한다던
B형 간염, 간경화, 기미, 당뇨병 완치**

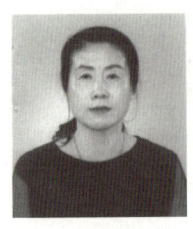

정순자 (여, 56세)

가정주부

부산시 영도구 동삼3동 1123 주공아파트 201동 107호

전화 : 051) 403-8738, 010-7731-8738

저는 부산 영도에 있는 H교회 교인으로서 몇 년 전에 모 조합 병원에서 제왕절개 수술을 하면서 피가 모자라 수혈을 받은 일이 있습니다.

그로 인해 B형 간염, 간경화, 기미, 당뇨병과 합병증으로 황달이 오고 그것이 더 진행되어 이른바 흑달이 되어 얼굴은 기미가 끼고 초췌하기 짝이 없었으며 뼈만 앙상히 남은 처참한 몰골이 되어 부산 시내의 크고 작은 병원을 몇 번인가 드나들면서 치료를 받아 보았지만 가는 곳마다 3개월을 더 살지 못한다고 했습니다.

그렇게 하다 보니 제 몸은 만신창이가 되었으며 몸은 늘 피곤하여 병원에서 주는 약을 먹고 있었으나, 그 동안 몇 차례 걸쳐서 쓰러지기도 했으며, 온 몸이 부어올라 손가락으로 다리를 눌러보면 심할 때는 손가락 자국이 들어가 나오지 않을 지경이 되기도 했습니다.

부기 빠지는 약을 먹고 밤새도록 화장실을 들락거리다가 화장실에서 넘어지기도 했습니다.

그런 생활이 몇 년 되다 보니 걷지를 못했으며 흰 눈동자는 밤색으로 변하고 밤이면 오른쪽 가슴 밑의 통증으로 잠을 잘 수 없었습니다.

손으로 만져보면 딱딱하게 굳어진 간이 손에 잡혀 제 자신이 알아보게 될 정도였습니다.

제 딸아이의 직장이 있는 같은 교직원 공제회관빌딩에 있는 김용태 약사님을 찾아가 보라는 가족들의 간곡한 권고를 받고 반신반의 하면서도 식구들의 독촉에 견디지 못해 찾아가 김용태 집사님이 주시는 에덴대체식을 먹게 된 것이 오늘의 건강과 불 난치병의 완치를 얻게 되었습니다. 정말 놀라운 일이었습니다.

한달 한달 에덴대체식을 먹을 때마다 병이 호전되고 몸에서 기운이 나는 것이 정말 신기했습니다.

흑달, 황달이 빠지고 빠졌던 머리가 나며 피부가 좋아질 뿐 아니라, 70을 바라보는 나이인데도 정말 바지를 입고 나가면 처녀같이 젊어졌다고 칭찬하는 소리를 들을 때는 날아갈 듯 기분이 좋답니다.

정말 약사님은 저의 생명의 은인이십니다.

TV에 아픈 사람들의 고통스런 모습을 볼 때마다 불과 1년 전 고통 속에서 헤매고 있던 저의 처참한 모습을 생각하면서, '김용태 약사님을 찾아가면 나을 텐데….' 하면서 안타까운 마음을 금치 못했습니다.

약사님이 개발하신 에덴대체식을 먹고 육식을 하지말고 적당한 운동과 편안한 마음으로 시키는 대로 무리하지 말며, 성경대로 살면 모든 불 난치병이 나을 뿐 아니라 남은 생애는 틀림없이 무병장수 할 수 있다는 것을 깨달았습니다.

이 시간도 질병으로 고통받는 형제 자매 여러분들에게 말씀드립니다.

하나님이 주신 귀한 생명과 건강을 헛되이 버리지 마시고 성서요법으로 영육간에 강건한 복을 누리시길 주의 이름으로 기원드립니다.

● 심장, 간기능 좋아지고 몸이 날아갈 듯 가볍다

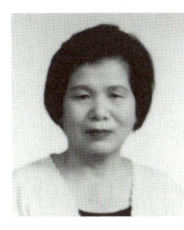

박선초 (여, 58세)

월평교회 사모

전북 진안군 정천면 월평리 12

전화 : 063) 432-6097

　이제 김용태 약사님이 가르쳐 주신 에덴대체식과 오줌을 마시는 일은 제게 생활의 일부가 되었습니다.
　저녁에 대체식을 먹고 오줌도 마시는데, 새벽 2시경 잠에서 깼을 때도 마시고, 새벽 안식기도를 가기 전에 또 마십니다. 처음에는 종이컵 크기에 마시다가 아예 맥주 글라스 정도 큰 컵으로 바꾸었습니다.

　저는 젊어서부터 심장과 간이 안 좋은 데다가 만성위염, 그 외에도 검은 변이 나오고 자주 아랫배가 아파 주위 사람들에게 '종합병원'이라는 놀림을 받기도 했습니다.
　그러다가 김용태 약사님을 통해 에덴대체식과 오줌요법을 알게 되었습니다. 당뇨병이 있던 남편은 그 날부터 바로 오줌을 마시기 시작했습니다. 저는 생각하기만 해도 오줌이 역겨워 차라리 죽고 말지 그 짓은 못하겠다는 생각이 들었습니다. 김 약사님과 남편은 계속해서 저를 설득했지만 쉽지 않은 일이었습니다. 그러다가 정말 이러다 죽겠다 싶을 만큼 몸이 안 좋아졌습니다. 결국 저는 엉겹결에 오줌을 마시게 되었는데, 생각했던 것보다 맛이 괜찮았습니다. 때로는 동치미 맛도 났다가 맹물 같기도 했지요. 그 뒤로 오줌 맛이 좋도록 음식을 조절하기도 했습니다. 야채와 과일, 생수를 많이 먹었습니다.

이렇게 3개월 정도가 흘렀습니다. 지금은 놀랍게도 심장과 간 기능이 좋아졌고 만성위염의 경우는 거의 나았습니다. 뿐만 아니라 피부가 곱고 부드러워져 주위 사람들로부터 부러움을 사고 있습니다. 혈색이 환해지고 몸이 날아갈 듯 가벼워 저 자신도 다시 젊어지고 있다는 느낌을 받고 있습니다.

저의 딸도 며칠 전부터 성서요법을 시작했습니다. 처음엔 망설이는 것 같더니 제가 효과를 얻은 것을 직접 보고 용기를 얻었나 봅니다.

저의 가족은 성서요법을 꾸준히 실천하며 건강한 생활을 하고 있습니다.

오랫동안 만성병으로 고생하는 분들은 무조건 김용태 약사님을 한번 찾아 가 보세요.

● 매일 소주 2~3병 마셔도 간 기능 전혀 이상 없어

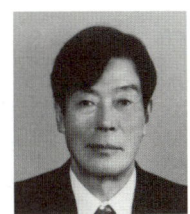

이문석 (남, 71세)

부산시 중구 지방행정동우회 회장

사단법인 전주이씨대동종약원 부산시 지원장

부산시 중구 대청동4가 66-32

전화 : 011-841-9960

저는 해운대에서 MCL 행사 때 김용태 약사님을 뵙게 되었습니다.

저는 일제시대 때 공부를 했던 사람이라 아주 오래 전에 일본의 서적을 통해 오줌요법을 알았습니다. 그러다 5년 전에 한 종친의 결혼식에 갔다가 돌아오는 버스 안에서 오줌요법에 대한 이야기를 다시 듣게 되었습니다. 그분도 종친이었는데 오줌요법으로 당뇨를 치료하고, 피부도 몰라보게 좋아졌다는 것이었습니다.

그 자리에서 함께 듣고 있던 모든 사람들이 감탄할 만큼 효과가 놀라웠습니다.

저는 그때부터 하루도 거르지 않고 오줌을 마셨습니다. 여행을 갈 때는 따로 컵을 준비해 갈 정도였습니다. 물론 저는 건강한 편이었고 그때까지 아픈 곳도 없었기 때문에 아침에만 오줌을 마셨습니다. 건강은 예방이 중요하다는 생각에서였죠.

얼마 전에 의료보험조합에서 실시하는 건강진단을 받았는데 모두 정상으로 나왔습니다. 더 놀라운 것은 제가 술을 많이 마시는 편인데도 불구하고 간 기능에 전혀 이상이 없었다는 것입니다. 점심에 소주 2병은 기본으로 마시고 저녁 식사를 하면서도 반주로 소주 1병 정도는 꼭 마십니다. 이렇게 술을 즐기는 데도 건강하다는 것은 다 오줌요법 덕택이 아닌가 생각됩니다.

  이 나이에 농장에서 밭을 일구는 등 저녁 늦게까지 중노동을 하는데도 젊은 사람 못지않게 거뜬하다는 것 또한 오줌요법의 효과라고 보여집니다.

  그리고 예전에는 눈의 충혈이 심한 편이었는데 아침, 저녁으로 눈을 씻어주었더니 피로가 줄어든 것은 물론이고 100m 멀리에서 오는 버스 번호가 보일 정도로 시력이 좋아졌습니다. 양쪽 귀에 넣으면서 귀도 밝아졌고 피부도 훨씬 부드러워졌습니다.

  최근엔 이러한 저의 경험을 토대로 종친회 행사 때 오줌요법에 대한 강의를 하고 자료를 나누어 주며 오줌요법을 알리는 데도 힘쓰고 있습니다. 얼마 전에는 1박 2일로 실시된 오줌요법 행사에 갔었는데, 김용태 약사님이 사비를 들여 많은 사람들에게 일일이 식사 대접을 하는 등 극진한 정성을 쏟으시는 모습을 보고 무척 감동을 받았습니다. 김용태 약사님께 감사를 드립니다.

비만

● 비만과 지독한 변비에서 해방

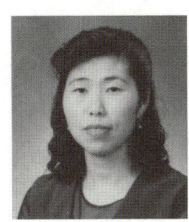

김희순 (여, 41세)
가정주부
대전 중구 문화동 19-1 홍익빌라 E-403호
전화 : 042) 322-5283, 018-419-5283

저는 신장 157cm의 자그마한 체격을 가진 여성입니다. 그런데 둘째 아이를 낳고 몸무게가 57kg에서 좀처럼 빠지지 않아 옷을 입을 때마다 허리가 굵어 고민이었습니다. 그러던 중 어느 날 남편이 에덴대체식을 소개해 처음 접하게 됐습니다.

일단 아침 식사 대용식으로 먹어보자고 결심하고 실행에 옮겼는데 비위에 맞지 않아 소화를 시키지 못해 한동안은 몹시 고생스러웠습니다. 에덴대체식 1봉지를 물에 타서 억지로 마시면서 여러 번 구토를 경험하기도 했습니다. 그때마다 남편은 제 결심이 흔들리는 것을 염려해 꾸준히 먹어 보라고 격려를 아끼지 않으며 제게 용기를 주었습니다. 남편의 따뜻한 응원에 힘입어 하는 수 없이 한 5일 정도를 먹은 후 5일을 쉬고, 또 다시 시작해 5일을 먹으면 3일을 쉬고, 하는 식으로 포기하지 않을 정도의 시도를 하며 지냈습니다.

남편은 그런 제가 안쓰러웠던지 체질만 개선하면 곧 속이 편안해질 것이라고 다독여 주었습니다.

그러다가 남편의 권유로 두유에 타서 에덴대체식을 섭취하며 어느덧 1개월이 지났는데 체중이 정확히 4kg이나 감량 돼 있었습니다. 그 후 2개월이 지나고 거기서 3kg이 더 줄었습니다.

두 달 새에 7kg이 빠지고 나니 몸이 새털처럼 가볍고, 기분도 좋아져 하루 하루가 즐거움의 연속이었습니다.

요즘 주위에서는 예전과 달라진 제 모습을 보고 많은 사람들이 놀라고 있습니다. 그리고는 이렇게 물어옵니다.

"어디 아픈 거 아니에요?"

그러면 저는 당당하게 대답하곤 합니다.

"아니오. 에덴대체식을 먹고 일부러 살을 뺀 거예요."

사람들은 생기 넘치는 제 얼굴에서 전에는 볼 수 없었던 자신감까지 느껴진다고 합니다. 에덴대체식의 효능은 그 뿐 만이 아니었습니다. 만병의 근원이라 불리우는 변비까지 몰아내 몸이 한층 가뿐해 졌습니다. 일주일에 한번 화장실에 갈 정도로 지독한 변비에 시달렸던 저는 요즘 숙변까지 사라지고 아랫배가 쏙 들어가 기쁨이 두 배로 늘었습니다.

음식도 마음껏 먹지 못하며 늘 의기소침해 있던 제 모습은 이제 온데 간데 없이 사라지고 지금은 자신감 넘치는 당당하고 건강하고 행복한 삶을 살고 있습니다. 김용태 약사님께 감사 드립니다.

● 다이어트, 기적 같은 성공, 3개월 만에 14kg 빠졌다

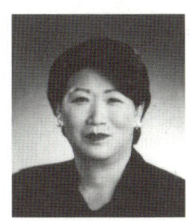

김정이 (여, 46세)

화명산 기도원 집사

부산시 사상구 모라동 삼정아파트 103동 103호

전화 : 051) 341-5496

저는 47세 된 가정주부로, 그 동안 늘 고민거리였던 비만을 치료했습니다.

저는 몸무게 최고 81kg까지도 간 적이 있는 전형적인 비만 체질입니다. 게다가 한참 살이 찔 때는 온몸에 안 아픈 곳이 없었습니다.

체중이 워낙 많이 나가다 보니 계단을 서너 개만 올라가도 숨이 턱에까지 차오르고, 가까운 시장에만 다녀와도 다리와 무릎이 아파서 저녁에는 다리를 주물러 줘야 잠을 잘 수 있었습니다. 체중 때문에 다리에 무리가 간 것입니다. 그러다 보니 서 있는 것도 걸어 다니는 것도 점점 더 힘들게 되었습니다.

그뿐 아니라 위궤양과 십이지장궤양까지 겹쳐 음식을 먹을 때마다 고통스러웠습니다. 궤양 때문에 먹는 것은 너무나 힘이 드는데도 살은 자꾸 찌니 성말 어떤 행동을 취해야 할지 알 수가 없었습니다. 이 모든 것이 비만 체질에서 오는 것 같아 타고난 체질이 원망스럽기만 했습니다.

그런데 다행스럽게도 이웃에서 난 불치병 치료로 유명한 김 약사님을 찾아가 보라는 이야기를 해 주었습니다.

저는 당장 약사님을 찾아갔습니다.

약사님은 저의 그 동안의 고민과 몸 상태를 듣고는 저에게 맞는 방법을 알려 주셨습니다. 과연 이 에덴대체식으로 살이 빠지고 속병까지 다 나을 수 있을까 하는 의문이 들기도 했지만 저는 일단 열심히 에덴대체식을 먹었습니다.

처음에는 하루에 세 번씩 먹되 저녁엔 밥을 먹지 않고 한 달 동안 복용을 했습니다. 그랬더니 한 달 만에 몸무게가 서서히 빠지기 시작하면서 만성피로감이 없어졌습니다. 복용한 지 3개월이 지나자 몸무게가 14kg이 빠졌고, 현재는 67kg을 계속 유지하고 있습니다.

신기한 것은 한번 살이 빠지니, 밥을 양껏 먹을 수 있으니 얼마나 좋은지 모릅니다.

저는 다이어트에 성공했을 뿐만 아니라 몸도 아주 건강해졌습니다. 살을 억지로 빼지도 않았고 무리하게 다이어트를 하지도 않았기 때문에 건강한 상태를 빨리 회복하고 유지할 수 있는 것 같습니다.

주위에서는 달라진 제 몸매를 보고 많은 사람들이 놀라고 있습니다. 이제는 웬만큼 걷는다고 다리가 아프거나 저리지 않습니다.

위장 질환도 없어져서 음식도 마음놓고 먹을 수 있습니다. 남들이 보기에는 그저 일상적인 일 같지만 비만과 궤양 때문에 고생을 한 저로서는 다른 사람이 상상하는 것 이상으로 즐겁고 기쁩니다.

기타

● 탈진상태에서 생의 활기를 찾고

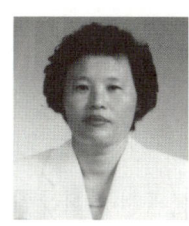

김정임 (여, 48세)

가정주부

인천시 동구 송현동 12-4 삼부아파트 나동 504호

전화 : 032) 773-5793, 011-9817-5793

할렐루야!

'큐라파' 대체식을 만나게 하신 하나님께 먼저 감사를 드립니다.

제가 '큐라파' 에덴대체식을 처음 알게 된 것은 2000년 12월입니다. 저는 그때 과로로 인해 몸이 너무도 탈진한 상태였습니다. 얼굴 혈색도 없었을 뿐더러 피로가 쌓여서 항상 머리가 무겁고 기운이 너무 없었으며 빈혈로 왼쪽 뒷머리가 늘 아프고 목도 뼈근한 상태였습니다.

그러던 중 김용태 집사님으로부터 '큐라파' 대체식이 개발되어 건강식품으로 아주 좋다는 소식을 듣고 저는 급한 김에 의심할 여지도 없이 바로 '큐라파'를 구입하게 되었습니다. 하루 2번씩 식사 대용으로 복용하는 것이 좋다고 하시길래 아침, 저녁 정성껏 먹기 시작했습니다.

저는 에덴대체식 '큐라파'를 복용한지 7일이 지나면서부터 머리가 맑아지고 피로가 사라지는 것을 느낄 수 있었습니다. 그러면서 차즘 제 얼굴에 혈색이 돌기 시작했고 기운이 없던 몸에 기운이 솟는 것을 체험하고 빈혈로 인해 왼쪽 뒷머리가 아프고 목이 뻐근한 증상들이 거짓말처럼 사라졌습니다.

    제가 이렇게 혈색이 살아나고 활기찬 생활을 하는 것을 보시는 주위 분들이 어떻게 해서 그토록 건강해졌느냐 물을 때마다 참 신기하기도 하고 하나님께 감사하기도 했습니다.
    저는 이 '큐라파' 에덴대체식을 만나서 저의 건강을 완전히 회복했습니다.
    에덴대체식을 먹더라도 믿음이 있어야 된다고 생각합니다. 그래야 먹는 사람 몸 안에서 효과가 나타나기 때문이죠.
    몸이 안 좋아 고통받는 이웃이 있으면 빨리 성서요법을 권하고 싶은 마음 간절합니다.

● 에덴대체식 덕분에 소화도 잘되고 식욕이 왕성

권금선 (여, 75세)

부산시 금정구 구서2동 183-23 구서정원맨션 507호

　이 체험담은 당사자인 제가 이야기하는 식으로 구술한 것을 딸이 받아 적어 문장으로 바르게 정리하여 완성한 것입니다.

　저는 작은 체구에다 평소 적게 먹는 소식을 하여 왔습니다만, 5년 여전 아파트 계단에서 미끄러져 골반 부위 뼈가 부러져 골반 부위를 철심으로 연결하는 대수술을 두 차례나 받고 난 후로는 어찌 된 영문인지 식욕이 급격히 떨어져 작은 밥 한 공기조차 비우지 못하는 경우가 다반사였습니다.

　식욕 돋우는데 좋다며 자식들이 흑염소 고은 엑기스와 보약 등 여러 가지를 마련해 와 많이 먹어 보았으나 별달리 좋아지지를 않았습니다. 도무지 식욕이 없다 보니 구태여 제때 먹어야겠다는 생각도 없어져 식사를 거르는 경우마저 빈번해짐에 따라 나날이 쇠약해져 갔으며, 따라서 얼굴도 병색이 완연하였습니다.

　그러던 중 사위가 밥 대신 먹을 수 있는 좋은 김용태 약사 대체식이라며 '큐라파'를 매일 여러 번 섭취하라고 권해 2001년 늦봄부터 지금까지 열심히 복용해 오고 있습니다.

저는 사위가 권하는 대로 '큐라파'를 먹을 때는 항상 조금씩 입에 넣어 생수 조금과 함께 한참 동안 꼭꼭 씹듯이 하여 침과 함께 충분히 섞이게 한 후 삼키고 있습니다. 전에는 물을 적게 마시는 편이었습니다만, '큐라파'를 먹고 나서는 조금 있다가 생수를 많이 마시고 있습니다. 이렇게 하다 보니 하루에 마시는 물의 양이 상당한 정도가 됩니다.

이렇게 서너 달이 지나는 동안 제가 가장 민감하게 느끼게 된 것은 평소처럼 때로는 먹기 싫어 식사를 거르는 경우가 있으면 당연히 제 때 식사를 하지 않았으므로 나중에 배가 고픈 것을 느끼기 마련이었는데, 이 '큐라파'를 먹고 나서는 더러 식사를 하지 않았어도 뒤에 배고픔을 전혀 느끼지 못하게 되었습니다.

이러한 과정을 거치면서 가을 들어서는 서서히 식욕이 되살아나게 되었으며, 지난 연말에는 외지에 나가 있는 자식들까지 모두 모여 집 근처 쌈밥집에서 단체로 외식을 하게 되었는데, 제가 거뜬히 공기 밥 한 그릇을 비우고 나온 반찬 가지들도 이것 저것 평소보다 많이 먹는 것을 보고는 손자들까지 나서 "우리 할머니께서 전보다는 식사를 훨씬 많이 하신다"고 기뻐하였습니다.

이렇게 식사를 종전보다 많이 하게 되고, 소화력도 훨씬 좋아지다 보니 자연히 혈색도 좋아져, 경로당 노인들도 번번이 나의 얼굴색이 좋아졌다고 말씀하시는데 그런 말을 들을 때면 저절로 기분이 좋을 수밖에 없습니다.

그리고, 한 가지 첨가하여 말씀드릴 것은 딸의 말이 초등학생, 중

학생인 외손자들은 2000년 여름부터 아침에 일어나면 제 부모를 따라 아침 첫 오줌을 모두 받아 마시고 조금 뒤 대변을 많이 본 다음에는 아침 식사 대신 '큐라파' 한 봉지를 생수에 타 마시고 등교하는데, 늘 약을 입에 달고 지내던 아이들이 종전보다 식성도 매우 좋아져 아무 것이나 잘 먹어 매우 건강해졌다고 합니다.

그러고 보니 외가에 다니러 온 아이들의 얼굴이 매우 희어지고 맑아졌음을 새삼 발견하게 되었습니다.

왜 가족들이 오줌을 마시느냐고 물었더니, 딸이 건네준 김용태 약사님께서 펴낸 오줌요법 책을 읽어보았는데, 자기 오줌이 그렇게 몸에 보약인 줄은 몰랐습니다.

딸의 말에 의하면 이렇게 좋은 김용태 대체식 '큐라파'를 섭취하고 배출돼 나오는 오줌은 자연히 1급수 오줌이 되므로 되 마시면 몸에 다시 한번 좋은 에너지를 충전해 주는 것이 되어 질병 치유에 매우 특효라는 것입니다.

저도 2002년 새해부터는 크게 결심하여 어디 한번 '큐라파'로 만들어진 내 오줌을 한잔 가득 마셔볼 작정입니다.

아무튼 이와 같이 '큐라파'를 장기 복용하는 동안 체험하며 관련 사료를 살펴보고 느낀 바로는, '큐라파'는 비록 힌 봉지의 분량은 얼마 되지 않지만 그 속에는 여러 가지의 곡식 등 수십 가지 좋은 원료들을 날 것 그대로 혼합하여 가공함으로써 정말 살아 있는 영양소가 매우 풍부하므로 매 끼니 한 봉지만으로도 건강 유지에 필요 충분할 뿐만 아니라, 갖가지 곡식류 등도 '에덴농법'이라고 하여 유명한 태평농법을 더욱 연구 발전시켜 원시시대 자연 상태의 농사법과 거의 다를 바 없는 매우 독특한 농사법으로 재배한 탓으로 비료나 농약 등의 화공약품 성분이 전혀 존재할 수 없는 등 땅심의 기운이 그대로 살아 있기 때문에 한 마디로 한 끼 식사 대용으로 충분할 정도로 에너지 효율이 매우 높은 훌륭한 대체식이라고 생각합니다.

끝으로 '큐라파'를 통해 저와 외손자들의 건강을 되찾아 주신 데 대하여 다시 한번 '큐라파'를 개발하신 김용태 약사님과 (주)엔.씨.코리아 관계자 분들께 고맙다는 인사 말씀을 드립니다.

● 기억력과 집중력 높아져 학교 성적 월등히 향상

허숙자 (여, 17세)

주례여고 1학년

저는 부산 주례여고 1학년에 재학중인 여고생입니다.

어려서부터 내성적인 성격으로 남 앞에 나서는 것을 아주 싫어했습니다. 그리고 공부에도 별로 취미를 붙이지 못했습니다. 무엇보다도 집중력이 떨어져서 오랫동안 책을 들여다보고 있어도 머리 속에 들어오는 것이 많지 않았습니다. 대부분의 시간을 딴 생각을 하기 때문이었습니다. 그래서 책상에 앉아 있는 시간은 많은데도 성적에는 별로 효과가 나타나지 않았습니다.

고등학교에 올라와서는 반에서 중간 정도 성적을 유지하는 데 그쳤습니다. 앞으로 대학을 갈 생각을 하니 저도 걱정이 많이 되었고, 아버지도 걱정을 많이 하셨습니다. 꼭 원하는 대학에 가고 싶지만 그러려면 성적을 많이 올려야 했습니다.

그렇다고 집중력이 갑자기 향상되는 것도 아니라 한꺼번에 성적이 좋아지게 할 수도 없었습니다. 그래서 공부를 하면서도 늘 불안하기만 했었는데 나중에는 식구들이 알 정도로 정서 불안 증세가 나타났습니다.

그러던 어느 날, 저 때문에 걱정을 많이 하시던 아버지께서 저를 김용태 약사님의 약국으로 데리고 가셨습니다. 약사님께서 권해 주시는 에덴대체식을 먹으면 심신이 건강해지고 집중력이 생긴다는 것이었습니다. 약국에 간 저는 약사 선생님으로부터 약 대신 대체식을 받아 왔습니다.

 에덴대체식은 약이라는 느낌이 전혀 없어서 먹기가 좋았습니다. 처음에는 하루에 한 두 번 정도를 먹었는데, 얼마 동안 먹고 나니 몸과 마음이 달라지기 시작하는 것이 느껴졌습니다.

 전에는 공부를 할 때마다 불안해서 그런지 기운이 하나도 없었는데 점점 몸에 기운이 솟으면서 마음이 편안해졌습니다. 그리고 책을 볼 때마다 집중이 안되고 마음이 편안해졌습니다. 그리고 책을 볼 때마다 집중이 안되고 마음이 흐트러지는 현상이 없어지면서 정서적으로 안정이 되었습니다. 그래서 하루에 한두 번씩 먹던 에덴대체식을 밥을 먹듯이 하루 세 번씩 규칙적으로 먹었습니다.

 저녁에 집에서 공부를 할 때에 책을 펴면 정신이 다시 맑아지고 기억력이 현저하게 좋아지는 것 같았습니다.

 건강이 좋아지고 마음이 현저하게 좋아지는 것 같았습니다. 자연히 성적도 조금씩 올라갔습니다.

 전에는 아침에 눈이 잘 안 떠지고 일찍 일어나기가 힘들었는데 에덴대체식을 하고부터는 아침 일찍 일어나는 데에 문제가 없었습니다. 아침에 일찍 일어나니 기분도 상쾌하고 공부하는 시간도 길어졌습니다.

 시험을 칠 때마다 성적이 올라가자 정말 신이 났습니다. 올라가는 것도 한 달 만에 평균 18등에서 9등으로 쑥 올라 신기하기도 했습니다.

결과가 좋게 나타나자 공부에 대한 의욕이 치솟고 가속이 붙었습니다.

인문계에서 1등과 5등 사이의 성적 차이는 근소합니다. 그래서 머지않아 저도 5등 권으로 진입할 것이라는 확신이 듭니다. 처음 아버지의 권유로 약사 선생님의 지도를 받았을 때만 해도 이렇게 되리라고는 믿지 않았었습니다. 그렇지만 이렇게 성적이 월등히 많이 오르고 보니 에덴 대체식이야말로 성적을 올리는 특효약이란 것을 확신하게 되었습니다.

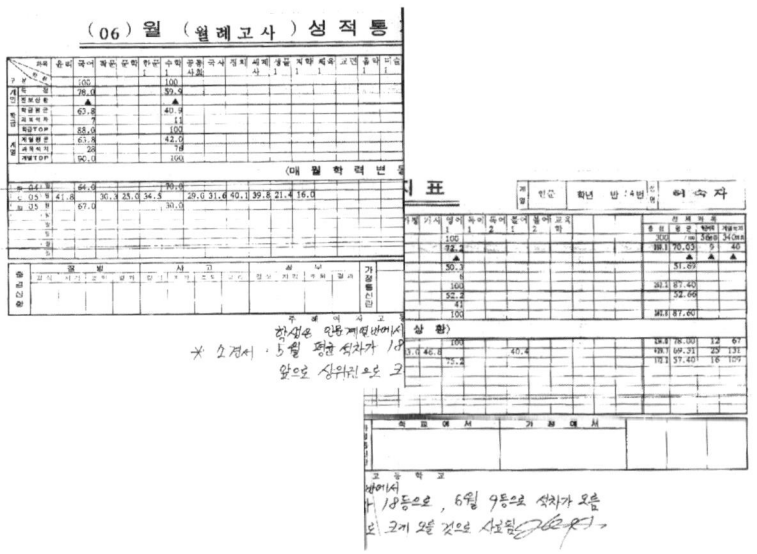

● 약은 내가 먹고 임신은 아내가 하고

최강식 (남, 33세)

전화 : 001-81-87-832-1834

香川 大學 助敎

日本 香川大學較 昭和町 宿舍 204號

    저는 일본 향천香川 대학에서 조교로 근무하는 최강식이라고 합니다. 결혼을 하고 일본으로 유학을 온 저희 부부는 딸아이 하나를 둔 이후로 6년이 지나도록 아이가 없었습니다.

    한국에 계시는 저희 부모님들께서는 큰 걱정을 하셨습니다. 다른 식구들과 여러 가지 의논 끝에 어머니께서 수십 년 단골로 다닌 저자 선생님의 약국에 가서 사정을 이야기하고 한 달분 대체식을 지어 일본으로 보내 왔습니다.

    저는 처음에는 보약 정도로만 알고 어머님이 보내 주신 대체식을 먹어 보았습니다. 복용 방법도 번거롭지 않아서 하루에 3번씩 밥 먹기 전에 물에 타서 마셨습니다. 맛도 좋고 먹기도 좋았습니다.

    한 달 가량 먹고 나니 밤 늦게까지 공부를 해도 피로한 것이 없어지고, 기분이 좋고 기억력이 좋아지는 것 같았습니다. 그래서 저는 전보다도 더 늦게까지 공부를 하기도 했습니다.

    저는 사실 이 대학에서 학위를 받고 조교로 있으면서 교수직을 목표로 하고 있기 때문에, 남들보다도 더욱 열심히 공부하지 않으면 안되었습니다. 그러다 보니 몸도 피곤하고, 시간도 없고 해서 아내 곁에 갈 일이 없었습니다.

그런데 대체식을 두 달째 먹고부터는 공부를 하고도 몸이 힘이 남아 도는 것 같은 느낌을 가졌습니다.

그러던 어느 날 아내로부터 입덧을 하는 것 같다는 말을 듣고 인근 병원에 가서 진찰을 받아보았습니다. 뜻밖에도 의사 선생님은 '임신'이라고 했습니다. 저는 제가 먹고 있는 에덴대체식이 단순한 보약인 줄만 알고 있었기 때문에 아내가 임신을 하게 되리라고는 생각지도 못했었습니다.

한국에 계시는 양가 부모님들에게 임신 소식을 전했더니 어머니께서 크게 기뻐하셨습니다. 그리고 사실은 오래도록 아이가 없는 것이 걱정이 되어 기도 끝에 김용태 약국의 약사 선생님께 특별히 부탁을 하여 에덴대체식을 지었다는 말씀을 하셨습니다.

그리고 이제는 아내도 같이 먹으면 좋다고 해서 같이 먹고 있습니다. 저희 부부가 아이를 낳지 못했던 구체적 이유가 무엇인지 모르겠으나 어쨌든 이 대체식을 먹고 임신을 했으니 신기하지 않을 수 없었습니다.

저희들이 둘째 아이를 가질 수 있게끔 에덴대체식을 권해 주신 김용태 약사 선생님께 전심으로 감사의 말씀을 드리고 부모님께 고마운 정을 보내 드립니다.

● "좋아! 오줌을 마셔라"
하나님의 응답 듣고, 오줌요법 실천

김문정 (여, 56세)

생천교회 담임목사

경기도 과천시 중앙동 26-2

저는 하나님의 명령으로 지난 10년간 채식을 하며 약 한 번 먹지 않고 건강하게 살았습니다. 그러다가 4년 전부터 밥맛을 잃어 하루 두 끼 식사를 겨우 밥 두 숟갈 정도 먹는 게 고작이었지만 이상하게도 몸은 비만해지기 시작했습니다.

저는 외국 선교를 6차례나 다니며 1년에 6개월은 외국 선교로 인한 과로에 젖어 있었습니다. 또한 목사로서 자주 연단에 서고 너무나 문제가 많은 악한 영에 사로 잡힌 성도들을 상대하다 보니 극도의 스트레스에 시달렸습니다.

하나님께서는 쉴 틈 없이 국내외 선교에 많은 일들을 맡기시며 위로와 축복도 많이 주셨지만, 저는 영육간의 피로로 지칠 대로 지친 상태가 되어 2년 전에는 감기증상으로 두 달간 심하게 앓기도 했습니다.

지난해 5월에는 외국 선교 현장에서 심한 피로와 몸살을 앓았는데, 6월 귀국 후부터 눈에 황달이 오고 컵 하나도 잡을 힘이 없었으며 아침에 전화가 오면 말할 기운이 없어 한 손으로 밥알을 떼어 먹으면서 겨우 통화를 했습니다.

너무 놀란 마음에 병원에 가서 종합진단을 받았는데, 담당의사는 B형 간염이라며 간 치수가 높으니 큰 병원에 가서 다시 진단을 받아보라고 했습니다. 저는 혹시 간암이 아닌가 해서 불안했으나 하나님께서는 암이 아니며 꼭 치료해 주시겠다고 말씀하셨습니다.

병을 치료하려고 인진쑥과 한약을 먹는 등 갖은 애를 쓰는 와중에 하나님은 또 국내의 큰 선교를 시키셨습니다. 저는 3개월의 선교 기간동안 거의 누워서 선교를 했습니다. 임산부처럼 윗배가 부르고 그릇 몇 개만 씻어도 피곤으로 누워야 했으며, 나중에는 너무나 고통스러워서 엉엉 울기도 했습니다.

그러던 중 2000년 11월 말경에 주위 분으로부터 김용태 약사의 『당뇨, 암, 비만을 고친 사람들』이란 책을 소개받았습니다.

하나님께선 제가 기도를 드리는 중에 "김 약사를 찾아가라"는 응답을 주셨습니다.

또 심장 협심증, 고혈압 등 여러 가지 병으로 오랫동안 고생했던 여동생선교사과 김용태 약사님을 찾아가기 전날, 하나님은 김 약사님을 통해 우리들 병을 치료해 주시는 영몽을 꾸게 하셨습니다.

김 약사님이 처방해 주신 에덴대체식을 겨우 하루 정도 먹었는데도 놀라운 기운이 느껴지면서 이틀, 사흘이 지나자 점점 새 기운이 솟았습니다. 동생과 저는 이 기적에 감탄을 금치 못했습니다.

그 후 2개월 동안 꾸준히 에덴대체식을 먹고 나니 김 약사님께서는 "오줌을 마셔라" 하시면서 건강신문사에서 발행한 오줌요법 책을 주셨습니다.

'아이쿠! 오줌이 웬 말이냐? 그 더러운 것을 마시라니.'

저는 도저히 오줌을 마실 수가 없었습니다. 그래서 '에덴대체식만 먹어도 이렇게 병이 호전되는데 왜 더러운 오줌을 먹으라고 하시나?' 하면서 귓전으로 흘려 버렸지요.

그러고는 좀더 빨리 치료해 보려고 신유은사가 있는 목사님을 소개 받아 동생과 함께 가려고 했더니 하나님께서는 "너는 안수 받으려 하지말고 김 약사 말만 들어라"라고 응답하셨습니다.

저는 '아이고, 하나님! 김 약사님이 오줌을 마시라고 했는데 설마 그 말까지 순종하라는 건 아니시겠지요'하며 혼자 반문했습니다.

그런데 며칠 후 시편 묵상 중에 "종아, 오줌을 마셔라"하는 너무나 분명한 하나님의 음성이 들렸습니다.

저는 '이제 큰일났구나' 싶었습니다. 분명 하나님 음성인데 더러운 오줌을 마시라고 하시니 정말 암담했습니다. 그런데 또 하나님의 음성이 들렸습니다.

"종아! 오줌은 깨끗하니라" 하셨습니다.

그래서 오줌에 대한 선입견을 버렸지만 처음 시도가 어려워 주저하고 있었는데 하나님께서는 꿈에 나타나시어 저의 오른팔이 뼈 속까지 시커멓게 썩어 가는 걸 보여주시며 만약 이런 병이 든다 해도 안 마시겠느냐고 하셨습니다. 성령의 감동으로 벌떡 일어나 단숨에 오줌을 마시고 나니 그 다음부터 잘 마시도록 하나님이 도와주셨습니다.

저는 하루에 작은 컵 1컵 정도 마시면서 대단한 승리라고 생각했는데 하나님께선 "한 번만 마시지 말고 더 자주 마셔라. 배에도 오줌으로 마사지를 하라"고 하시더니, 다시 "부서진 자, 낮아진 자는 마시게 돼 있느니라" 하셨습니다.

그 날부터 저는 매일 많은 양의 오줌을 마셨는데 얼마 후에 호전반응이 나타나 한달 반 가량 온 머리에 좁쌀 반 만한 크기의 부스럼이 났습니다.

그래도 저는 하나님의 말씀대로 열심히 오줌을 마셨더니 스폰지같이 물렁물렁하던 병이 많은 증상 머리가 단단해지기 시작했습니다. 너무나도 치유속도가 빨라 그저 놀라울 뿐이었습니다. 하나님께서 모든 사람들에게 아무런 대가 없이 오줌을 주시는 것에 진심으로 감사하고 있습니다.

며칠 전에는 하나님께서 에덴대체식을 만드는 "엔씨코리아를 위해 기도하라"는 응답도 주셔서 병으로 고통받는 많은 이웃들이 김약사님을 통해 치유 받기를 바라는 기도를 올렸습니다.

우리 교회 권사님의 시어머님은 20여 년 간 당뇨로 화장실도 못 걸어가시고 넘어지시던 분이 오줌이 나올 때마다 받아 드시더니 지금은 밖에 나가 산책까지 하십니다. 또 한 집사님은 오줌을 머리에 발라주었더니 희끗희끗한 잔머리가 검게 변했으며, 위암 초기였던 한 청년은 에덴대체식과 오줌요법으로 3개월 만에 80%가 회복되었습니다.

지난 3월 26일, 하나님께서는 또 "좋아! 오줌은 만병통치약이다.

가난한 자에게 빛이다"라고 말씀하셨습니다. 그리고 "오줌요법은 사탄이 싫어한다"고 하셨습니다.

'너희 모든 목마른 자들아 물로 나아오라. 돈 없는 자도 오라. 너희는 와서 사 먹되 돈 없이 가서, 값 없이 와서 포도주와 젖을 사라'사55:1라는 구절을 생각하면서 이 오줌요법이 세상을 살릴 생명수가 될 것이라 굳게 믿으며 하나님께 영광 돌립니다.

● 난치병 류머티스 관절염 통증 사라지고, 합병증 없어

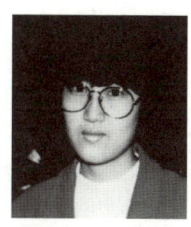

김남 (여, 36세)
부산시 부산진구 부암1동 10-15(12/5)
전화 : 051) 803-5328

   저는 한창 꿈 많은 나이인 21살 때 다리가 아프고 당기는 증상으로 병원에 갔다가 류머티스 관절염이라는 진단을 받았습니다. 류머티스라는 말이 조금은 생소했지만 관절염의 일종이겠지, 하고 대수롭지 않게 생각하며 평상시대로 생활을 했습니다. 그러던 어느 날부터인가 아침이면 코피가 나고 열이 오르더니 증상이 점점 심해졌습니다.

   결국은 종합병원에 입원을 하게 되었는데, 담당의사가 류머티스 중에서도 급성이라서 생명이 위험할 수도 있으며 난치병이라 고치기가 힘들다는 진단을 내렸습니다. 눈앞이 캄캄하고 모든 것이 절망스럽게 느껴졌습니다.

   어쩔 수 없이 퇴원을 한 후 집에서 투병생활을 하게 되었는데, 병이 점점 악화되어 견딜 수 없을 만큼 관절의 통증이 심해졌습니다. 대소변도 누군가의 도움을 받아 누워서 받아내야 했습니다. 이렇게 고통스러운 시간 속에서 관절 하나 하나가 1~2년 사이에 서서히 굳어가기 시작했습니다. 무엇보다 힘들었던 건 통증이었습니다.

겪어보지 않은 사람은 상상도 할 수 없을 정도로 관절 마디 마디에서 오는 통증은 죽고 싶을 만큼 극심했습니다. 하루 하루를 고통 속에서 살아가며 류머티스에 좋다는 약은 다 먹어 보았지만 아무런 효험이 없었습니다.

여전히 고통으로 신음하고 있을 때 우연히 오줌요법에 관해 듣게 되었습니다.

저는 오줌이라 하면 우선 불결하다는 생각이 먼저 들어 선뜻 용기가 나지 않았는데, 오줌이 혈액의 혈청과도 같이 정말 깨끗한 것이라는 것을 알고 나서는 조금씩 확신을 갖기 시작했습니다. 선뜻 내키지는 않았지만 이 고통스러운 류머티스 통증에서 벗어날 수만 있다면 무엇이든 못할 게 없었습니다.

아침에 처음 나오는 오줌의 첫 부분은 버리고 중간 부분만 받아 하루 한 컵씩 마시기 시작해 차츰 양을 늘려갔습니다. 그렇게 한 2주일쯤 지나자 머리가 아프고 열도 나면서 온몸의 피부에 알레르기가 생긴 것처럼 무척 가려워서 견딜 수가 없었습니다.

또 열흘이 지나면서부터는 관절의 통증이 예전보다 더 심하게 아팠습니다. 그래서 저는 오줌요법의 부작용인 것 같아 주위 분에게 여쭤보았더니, 몸이 좋아지려는 호전 반응이니 참고 견디면 더 나아질 것이라고 했습니다.

병에서 벗어나야겠다는 일념으로 꾹 참고 오줌요법을 계속 했습니다. 한 3개월쯤 지나자 다른 증세는 다 없어졌지만 통증만은 여전했습니다.

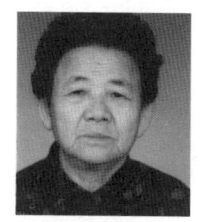

당뇨병을 고친 어머니 주한순 씨

그런데 8개월 째 접어들면서부터 통증이 조금씩 나아지기 시작했습니다. 2년 7개월쯤 되었을 때 비로소 몸이 가벼워지면서 그 지긋지긋한 고통에서 벗어나게 되었습니다.

저는 그 후에도 발병 초기에 굳어진 관절 때문에 오줌요법을 꾸준히 실천해 지금까지 6~7년째 되어 갑니다.

제가 오줌요법을 하면서 얻은 효과 중의 하나는 아무런 합병증이 오지 않았다는 것입니다.

보통 저 같이 만성질환을 앓는 사람들은 여러 가지 합병증이 생기기 쉬운데, 다행히도 저에게는 더 이상 불행한 일이 일어나지 않았습니다. 이 모든 것이 오줌요법 덕택입니다.

그리고 세상에서 가장 사랑하는 저의 어머니 덕분입니다. 누워서 지내야 하는 저를 위해 기꺼이 손발이 되어 주신 어머니, 그렇게 소중한 어머니가 당뇨병으로 쓰러지신 일이 있었습니다. 그때 어느 장로님께서 김용태 약사님을 찾아가 보라고 권하셨습니다.

저희는 동에서 약간의 보조금을 받아 생활하고 있었던 처지라 김 약사님께 긴 장문의 편지를 쓰고는 어머니를 통해 전해 드렸습니다.

김 약사님께서는 하나님의 은혜로 얻은 달란트라고 하시면서 아무런 대가없이 에덴대체식과 오줌요법으로 어머니의 당뇨병을 낫게 해주셨습니다.

최근에 김용태 약사님께서 가르쳐 주신 오줌요법에 대해 더더욱 확신을 갖게 되었습니다.

　돈이 전혀 들지 않고 약도 필요없이 자연 치유력에 의해 자신의 병을 고칠 수 있다는 것은 진정 하나님이 주신 최고의 영약이 아닐까 생각됩니다.

　저는 질병으로 인해 고통받고 있는 모든 분들께 이 오줌요법을 꼭 권하고 싶습니다.

● 탈모 증세 사라지고, 저혈당, 저혈압 정상으로

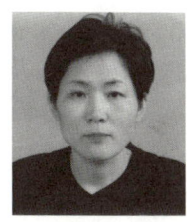

음춘자 (여, 50세)
가정주부
부산시 영도구 동삼1동 261-5
전화 : 017-564-5544

약국에서 에덴대체식을 먹으면서 오줌요법을 하게 되었습니다.

아버지께서 돌아가신 오촌 숙부님에 관한 말씀을 자주 해주셨는데, 그 분은 병이 위급해질 때마다 오줌을 마셔 위기를 넘겼다는 것이었습니다. 숙부님은 당시에 심각한 결핵으로 자주 각혈을 하셨습니다.

그때마다 오줌요법이 놀라운 효능을 발휘했던 것입니다. 지역에서 누구보다 뛰어난 지식인이었던 숙부님이 오줌요법을 신뢰하고 계셨기 때문에 저 또한 약사님이 가르쳐 주신 오줌요법에 대한 효능을 의심하지 않았습니다.

제가 저혈당과 저혈압 등으로 고생하는 것을 보고 김용태 약사님이 에덴대체식과 오줌요법을 권해 주실 때 저는 한치의 주저없이 바로 시작할 수 있었습니다.

오줌에 대한 거부감 같은 것도 전혀 없었습니다.

저는 여러 증상으로 수 차례에 걸쳐 병원 치료도 받아봤지만 일시적인 효과만 있을 뿐이었고, 어떤 날은 길을 걷다가 쓰러질 정도로 심각한 상태였습니다.

그런데 에덴대체식과 오줌요법을 실천한 지 두 달 만에 혈당과 혈압 모두 정상으로 돌아왔습니다. 이제는 어지럽거나 속이 메스꺼운 증상이 사라지고, 항상 기운이 넘쳐 모든 일에 자신감을 갖게 되었습니다.

제가 한 일이라고는 아침, 저녁에 집에서 대체식을 꼭꼭 챙겨 먹고 오줌을 마시고, 낮 시간에 밖에 나와 있을 때는 일회용 컵으로 유리병을 들고 다니는 것이 여의치 않아 기회가 생길 때마다 받아 마신 것이 전부였습니다. 일회용 컵이 떨어지면 커피자판기에서 커피 한 잔을 뽑아 커피는 버리고 거기에 오줌을 받아 마셨습니다.

물론 저는 김용태 약사님이 권해주신 에덴대체식을 먹어 일급수 오줌을 만들어 먹고 있었습니다. 가끔 속이 허전하다거나 소화가 안 돼 더부룩할 때도 소화제를 먹듯 바로 오줌을 받아 마셨습니다.

그러면 이내 속이 편해지고 소화가 잘 됐습니다. 저는 위장이 안 좋아서 그때마다 약을 먹곤 했었는데, 성서요법을 하고 나서는 이 증상도 호전되어 더 이상 속이 쓰리거나 신물이 나거나 통증이 나타나지 않았습니다. 더구나 피부에 윤기가 흐르고 보드라워져 주위 사람들이 놀랄 정도였습니다.

저는 성서요법을 실천하고 나서 또 하나 놀라운 사실을 발견했습니다. 얼마 전부터 탈모증세가 심각해져 남모르게 고민을 하고 있었는데, 언제부터인가 머리카락이 빠지지 않는 것이었습니다.

오히려 새로운 머리카락이 삐죽삐죽 자라고 있었습니다. 김용태 약사님의 말씀을 듣고 머리에 오줌을 바른 것이 큰 역할을 했던 것 같습니다.

저는 지금 건강을 되찾게 되어 아주 행복합니다. 제가 성서요법에 확신을 갖고 열심히 실천하는 것처럼 다른 분들도 김 약사님을 찾아 성서요법으로 소중한 건강을 되찾으시기 바랍니다.

● 위궤양, 식도염, 대장염, 변비 3개월 만에 호전

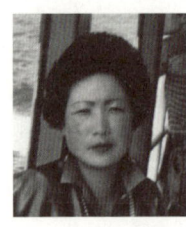

김귀환 (여, 51세)

가정주부

대구시 남구 이천1동 383-6 형제연립 201호

전화 : 053) 474-3747

언제부터인가 주위 사람들에게 아기 피부 같다는 소리를 듣곤 합니다. 50이 넘은 나이지만 피부가 좋다는 말을 들으면 항상 기분이 좋습니다.

이웃 분의 권유로 김용태 약사님을 만나게 되었습니다. 약사님께서 권해주시는 에덴대체식과 오줌요법을 작년 1월부터 하게 되었는데, 그때부터 피부에 윤기가 흐른다는 것을 느꼈습니다. 뿐만 아니라 시간을 거꾸로 되돌린 것처럼 더 젊어지고 활력이 넘쳤습니다. 무엇보다 이 병원 저 병원 전전하며 오랫동안 고생해온 질병들이 빠르게 회복되고 있었습니다.

항상 위가 쓰리고 대변에 피나 점액이 섞여 나오는가 하면 간헐적인 복통과 대변이 마려운 느낌이 자주 들고 때로는 대변을 본 후에도 덜 본 것 같은 증상이 오랫동안 지속돼 왔는데, 매일 아침마다 오줌을 마신 후부터는 위궤양, 식도염, 대장염, 변비 증세가 크게 호전되고 있었습니다. 실제로 3개월 정도가 지나자 더 이상 병원에 가거나 약을 복용할 필요가 없었습니다.

몸이 날아갈 듯이 가벼워졌고 극심한 변비 증세와 치질까지 놀라울 만큼 좋아졌습니다. 제게는 호전반응도 오지 않아 비교적 수월하게 건강을 되찾을 수 있었습니다.

예전에는 속이 쓰려 커피도 못 마시고 밥도 조금씩 먹어야 했는데, 이제는 기력을 완전히 찾았음은 물론이고 지병처럼 괴롭히던 증상들이 호전되어 무엇이든 마음껏 먹을 수 있게 되었습니다. 이제는 전에 꿈도 못 꿨던 술을 마시기도 한답니다.

이렇게 효과가 탁월한 성서요법을 진작 알지 못한 것이 안타까울 뿐입니다. 앞으로도 더 열심히 에덴대체식사요법을 실천해서 건강한 생활을 하고자 합니다.

제가 경험한 사례를 말씀드리면 대부분의 사람들이 놀라워하며 호기심을 갖기도 하지만 오줌에 대한 선입견 때문에 여전히 망설이는 분이 많습니다.

되도록 많은 분들이 성서요법으로 건강을 회복하게 되시기를 바라는 마음 간절합니다.

- ## 질병예방 효과 탁월한 대체식
  ## 150개 나라 동료 선교사들에게 권한다

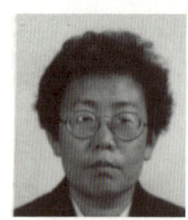

임옥순 (여)

아프리카 선교사

P.O BOX 2259 Mbale.Aganada

아프리카 우간다 256-45-34567

전화 : 011-09682-6068

저는 우간다에 주재하는 선교사입니다. 지난 1년간 매월 한번씩 한국을 방문해 초과화물요금over charge을 물면서까지 우간다로 가져온 에덴대체식을 먹고 난 후 건강이 확실히 좋아져서 이 기쁜 소식을 전하고자 합니다.

저처럼 아프리카 오지에서 선교활동을 하는 사람들은 대부분 텐트생활을 해야 합니다.

에덴대체식의 가장 큰 장점은 바로 휴대가 간편하다는 것이지요. 주방도구를 따로 마련할 필요없이 에덴대체식을 물에 타 복용하는 것만으로 한끼 식사가 간단하게 해결됩니다.

선교활동에 바빠 식사를 거르는 일이 잦은데 저는 대체식 덕분에 아무런 어려움이 없었습니다.

필요한 영양소가 고루 들어 있기 때문에 다른 음식을 보충해야 할 필요도 없었고 속도 아주 편했습니다.

또 음식물을 통해 전염되는 말라리아나 다른 전염성 질병에 걸릴 염려도 없을 뿐 아니라 면역력이 증가돼 말라리아에 걸려도 39~40도까지 오르는 고열 증상없이 쉽게 치료가 되곤 했습니다.

위생상태가 좋지 못한 오지에서 생활해야 하는 선교사들 대부분은 말라리아와 같은 질병을 예방하기 위해 잦은 투약을 하게 됩니다. 이 때문에 면역력이 저하돼 심각한 질병에 시달리는 선교사들이 많은 형편입니다.

따라서 저는 세계 150개국의 동료 선교사들에게도 이 에덴대체식을 적극 권하고 싶습니다.

당장 몸에 병이 없어도 에덴대체식을 복용하는 것으로 열악한 식생활을 개선할 수 있을 뿐 아니라 질병 예방 효과가 탁월하기 때문입니다.

이처럼 훌륭한 대체식을 개발한 김용태 약사님은 간접 선교활동을 하시는 것과 다를 바 없습니다. 다시 한번 감사드립니다.

● 당뇨병, 허리통증, C형간염 완치

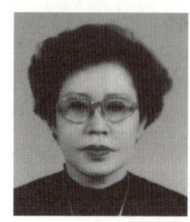

김경남 (여, 55세)
아마 배드민턴 선수
부산 해운대구 우1동 544-11(24/1)
전화 : 051-746-3306

저는 가정 주부로 비교적 여유 있게 살면서 건강 생활을 잘 해오고 있었습니다. 운동에 소질이 있어서 아마츄어로 배드민턴을 매일 같이 하고 있었습니다. 그런데 무리를 해서 그런지 2년 전 어느날 몸에 힘이 없고 피곤하여 건강에 이상이 있는 것을 느끼게 되었습니다. 겁이 나서 병원에 가 진찰을 해 보았더니 난데없이 당뇨병에 C형간염이 있어 건강이 매우 좋지 않다는 것이었습니다. 현대의학에서는 간이 나쁘면 의술이나 약으로도 고칠 수가 없음을 알고 걱정이 태산 같았습니다.

그때 어느 날인가 신문을 보니 코메디언이신 최용순씨가 당뇨병으로 서울의 을지병원에 입원해 있다가 다리를 끊고 사망했다는 기사를 보았습니다. 그 때 김용태 약사님 소식을 듣고 찾아 가서 신세기 한의원에서 진단을 받고 성서에 있는 에덴대체식으로 1급수 오줌을 만들어 먹기 시작했습니다.

시작한지 얼마 되지 않았는데 신기하게도 피로가 없어지고 몸에서 힘이 나고 얼굴이 좋아 지면서 시합을 3~4게임 연속으로 해도 피곤이 없고 힘이 치솟았습니다. 해외 시합을 가도 다른 선수를 하고는 다르게 원기가 왕성하여 우승도 하고 보니 감독 선생님이나 주위 분들이 "너는 무엇을 먹었길래 그렇게 힘이 세냐."하는 인사를 듣게 되었습니다.

병원에 가서 진찰을 받아 보았더니 혈당이 400까지 올라 갔던 것이 130으로 정상이 되고 눈도 더 밝아졌을 뿐 아니라 C형간염과 함께 모든 병이 깨끗이 나았다는 것 이었습니다.

병이라는 것이 평소 내가 식·생활을 잘 못 한 데서 온다는 것을 알았고, 에덴 대체식과 더불어 식·생활을 바로 잡아 이제 내 인생이 건강하고 행복하게 된 것을 고맙게 생각합니다. 정말 에덴 대체식을 사는 날 동안 평생토록 먹고 싶은 심정입니다.

김용태 약사님께 감사를 드립니다.

● 20년 간질, 약 끊고 요단식 15일 만에 치유되다

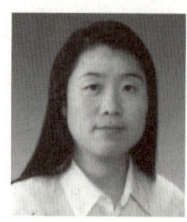

허진 (여, 34세)

화명산 기도원 종사

부산광역시 북구 화명동 산 73번지 40/4

전화 : 051)341-5496, 010 5519-5671

저는 사상교회 장로로, 김용태 성서건강 연수원 교육강사로 있습니다. 저는 딸만 넷입니다. 큰 딸 아이는 금년 34세입니다. 이 아이는 초등학교 5학년 때 실수로 아파트 5층에서 추락하는 사고를 당했습니다. 119를 불러 부랴부랴 부산 송도에 있는 고신의료원에 갔습니다.

두뇌가 파열되어 2개월간 식물인간으로 지냈습니다. 정말 눈 앞이 깜깜했었습니다. 딸 아이 하나는 이제 완전히 잃었구나 하는 생각에 저는 그 때 하나님 앞에 엎드려 얼마나 살려 달라고 부르짖었는지 모릅니다. 현대의학으로는 치료할 방법이 없어, 온 가족이 하나님께 매달릴 수 밖에는 없었습니다.

그런데, 그 아이가 어느 날 기적적으로 의식이 돌아왔습니다. 얼마나 기쁘고 감사했는지 모릅니다. 뇌수술을 하게 되었습니다.

저는 뇌수술로 회복이 되면 딸아이를 하나님께 바치고자 했습니다. 회복된다면 완전히 죽었던 아이가 하나님의 은혜로 살아난 것이기 때문입니다. 그런데 회복이 되지 않았습니다. 두 번째 뇌수술을 또 하였습니다. 결과는 마찬가지였습니다. 세 번째 뇌수술을 할 때는 정말 이판사판으로 '죽으면 죽으리라'는 심정이었습니다. 3번째 수술을 하고 마침내 생명을 지키게 되었습니다.

그런데 문제는 뇌가 발작하는 것이었습니다. 간질증세가 오면 쓰러질 뿐 아니라 정신적인 질병도 함께 왔습니다. 그러니 병원에서 계속 약물치료를 받을 수 밖에 없었습니다. 처음엔 먹는 약이 몇 가지였는데, 계속 먹어도 소용이 없자 의사 분은 약의 양을 늘렸습니다.

나중엔 한 번 먹는 약의 양이 한 주먹 정도가 되었습니다. 그래도 병은 없어지지 않았습니다. 정말 땅을 차고 싶은 저의 심정은 당해 보지 않은 사람은 모릅니다. 그래도 다행히 고등학교까지는 마칠 수 있었습니다. 고등학교를 졸업하고 직장생활을 하면서도 병이 발작하면 병원에 입원치료를 받았습니다. 발병해서 병원에 입원하는 일이 일 년에도 몇 번씩이었으니 정말 할 짓이 아니었습니다.

2006년 2월에는 병이 너무 심해서 '이제는 현대의학의 약물치료로는 도저히 안 되는구나!'라고 판단하게 되었습니다. 20여년을 매일 약을 먹고 치료를 받아도 되지 않으니 별 도리가 없었습니다.

담당 의사는 "이 아이는 계속 몸에 약을 넣어 주지 않으면 안 된다"고 했습니다. 문제는 시키는 대로 계속 약물을 몸에 달고 살아도 효과가 없는 것이었습니다. 말이 20년이지, 얼마나 저의 가족에게는 길고 긴 세월인지 모릅니다. 인간적인 방법으로는 할 것 다 해봐도 안 되니, 저는 완전히 하나님께만 맡기기로 작정하였습니다.

'하나님이 주신 생명, 하나님께 드립니다' 라고 기도했습니다.

그리고 김용태 성서건강 연수원에서 요단식 교육을 제가 직접 시켰습니다. 15일 동안 정말 엄하게 교육하고 실천하게 하였습니다. 그런데 참으로 신기했었습니다. 20년간 하루도 빠지지 않고 먹던 약을 끊었습니다. 요단식에 들어가면 일체의 약물을 끊고 된장찜질, 관장을 합니다. 그리고 알카리염을 매일 10g씩 먹습니다.

제 딸 아이도 약을 끊고 요단식에 들어갔는데 신기하게도 발작을 하지 않는 것이었습니다. 그리고 음식을 먹지 않는데도 오히려 정신이 맑고 몸에 힘이 들어 가고 얼굴에 생기가 돌기까지 했습니다.

'장이 비면 뇌가 맑아진다'는 진리를 저는 확인하였습니다. 요단식을 마친 후, 바로 김용태 약국에서 제공하는 대체식을 계속 먹도록 하였습니다. 그 결과, 2014년 5월 현재 8년째, 약 한 방울 먹이지 않았는데도 불구하고 저의 큰 딸 아이는 아무런 탈 없이 건강하게 잘 지내고 있습니다.

할렐루야! 하나님께 정말 감사를 드립니다.

성서요법 암, 당뇨, 고혈압 고친 사람들

2007년 09월 27일 3판 1쇄 발행
2009년 04월 27일 3판 2쇄 발행
2010년 04월 20일 3판 3쇄 발행
2010년 11월 25일 3판 4쇄 발행
2011년 04월 05일 3판 5쇄 발행
2011년 09월 15일 3판 6쇄 발행
2012년 03월 20일 3판 7쇄 발행
2014년 06월 30일 개정판 1쇄 발행
2021년 10월 27일 개정판 2쇄 발행

지은이_ 김용태
발행인_ 윤승천
발행처_ (주)건강신문사

등록번호_ 제25100-2010-000016호
주소_ 서울 은평구 응암동 578-72번지
전화_ 02-305-6077(대표)
팩스_ 02-305-1436 / 0505-115-6077

값_ 25,000원
ISBN 978-89-6267-066-0 (03510)

잘못된 책은 바꾸어 드립니다.
이 책에 대한 판권과 모든 저작권은 (주)건강신문사에 있습니다.
허가없는 무단 인용 및 복제, 복사, 인터넷 게재를 금합니다.

전세계 오줌요법 경험자들이 밝히는 기적같은 효과

감기 · 암 · 당뇨 · 뇌졸중(중풍)
비만 · 심장병 · 고혈압 · 에이즈까지
고치고 예방하는

김용태 약사의
오줌요법
URINE THERAPHY

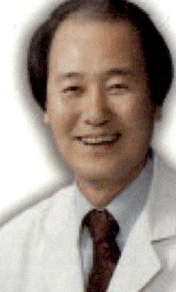

| 전부산시약사회장 김용태 약사 지음 |

불치병 · 난치병을 고친 사람들의
생생한 체험수기

건강신문사
www.kksm.co.kr

약사 김용태 지음 | 352면 | 값 20,000원